Atlas de Bolso de
Anatomia Seccional
*Tomografia Computadorizada e
Ressonância Magnética*

Nota: A medicina é uma ciência em constante evolução. À medida que novas pesquisas e experiências ampliam os nossos conhecimentos, são necessárias mudanças no tratamento clínico e medicamentoso. Os autores e o editor fizeram verificações junto a fontes que se acredita sejam confiáveis, em seus esforços para proporcionar informações acuradas e, em geral, de acordo com os padrões aceitos no momento da publicação. No entanto, em vista da possibilidade de erro humano ou mudanças nas ciências médicas, nem os autores e o editor nem qualquer outra parte envolvida na preparação ou publicação deste livro garantem que as instruções aqui contidas são, em todos os aspectos, precisas ou completas, e rejeitam toda a responsabilidade por qualquer erro ou omissão ou pelos resultados obtidos com o uso das prescrições aqui expressas. Incentivamos os leitores a confirmar as nossas indicações com outras fontes. Por exemplo e em particular, recomendamos que verifiquem as bulas em cada medicamento que planejam administrar para terem a certeza de que as informações contidas nesta obra são precisas e de que não tenham sido feitas mudanças na dose recomendada ou nas contraindicações à administração. Esta recomendação é de particular importância em conjunto com medicações novas ou usadas com pouca frequência.

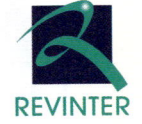

Atlas de Bolso de Anatomia Seccional

Tomografia Computadorizada e Ressonância Magnética

Volume I: Cabeça e Pescoço

**Quarta Edição
Revisada e Ampliada**

792 Ilustrações

Torsten B. Moeller, MD
Department of Radiology
Marienhaus Klinikum Saarlouis–Dillingen
Dillingen/Saarlouis, Germany

Emil Reif, MD
Department of Radiology
Marienhaus Klinikum Saarlouis–Dillingen
Dillingen/Saarlouis, Germany

REVINTER

Atlas de Bolso de Anatomia Seccional –
Tomografia Computadorizada e Ressonância Magnética, Quarta Edição Revisada e Ampliada
Volume I: Cabeça e Pescoço
Copyright © 2016 by Livraria e Editora Revinter Ltda.

ISBN 978-85-372-0632-4

Todos os direitos reservados.
É expressamente proibida a reprodução
deste livro, no seu todo ou em parte,
por quaisquer meios, sem o consentimento,
por escrito, da Editora.

Tradução:
EDIANEZ CHIMELLO
Tradutora Especializada na Área da Saúde, SP

Revisão Técnica:
NELSON GOMES DE OLIVEIRA
Graduação em Medicina pela Universidade Federal do Rio de Janeiro (UFRJ)
Especialização em Medicina do Trabalho pela Universidade do Estado do Rio de Janeiro (UERJ)

CIP-BRASIL. CATALOGAÇÃO-NA-FONTE
SINDICATO NACIONAL DOS EDITORES DE LIVROS, RJ
M711a
4.ed.
v. 1

    Moeller, Torsten B.
    Atlas de bolso de anatomia seccional : tomografia computadorizada e ressonância magnética : cabeça e pescoço / Torsten B. Moeller, Emil Reif ; [tradução Edianez Chimello, Nelson Gomes de Oliveira]. - 4. ed. rev. ampli.- Rio de Janeiro : Revinter, 2016.
    il.

    Tradução de: Pocket atlas of sectional anatomy: computed tomography and magnetic resonance imaging
    Inclui bibliografia e índice
    ISBN 978-85-372-0632-4

    1. Anatomia humana - Atlas. 2. Imagem de ressonância magnética - Atlas. I. Reif, Emil. II. Título.

15-22496   CDD: 611
                                    CDU: 611

Título original:
Pocket Atlas of Sectional Anatomy –
Computed Tomography and Magnetic Resonance Imaging, Fourth Edition
Volume I: Head and Neck
Copyright © Georg Thieme Verlag KG.   ISBN 978-3-13-170844-1

Livraria e Editora REVINTER Ltda.
Rua do Matoso, 170 – Tijuca
20270-135 – Rio de Janeiro – RJ
Tel.: (21) 2563-9700 – Fax: (21) 2563-9701
livraria@revinter.com.br – www.revinter.com.br

*Para Bernie e Arlene Riegner,
as raízes da parte americana
da minha família, com amor*

Prefácio

A popularidade do *Atlas de Bolso de Anatomia Seccional*, as muitas traduções em línguas estrangeiras que se sucederam e as muitas respostas positivas e críticas construtivas foram gratificantes para nós e incentivaram-nos a elaborar cada vez mais aperfeiçoamentos no Volume I. Os avanços técnicos recentes em imagem de ressonância magnética trouxeram melhorias significativas na qualidade desta ferramenta, as quais são refletidas neste volume. Muitas figuras antigas foram substituídas, e muitas imagens novas foram produzidas com *scanners* de 3-Tesla. Nossos agradecimentos aos fabricantes, Siemens e Phillips, por fornecerem esta tecnologia.

A resolução espacial aperfeiçoada permitiu, naturalmente, um nível mais alto de detalhes na rotulação de aspectos anatômicos. Ao mesmo tempo, porém, quisemos preservar a natureza das edições anteriores, mantendo o livro com alto índice de informações e, ainda assim, de forma compacta e fácil de usar. Por isto, para algumas imagens, decidimos inserir uma projeção "ampliada" com rótulos adicionais na primeira página. Recebemos, como colaboração, uma grande quantidade de dados ao nomear os espaços no pescoço e o fizemos em separado, assim como para os territórios vasculares no neurocrânio.

Nossos agradecimentos especiais aos técnicos em radiologia e aos nossos colegas médicos, especialmente a Eberhard Bauer, pelo fornecimento das excelentes imagens de tomografia computadorizada de multidetectores (MDCT).

Torsten B. Moeller
Emil Reif

Siglas e Abreviações

MDCT	Tomografia Computadorizada de Multidetectores
TA	Terminologia Anatômica
NA	Nômina
CT	Tomografia Computadorizada
MRI	Imagem de Ressonância Magnética
AICA	Artéria Cerebelar Inferior Anterior
PICA	Artéria Cerebelar Inferior Posterior
MR	Ressonância Magnética

Sumário

CT do Crânio
CT do Crânio – Axial (Cantomeatal) 2
CT do Crânio – Territórios Vasculares (Axial) 26
CT do Crânio – Sistemas Neurofuncionais (Axial) 28
CT da Parte Petrosa do Osso Temporal – Axial 30
CT da Parte Petrosa do Osso Temporal – Coronal 46
CT da Parte Petrosa do Osso Temporal – Sagital 62
CT Craniana dos Seios Paranasais – Coronal 72
Espaços no Esqueleto Facial – Coronal 78

MRI do Crânio
MRI do Crânio – Axial (Plano Horizontal) 80
MRI do Crânio – Territórios Vasculares (Axial) 116
MRI do Crânio – Sagital 120
MRI do Crânio – Territórios Vasculares (Sagital) 146
MRI do Crânio – Coronal 148
MRI do Crânio – Territórios Vasculares (Coronal) 190
MRI do Crânio – Sistemas Neurofuncionais (Coronal) 192
Ressonância Magnética (MR) Angiografia do Crânio – Arterial 194
Ressonância Magnética (MR) Angiografia do Crânio – Venosa 200

Pescoço
Pescoço – Axial 204
Linfonodos Cervicais – Axial 240
Espaços Cervicais – Axial 242
Pescoço – Sagital 244
Espaços Cervicais – Sagital 256
Pescoço – Coronal 258
Laringe – Axial 282
Laringe – Sagital 294
Laringe – Coronal 300
Ressonância Magnética (MR) Angiografia Cervical – Vista Frontal . . . 308
Ressonância Magnética (MR) Angiografia Cervical – Vista Oblíqua . . . 310

Bibliografia 312
Índice Remissivo 315

2 CT do Crânio

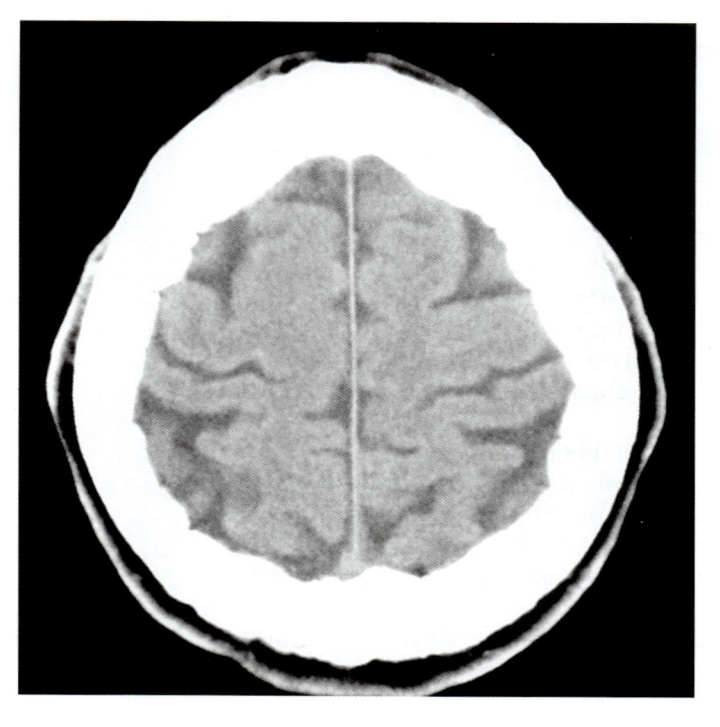

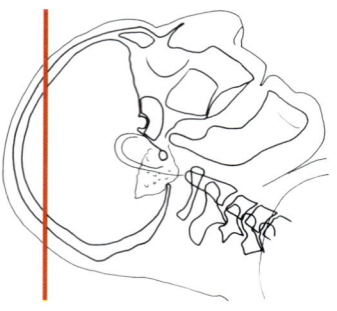

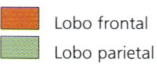

Lobo frontal
Lobo parietal

Axial (Cantomeatal) 3

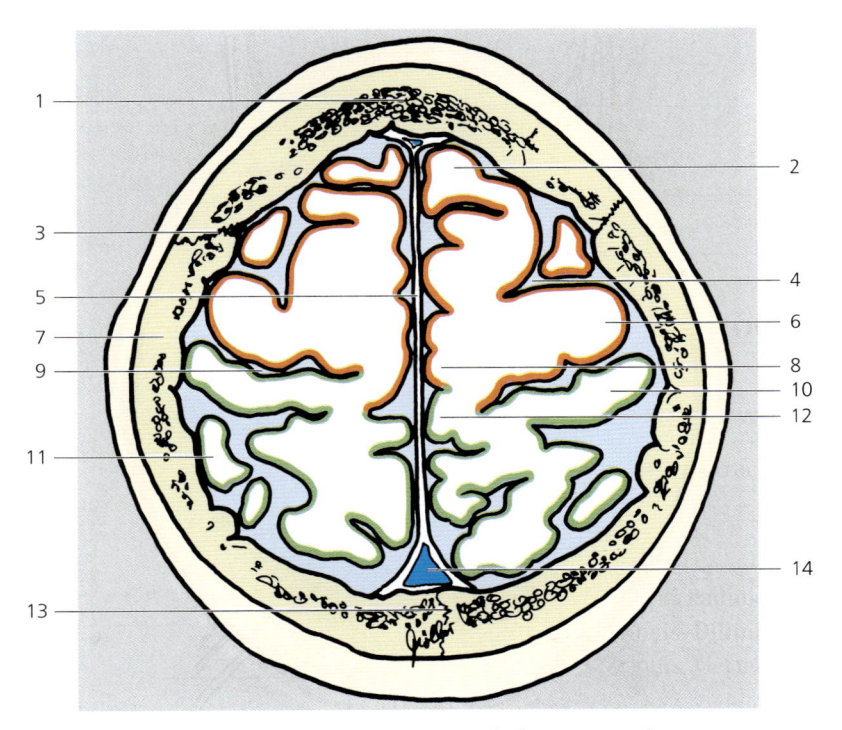

1 Osso frontal
2 Giro frontal superior
3 Sutura coronal
4 Sulco pré-central
5 Foice do cérebro
6 Giro pré-central
7 Osso parietal
8 Lóbulo paracentral
9 Sulco central
10 Giro pós-central
11 Lóbulo parietal superior
12 Pré-cúneo
13 Sutura sagital
14 Seio sagital superior

4 CT do Crânio

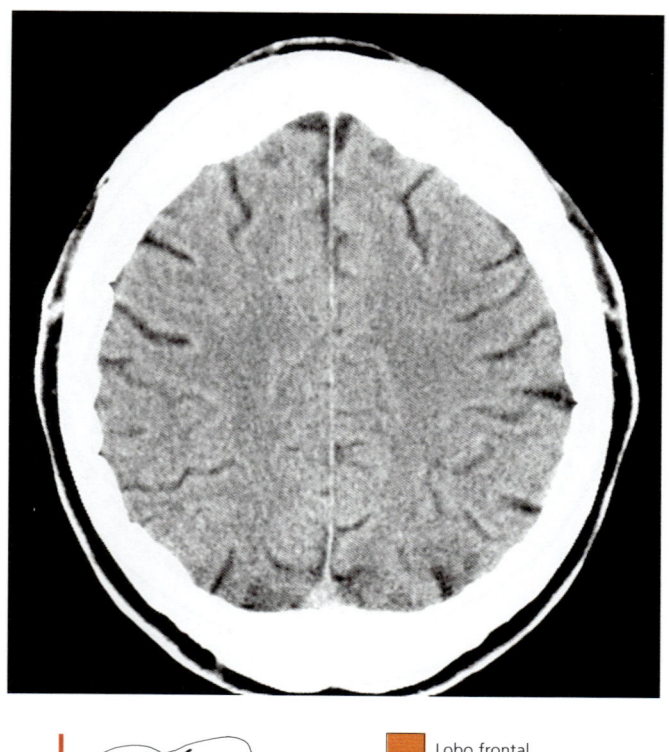

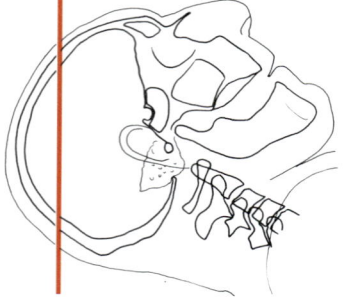

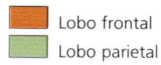

■ Lobo frontal
■ Lobo parietal

Axial (Cantomeatal)

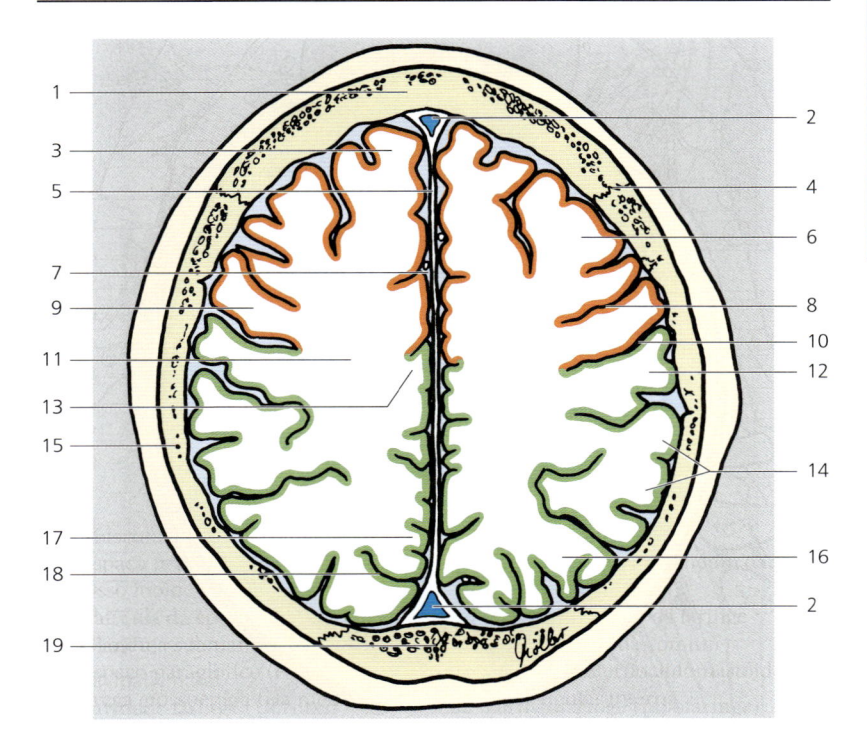

1. Osso frontal
2. Seio sagital superior
3. Giro frontal superior
4. Sutura coronal
5. Foice do cérebro
6. Giro frontal médio
7. Fissura cerebral longitudinal
8. Sulco pré-central
9. Giro pré-central
10. Sulco central
11. Substância branca cerebral (centro semioval)
12. Giro pós-central
13. Lóbulo paracentral
14. Giro supramarginal
15. Osso parietal
16. Lóbulo parietal inferior
17. Pré-cúneo
18. Sulco parietoccipital
19. Osso occipital

CT do Crânio

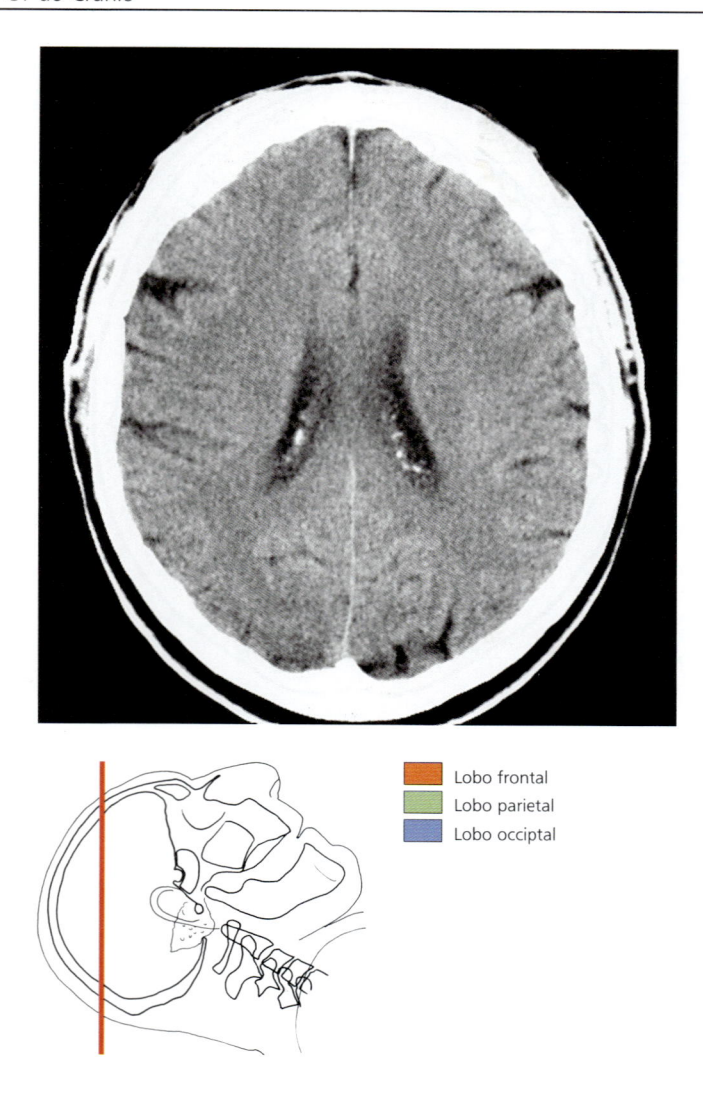

Lobo frontal
Lobo parietal
Lobo occiptal

Axial (Cantomeatal)

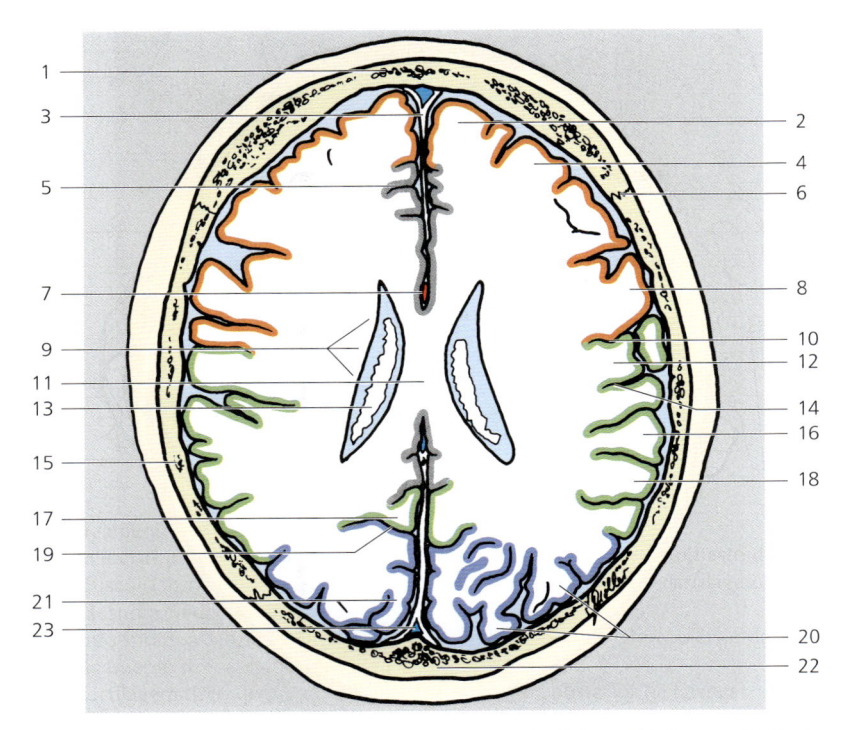

1 Osso frontal
2 Giro frontal superior
3 Foice do cérebro
4 Giro frontal médio
5 Sulco do cíngulo
6 Sutura coronal
7 Artéria pericalosa
8 Giro pré-central
9 Coroa radiada
10 Sulco central
11 Corpo caloso
12 Giro pós-central
13 Ventrículo lateral (plexo corióideo)
14 Sulco pós-central
15 Osso parietal
16 Giro supramarginal
17 Pré-cúneo
18 Giro angular
18 Sulco parietoccipital
20 Giros occipitais
21 Cúneo
22 Osso occipital
23 Seio sagital superior

8 CT do Crânio

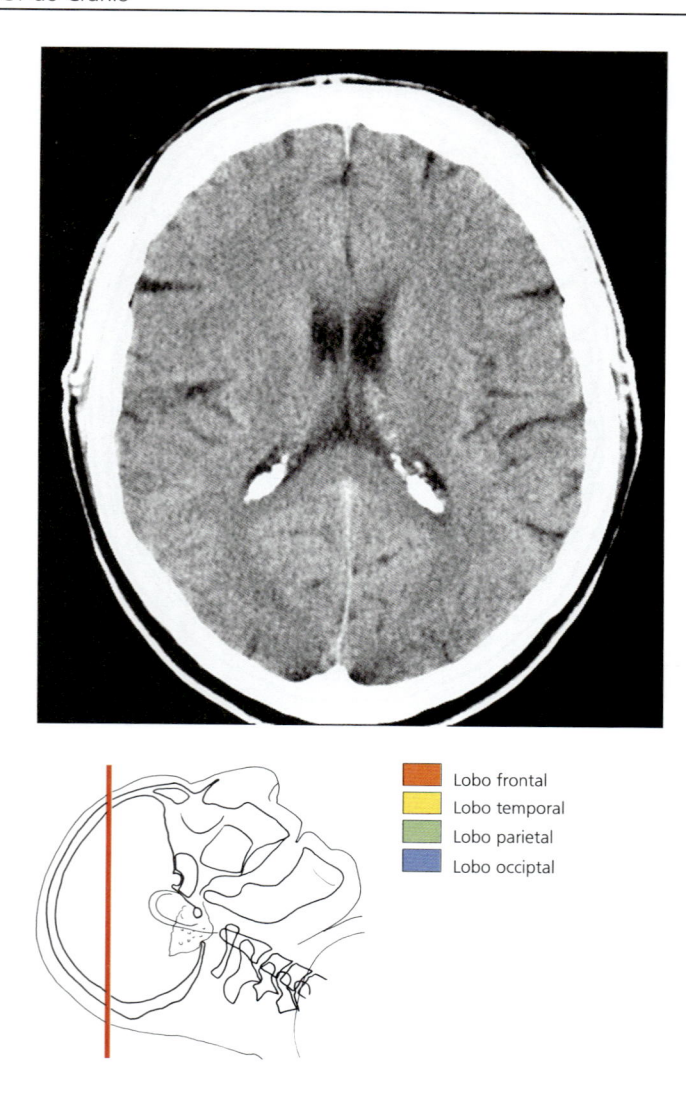

☐ Lobo frontal
☐ Lobo temporal
☐ Lobo parietal
☐ Lobo occiptal

Axial (Cantomeatal)

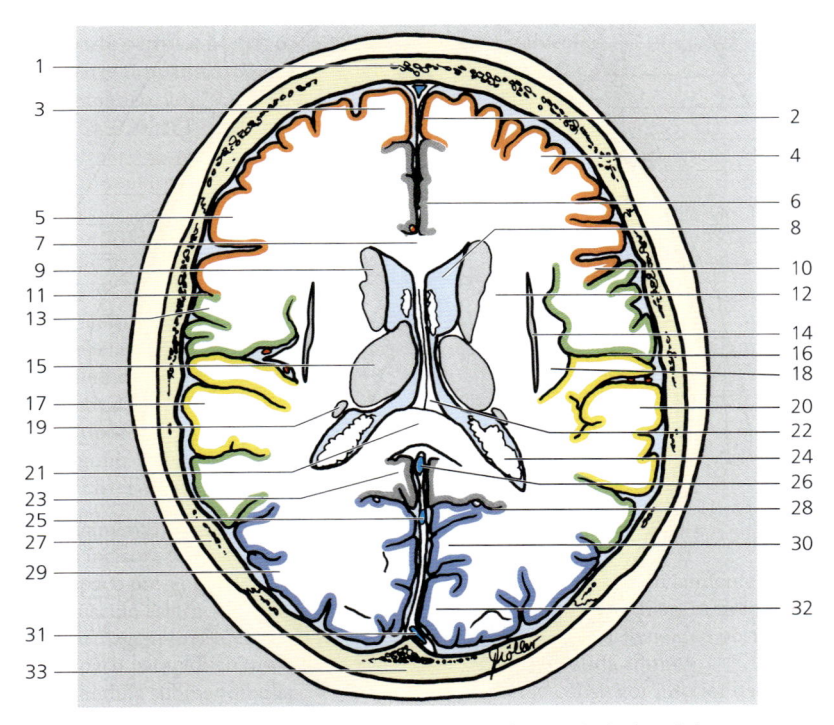

1 Osso frontal
2 Foice do cérebro
3 Giro frontal superior
4 Giro frontal médio
5 Giro frontal inferior
6 Giro do cíngulo
7 Corpo caloso (tronco)
8 Ventrículo lateral (corno anterior)
9 Núcleo caudado (cabeça)
10 Giro pré-central
11 Sulco central
12 Coroa radiada
13 Giro pós-central
14 Claustro
15 Tálamo
16 Sulco lateral
17 Opérculo temporal
18 Ínsula
19 Núcleo caudado (cauda)
20 Giro temporal superior
21 Corpo caloso (esplênio)
22 Fórnix
23 Cíngulo
24 Ventrículo lateral (trígono colateral, plexo corióideo)
25 Seio reto
26 Veia cerebral magna (veia de Galeno)
27 Osso parietal
28 Sulco parietoccipital
29 Giros occipitais
30 Cúneo
31 Seio sagital superior
32 Córtex estriado
33 Osso occipital

CT do Crânio

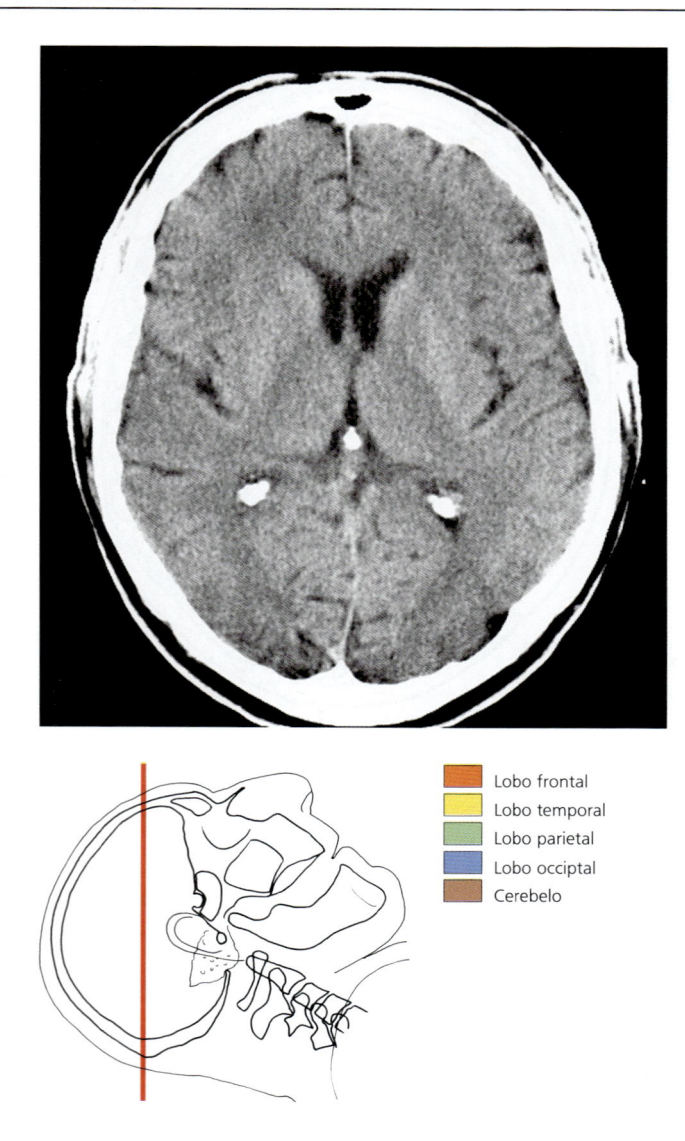

Lobo frontal
Lobo temporal
Lobo parietal
Lobo occiptal
Cerebelo

Axial (Cantomeatal) 11

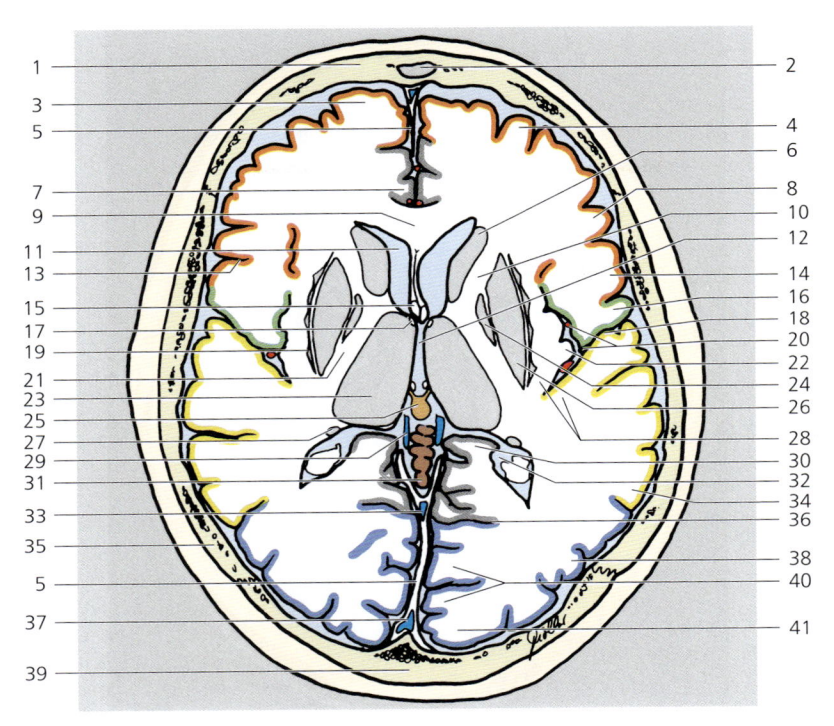

1. Osso frontal
2. Seio frontal
3. Giro frontal superior
4. Giro frontal médio
5. Foice do cérebro
6. Núcleo caudado (cabeça)
7. Giro do cíngulo
8. Giro frontal inferior
9. Corpo caloso (joelho)
10. Cápsula interna (ramo anterior)
11. Ventrículo lateral (corno anterior)
12. Terceiro ventrículo
13. Sulco central
14. Giro pré-central
15. Fórnix
16. Giro pós-central
17. Forame interventricular (forame de Monro)
18. Sulco lateral
19. Claustro
20. Artérias insulares na cisterna da fossa cerebral lateral (cisterna insular)
21. Cápsula interna (ramo posterior)
22. Ínsula
23. Tálamo
24. Globo pálido (pálido)
25. Glândula pineal
26. Putâmen
27. Núcleo caudado (cauda)
28. Giro temporal transverso
29. Veia cerebral interna
30. Hipocampo
31. Verme do cerebelo
32. Ventrículo lateral (trígono com plexo corióideo)
33. Seio reto
34. Giro temporal médio
35. Osso parietal
36. Sulco parietoccipital
37. Seio sagital superior
38. Giros occipitais
39. Osso occipital
40. Córtex estriado
41. Polo occipital

12 CT do Crânio

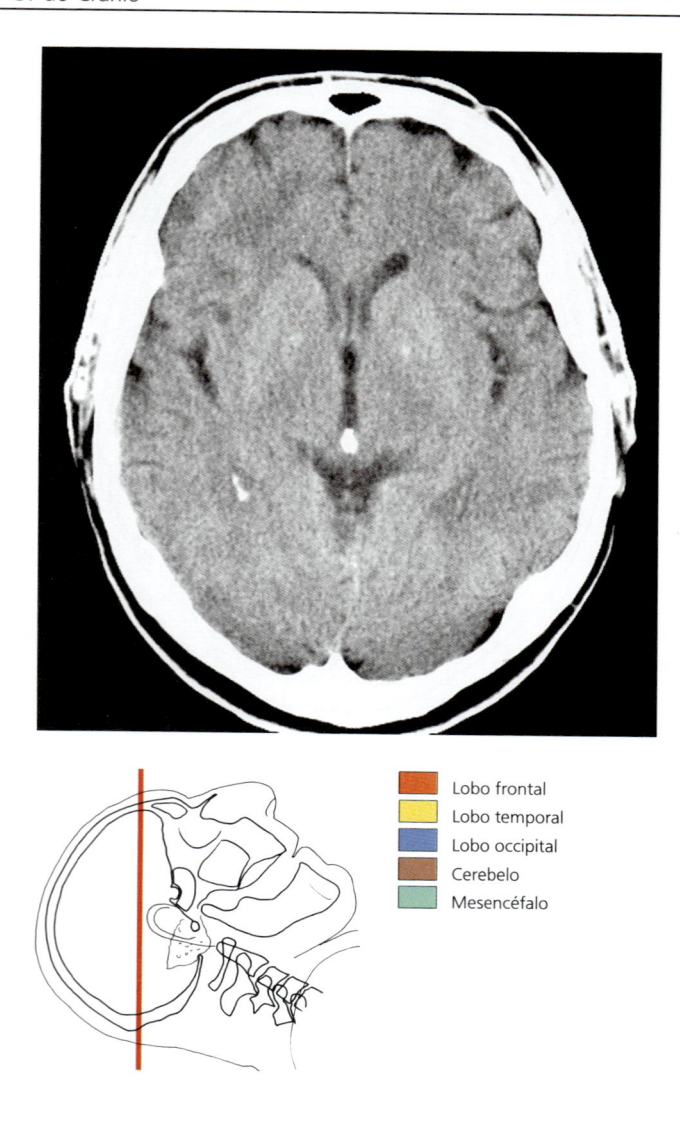

■ Lobo frontal
■ Lobo temporal
■ Lobo occipital
■ Cerebelo
■ Mesencéfalo

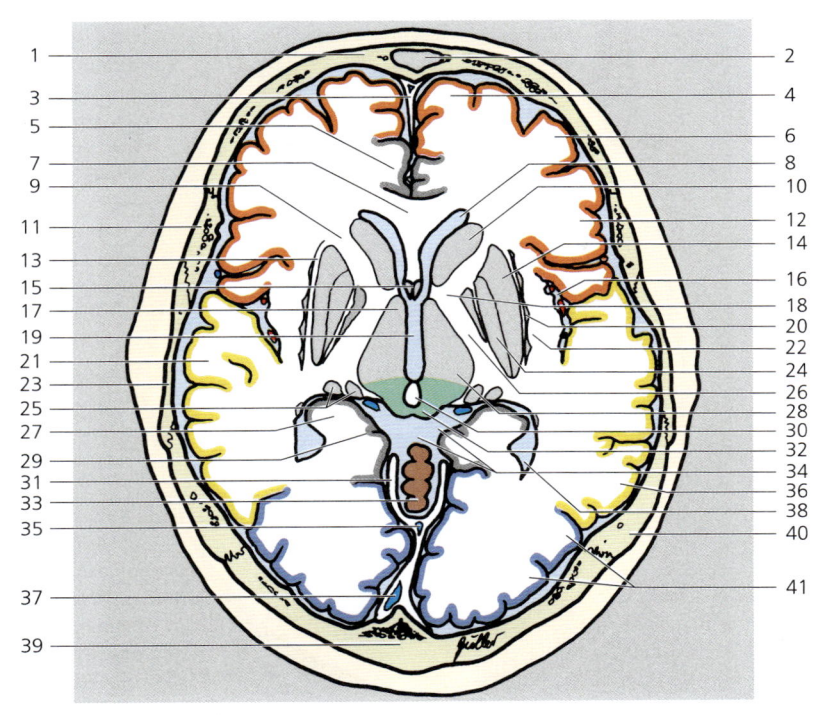

Axial (Cantomeatal)

1. Osso frontal
2. Seio frontal
3. Foice do cérebro
4. Giro frontal superior
5. Giro do cíngulo
6. Giro frontal médio
7. Corpo caloso (joelho)
8. Ventrículo lateral (corno anterior)
9. Cápsula interna (ramo anterior)
10. Núcleo caudado (cabeça)
11. Osso parietal
12. Giro frontal inferior
13. Cápsula externa
14. Putâmen
15. Septo pré-comissural
16. Cisterna da fossa cerebral lateral (cisterna insular)
17. Hipotálamo
18. Cápsula interna (joelho)
19. Terceiro ventrículo
20. Claustro
21. Giro temporal superior
22. Cápsula extrema
23. Osso temporal
24. Globo pálido (pálido)
25. Corpo geniculado
26. Cápsula interna (ramo posterior)
27. Hipocampo
28. Tálamo
29. Giro para-hipocampal
30. Glândula pineal (calcificada)
31. Tentório do cerebelo
32. Lâmina do teto do mesencéfalo (colículo)
33. Verme do cerebelo
34. Cisternas quadrigêmea e ambiente
35. Seio reto
36. Giro temporal médio
37. Seio sagital superior
38. Ventrículo lateral (trígono)
39. Osso occipital
40. Osso parietal
41. Giro occipital

14 CT do Crânio

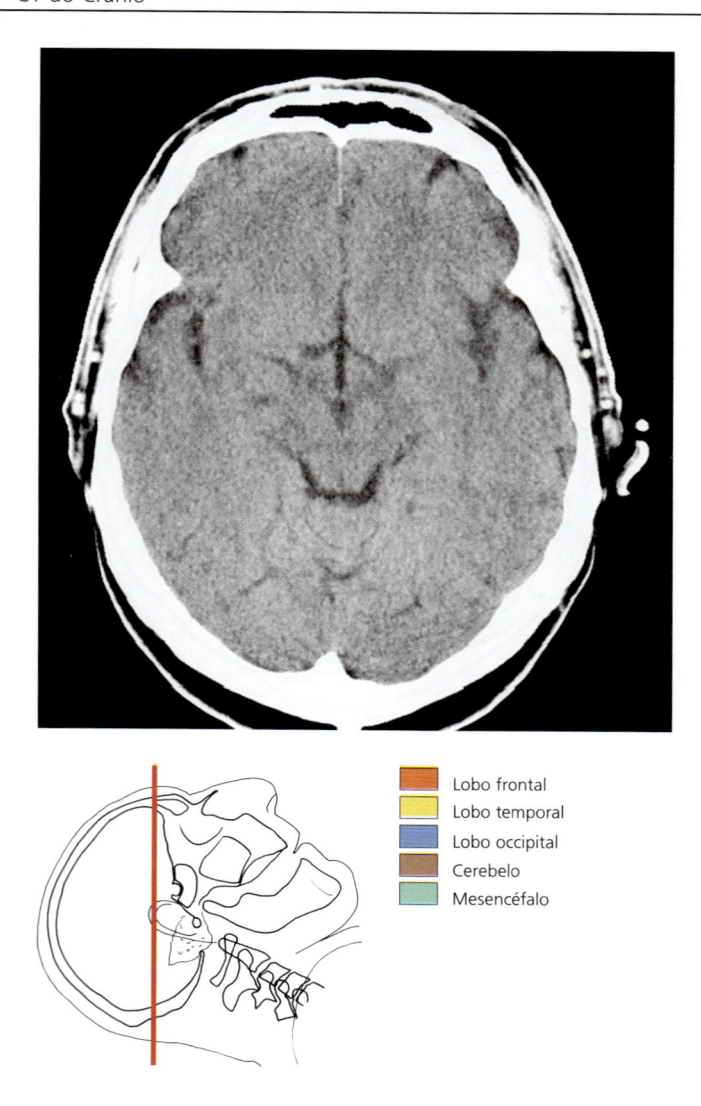

- Lobo frontal
- Lobo temporal
- Lobo occipital
- Cerebelo
- Mesencéfalo

Axial (Cantomeatal) 15

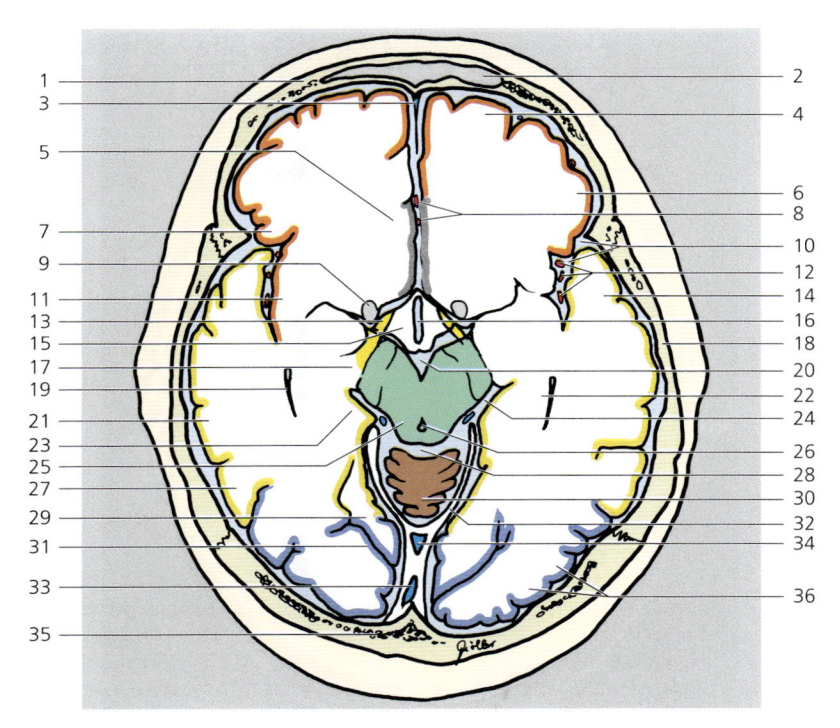

1 Osso frontal
2 Seio frontal
3 Foice do cérebro
4 Giro frontal superior
5 Giro do cíngulo
6 Giro frontal médio
7 Giro frontal inferior
8 Artéria cerebral anterior
9 Estriado (porção inferior)
10 Sulco lateral (cisterna insular)
11 Ínsula
12 Artérias insulares
13 Trato óptico
14 Giro temporal superior
15 Hipotálamo
16 Terceiro ventrículo
17 Pedúnculo cerebral
18 Osso parietal
19 Ventrículo lateral (corno temporal)
20 Cisterna interpeduncular
21 Giro temporal médio
22 Hipocampo
23 Giro para-hipocampal
24 Cisterna ambiente
25 Mesencéfalo (lâmina quadrigêmea)
26 Aqueduto
27 Giro temporal inferior
28 Cisterna quadrigêmea
29 Giro occipitotemporal lateral
30 Verme do cerebelo (porção superior)
31 Sulco parietoccipital
32 Tentório do cerebelo
33 Seio sagital superior
34 Seio reto
35 Osso occipital
36 Giros occipitais

CT do Crânio

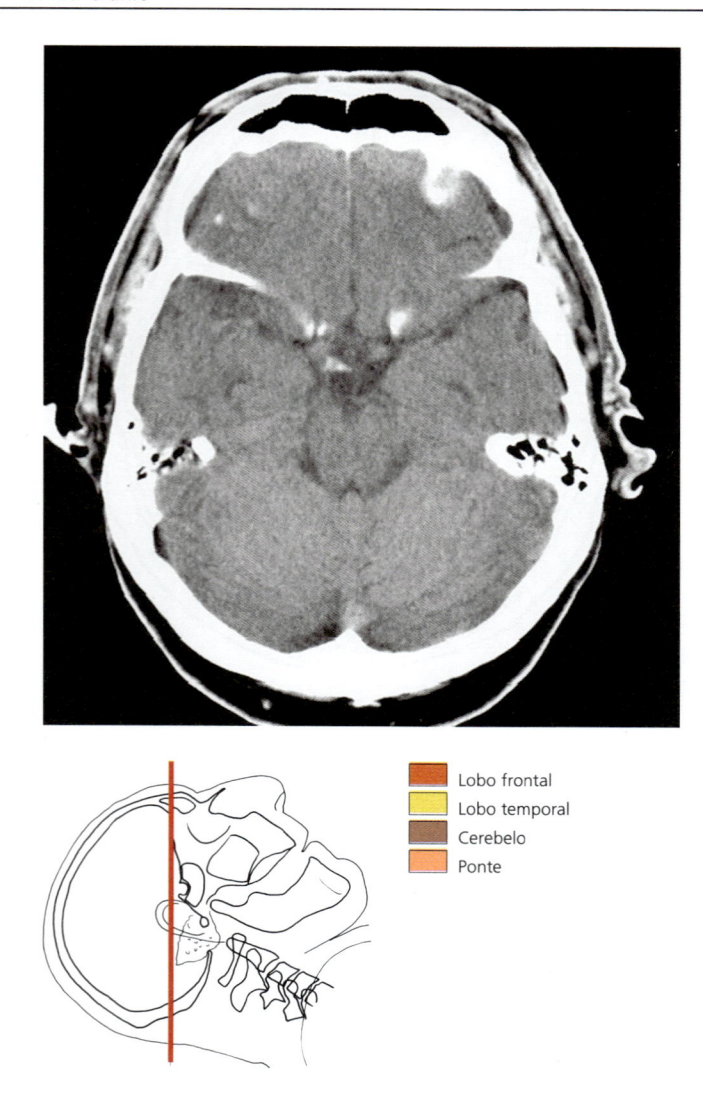

Lobo frontal
Lobo temporal
Cerebelo
Ponte

Axial (Cantomeatal) **17**

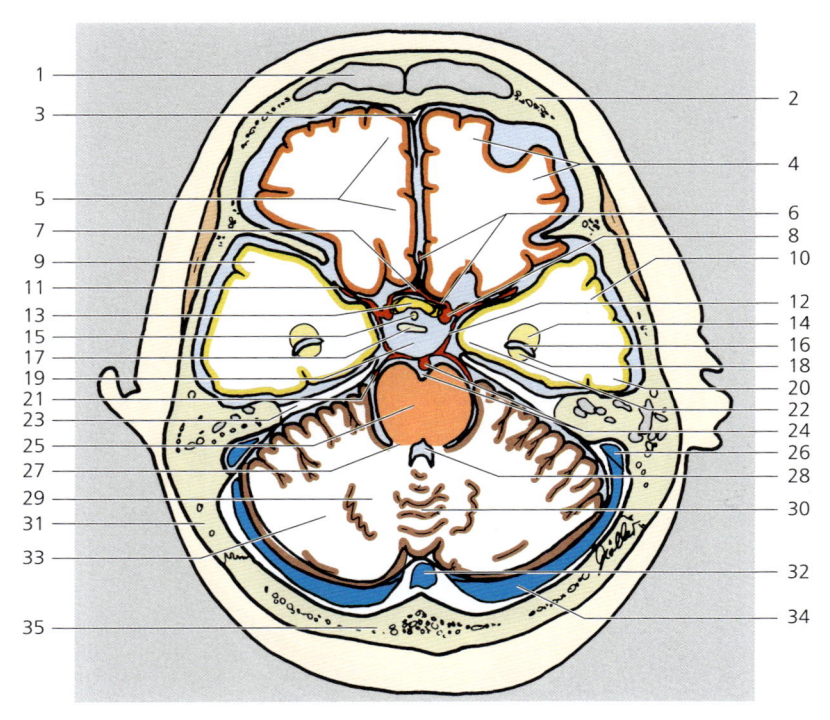

1 Seio frontal
2 Osso frontal
3 Foice do cérebro
4 Giros orbitais
5 Giro reto
6 Artéria cerebral anterior
7 Artéria comunicante anterior
8 Artéria carótida interna
9 Giro temporal superior
10 Giro temporal médio
11 Artéria cerebral média
12 Artéria comunicante posterior
13 Quiasma óptico
14 Corpo amigdaloide
15 Pedúnculo da hipófise
16 Ventrículo lateral (corno temporal)
17 Dorso da sela
18 Hipocampo
19 Pentágono das cisternas basais
20 Giro temporal inferior
21 Artéria cerebral posterior
22 Giro para-hipocampal
23 Tentório do cerebelo
24 Artéria basilar e sulco basal
25 Ponte
26 Seio sigmóideo
27 Pedúnculo cerebelar (médio)
28 Quarto ventrículo
29 Núcleo denteado
30 Verme do cerebelo (parte superior)
31 Osso temporal
32 Confluência dos seios
33 Hemisfério cerebelar
34 Seio transverso
35 Osso occipital

18 CT do Crânio

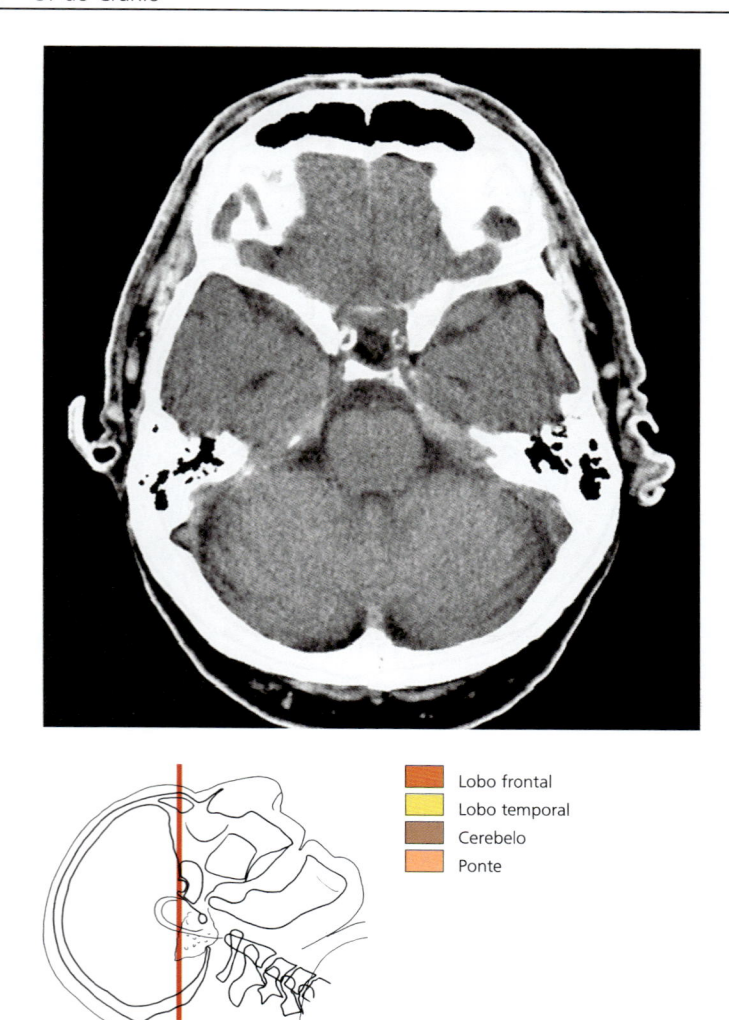

Lobo frontal
Lobo temporal
Cerebelo
Ponte

Axial (Cantomeatal)

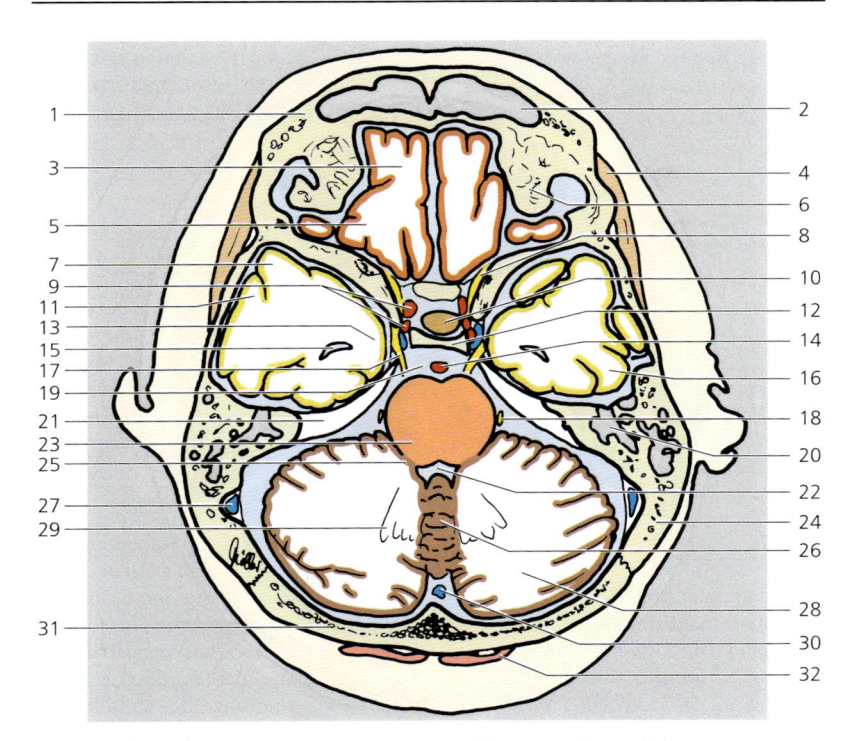

1 Osso frontal
2 Seio frontal
3 Giro reto
4 Músculo temporal
5 Giros orbitais
6 Teto da órbita
7 Giro temporal superior
8 Nervo óptico (II)
9 Artéria carótida interna
10 Hipófise
11 Giro temporal médio
12 Dorso da sela
13 Giro para-hipocampal
14 Artéria basilar
15 Ventrículo lateral (corno temporal)
16 Giro temporal inferior
17 Nervo trigêmeo (V)
18 Nervo troclear (IV)
19 Cisterna pontina
20 Antro mastóideo
21 Tentório do cerebelo
22 Quarto ventrículo
23 Ponte
24 Osso temporal
25 Pedúnculo cerebelar
26 Verme do cerebelo
27 Seio sigmóideo
28 Hemisfério cerebelar
29 Núcleo denteado
30 Seio occipital
31 Osso occipital
32 Músculo semiespinal da cabeça

Lobo frontal
Lobo temporal
Cerebelo
Ponte

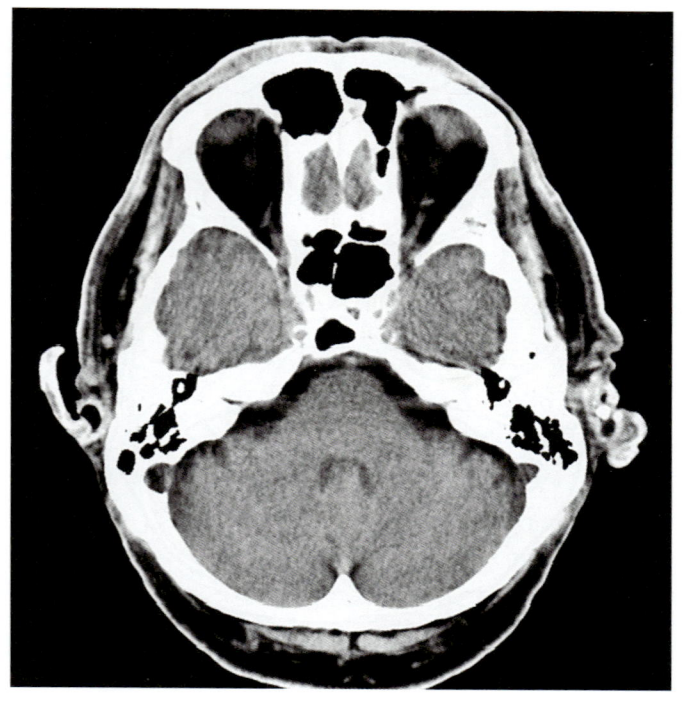

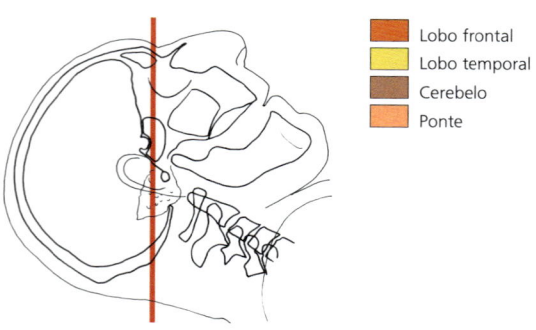

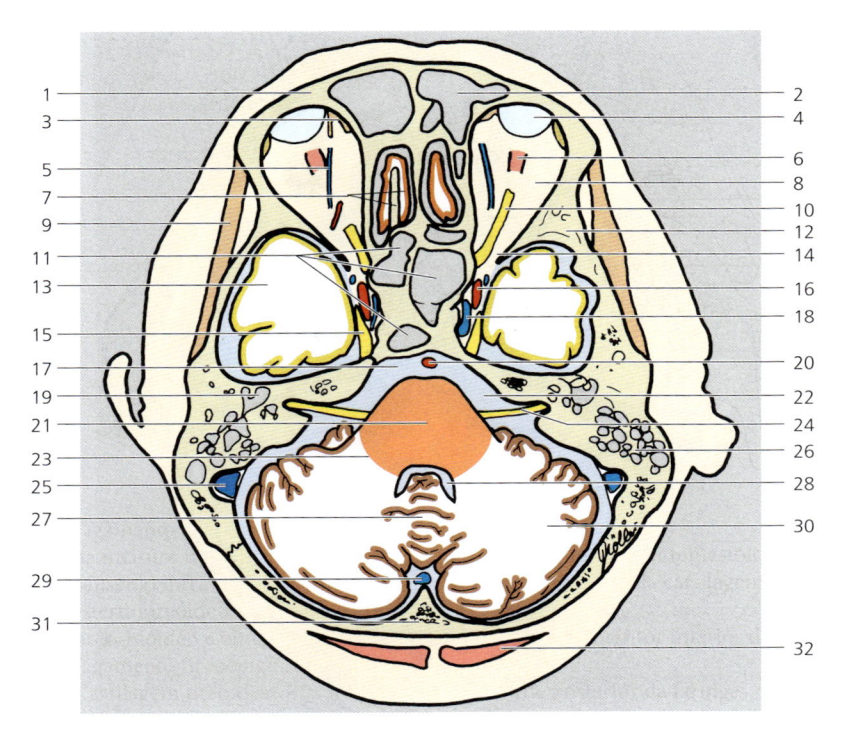

Axial (Cantomeatal) 21

1 Osso frontal
2 Seio frontal
3 Músculo oblíquo superior
4 Globo ocular
5 Veia oftálmica
6 Músculo reto superior
7 Giro reto e bulbo olfatório
8 Tecido adiposo retro-orbital
9 Músculo temporal
10 Nervo óptico (II)
11 Seio esfenoidal
12 Esfenoide
13 Giro temporal inferior
14 Fissura orbital superior
15 Nervo trigêmeo (gânglio)
16 Artéria carótida interna
17 Cisterna pontina
18 Seio cavernoso
19 Antro mastóideo
20 Artéria basilar
21 Ponte
22 Cisterna pontocerebelar
23 Pedúnculo cerebelar médio e inferior
24 Meato acústico interno com nervos facial (VII) e vestibulococlear/acústico (VIII)
25 Seio sigmóideo
26 Processo mastoide com células mastóideas
27 Verme do cerebelo
28 Quarto ventrículo
29 Seio occipital
30 Hemisfério cerebelar
31 Osso occipital
32 Músculo semiespinal da cabeça

22 CT do Crânio

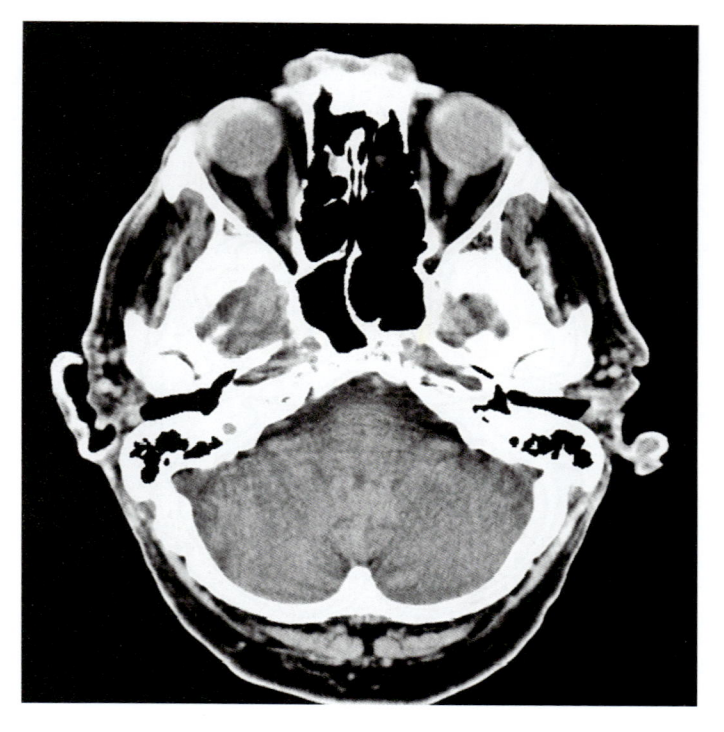

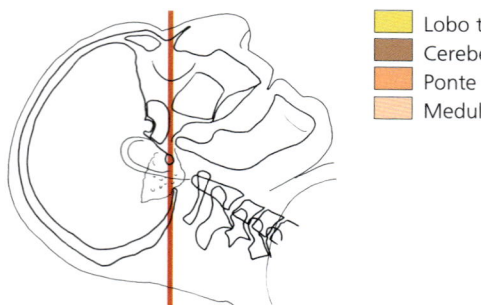

- Lobo temporal
- Cerebelo
- Ponte
- Medula oblonga ou bulbo

Axial (Cantomeatal) 23

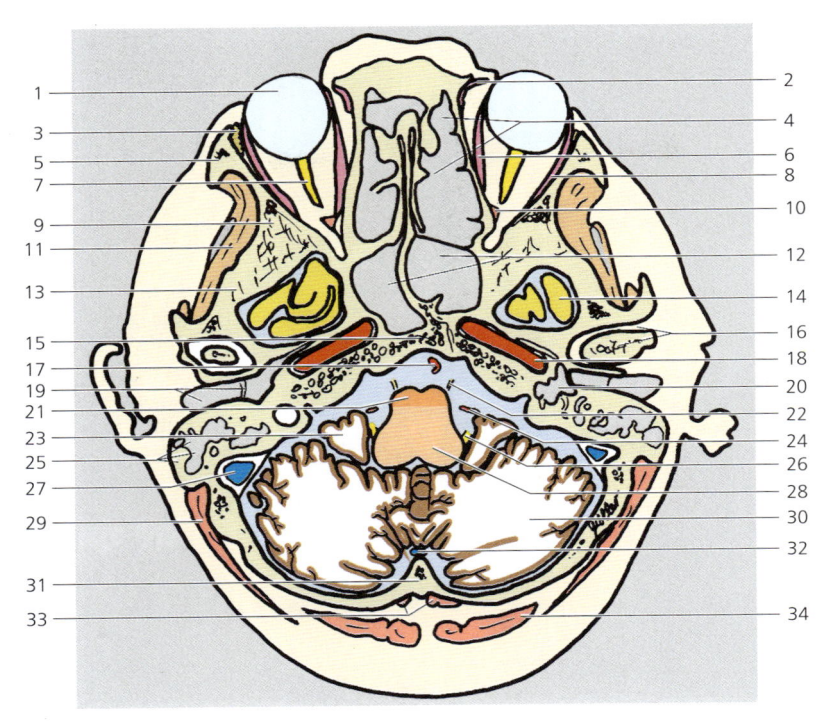

1. Globo ocular
2. Músculo oblíquo superior
3. Glândula lacrimal
4. Células etmoidais
5. Osso zigomático
6. Músculo reto medial
7. Nervo óptico (II)
8. Músculo reto lateral do globo ocular
9. Esfenoide
10. Músculo reto superior
11. Músculo temporal
12. Seio esfenoidal
13. Osso temporal
14. Lobo temporal (base)
15. Clivo
16. Articulação temporomandibular e cabeça da mandíbula
17. Artéria basilar
18. Artéria carótida interna
19. Meato acústico externo e tímpano (membrana timpânica)
20. Cavidade timpânica
21. Ponte
22. Nervo abducente (VI)
23. Flóculo
24. Artéria cerebelar inferior anterior
25. Processo mastoide e células mastóideas
26. Nervos glossofaríngeo (IX) e vago (X)
27. Seio sigmóideo
28. Medula oblonga (mielencéfalo)
29. Músculo esplênio da cabeça
30. Hemisfério cerebelar
31. Osso occipital
32. Seio occipital
33. Músculo reto posterior menor da cabeça
34. Músculo semiespinal da cabeça

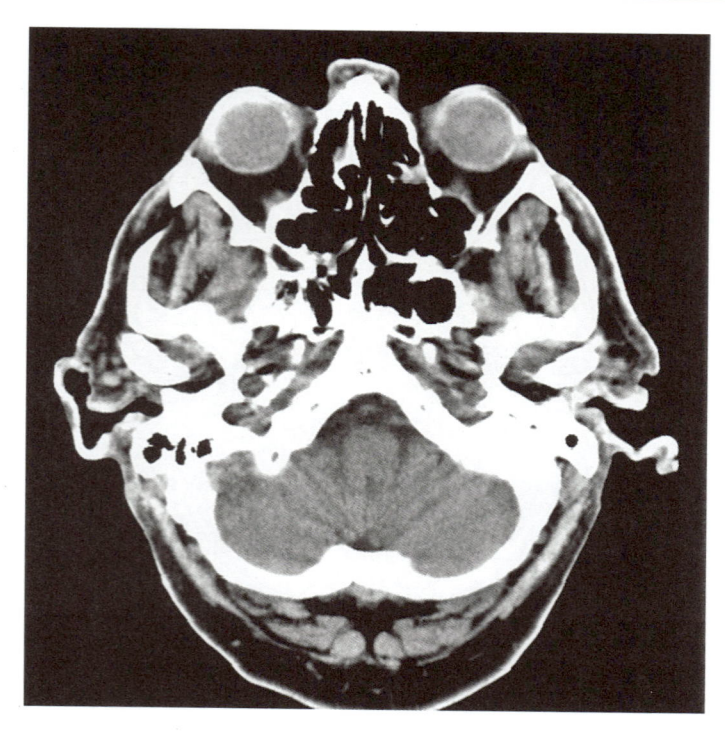

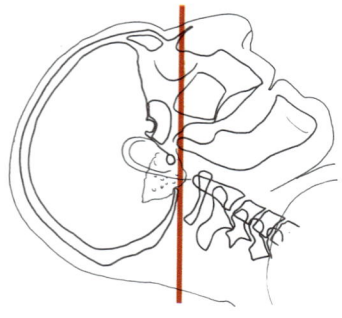

Cerebelo
Medula oblonga ou bulbo

Axial (Cantomeatal)

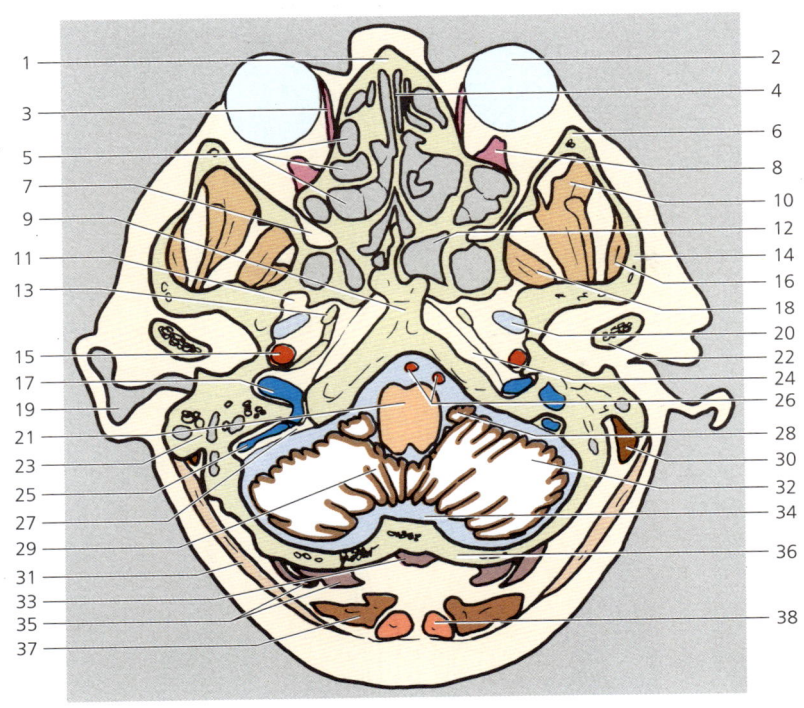

1. Osso nasal
2. Globo ocular
3. Músculo reto medial
4. Septo nasal
5. Células etmoidais
6. Osso zigomático
7. Fossa pterigopalatina
8. Músculo reto inferior
9. Osso occipital (parte basilar)
10. Músculo temporal
11. Forame oval com nervo mandibular
12. Seio esfenoidal
13. Osso temporal (ápice da pirâmide petrosa)
14. Arco zigomático
15. Artéria carótida interna
16. Músculo masseter
17. Veia jugular (bulbo)
18. Músculo pterigóideo lateral (cabeça superior)
19. Meato acústico externo
20. Tuba auditiva
21. Medula oblonga ou bulbo
22. Cabeça da mandíbula
23. Processo mastoide
24. Forame lacerado
25. Seio sigmóideo
26. Artérias vertebrais
27. Fissura petroccipital
28. Flóculo
29. Tonsila cerebelar
30. Músculo digástrico
31. Músculo esplênio da cabeça
32. Hemisfério cerebelar (lobo caudal)
33. Músculo reto posterior menor da cabeça
34. Cisterna magna (cisterna cerebelobulbar posterior)
35. Músculo reto posterior maior da cabeça
36. Osso occipital
37. Músculo semiespinal da cabeça
38. Músculo trapézio

26 CT do Crânio

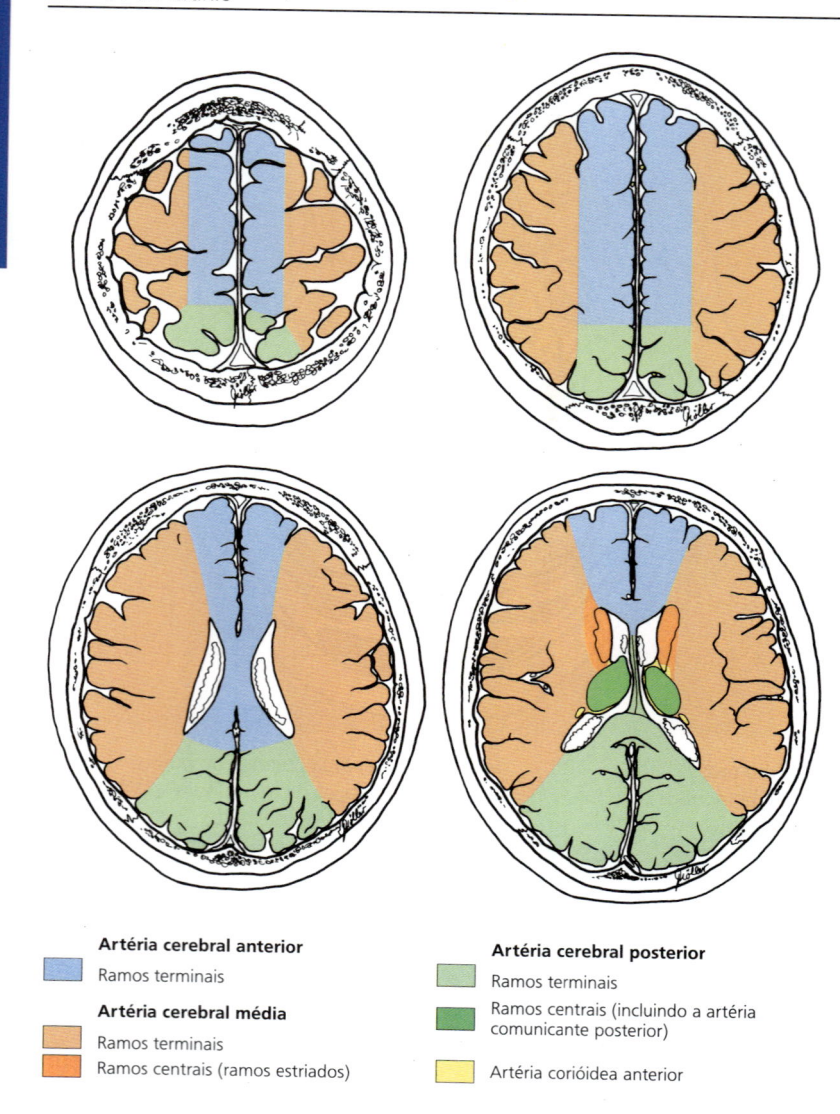

Artéria cerebral anterior
▢ Ramos terminais

Artéria cerebral média
▢ Ramos terminais
▢ Ramos centrais (ramos estriados)

Artéria cerebral posterior
▢ Ramos terminais
▢ Ramos centrais (incluindo a artéria comunicante posterior)
▢ Artéria corióidea anterior

Territórios Vasculares (Axial)

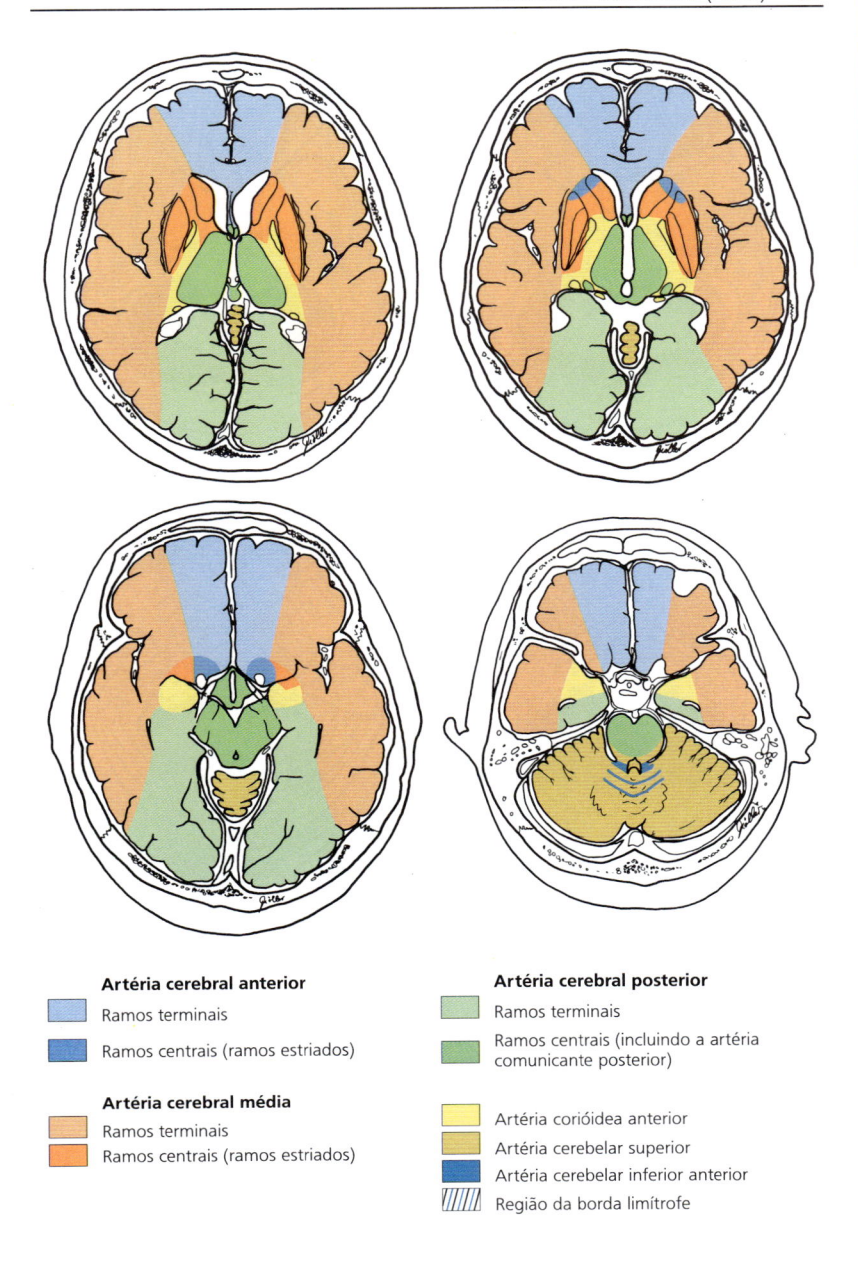

Artéria cerebral anterior
- Ramos terminais
- Ramos centrais (ramos estriados)

Artéria cerebral média
- Ramos terminais
- Ramos centrais (ramos estriados)

Artéria cerebral posterior
- Ramos terminais
- Ramos centrais (incluindo a artéria comunicante posterior)

- Artéria corióidea anterior
- Artéria cerebelar superior
- Artéria cerebelar inferior anterior
- Região da borda limítrofe

28 CT do Crânio

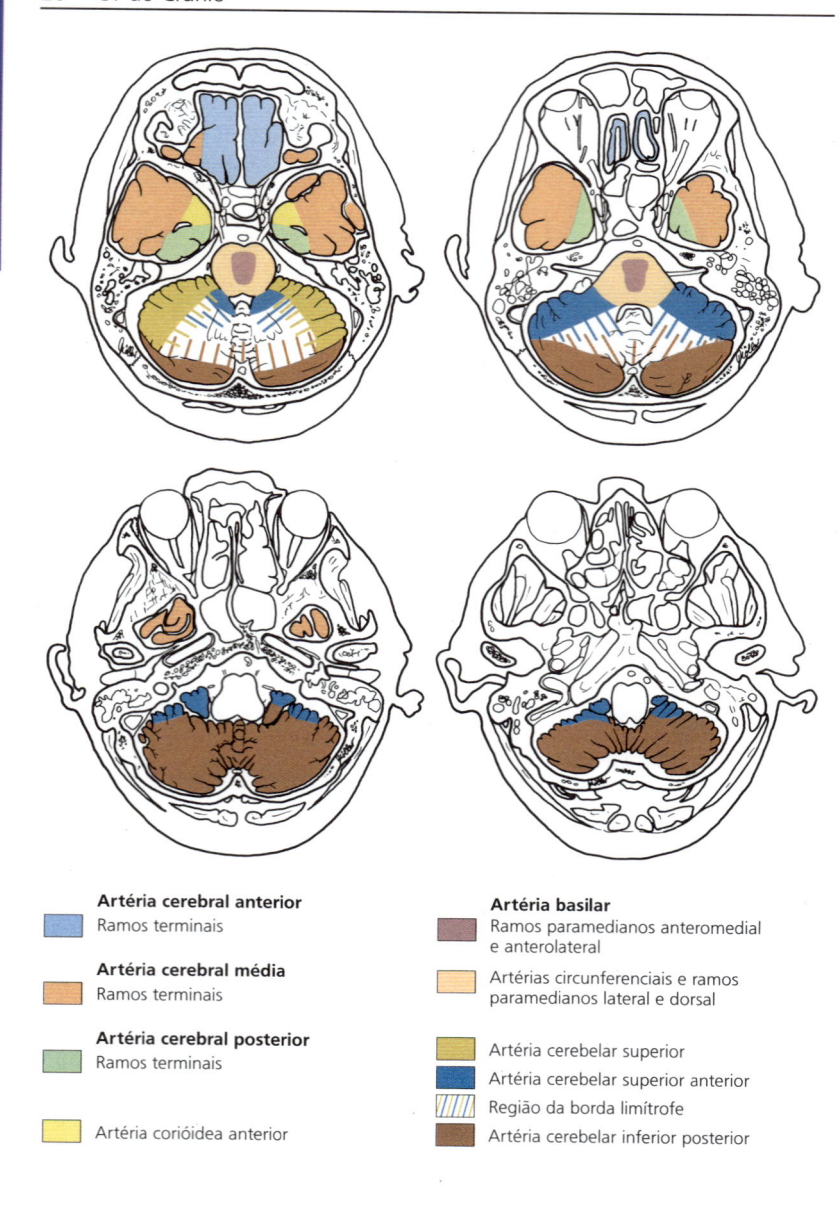

	Artéria cerebral anterior		**Artéria basilar**
▨	Ramos terminais	▨	Ramos paramedianos anteromedial e anterolateral
	Artéria cerebral média		
▨	Ramos terminais	▨	Artérias circunferenciais e ramos paramedianos lateral e dorsal
	Artéria cerebral posterior		
▨	Ramos terminais	▨	Artéria cerebelar superior
		▨	Artéria cerebelar superior anterior
▨	Artéria corióidea anterior	▨	Região da borda limítrofe
		▨	Artéria cerebelar inferior posterior

Sistemas Neurofuncionais (Axial) **29**

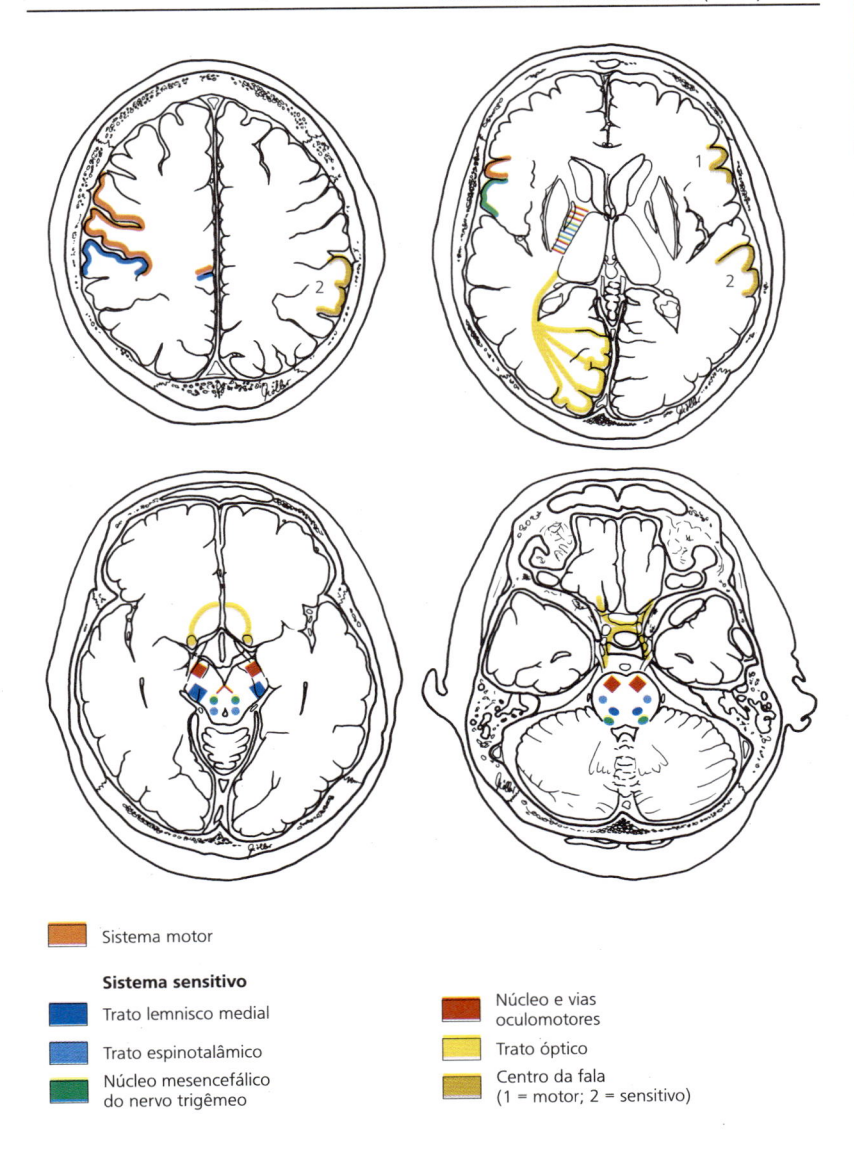

■ Sistema motor

Sistema sensitivo
■ Trato lemnisco medial
■ Trato espinotalâmico
■ Núcleo mesencefálico do nervo trigêmeo
■ Núcleo e vias oculomotores
■ Trato óptico
■ Centro da fala (1 = motor; 2 = sensitivo)

30 CT da Parte Petrosa do Osso Temporal

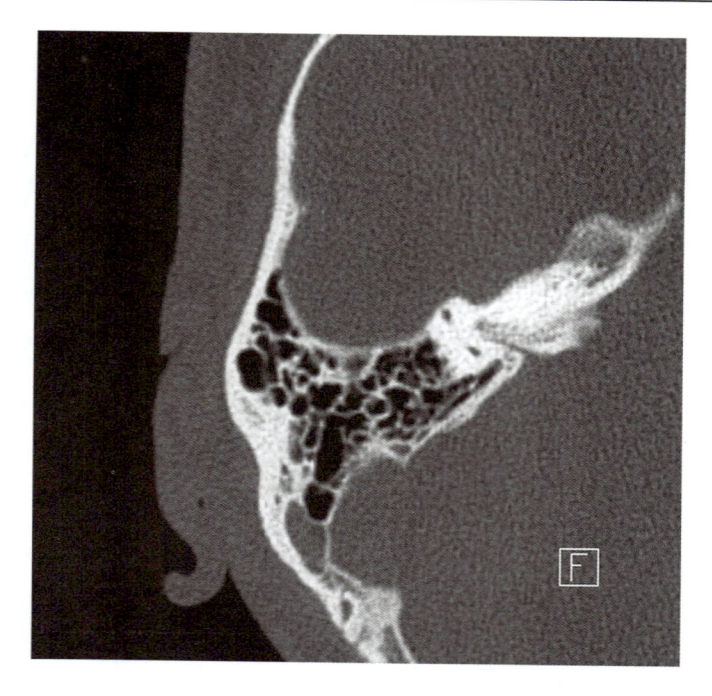

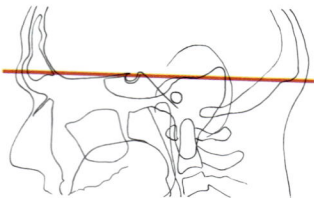

Frontal
Lateral ☐ Medial
Occipital

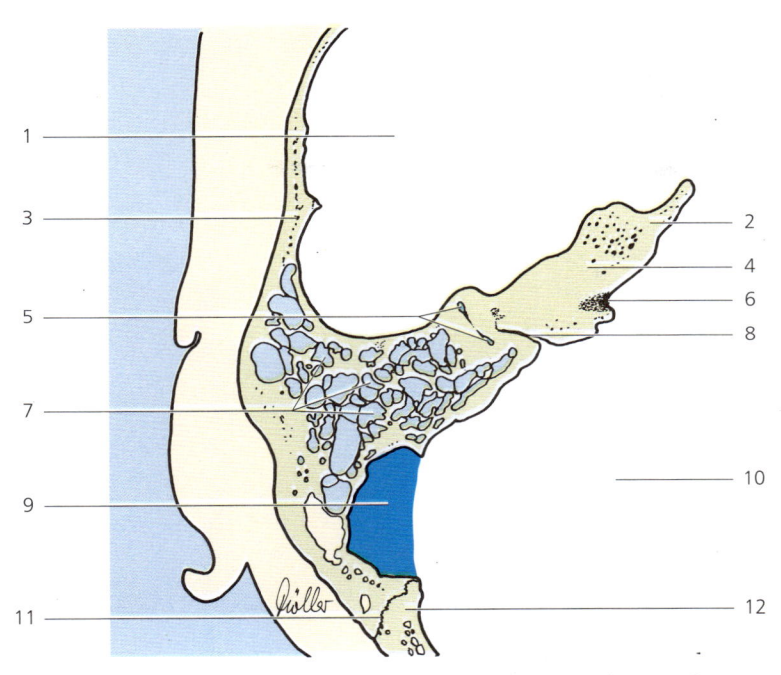

1 Fossa média do crânio
2 Ápice petroso
3 Osso temporal, parte escamosa
4 Osso temporal, parte petrosa
5 Canal semicircular superior
6 Meato acústico interno
7 Células mastóideas
8 Aqueduto vestibular com ducto endolinfático
9 Seio sigmóideo
10 Fossa posterior do crânio
11 Sutura lambdóidea
12 Osso occipital

CT da Parte Petrosa do Osso Temporal

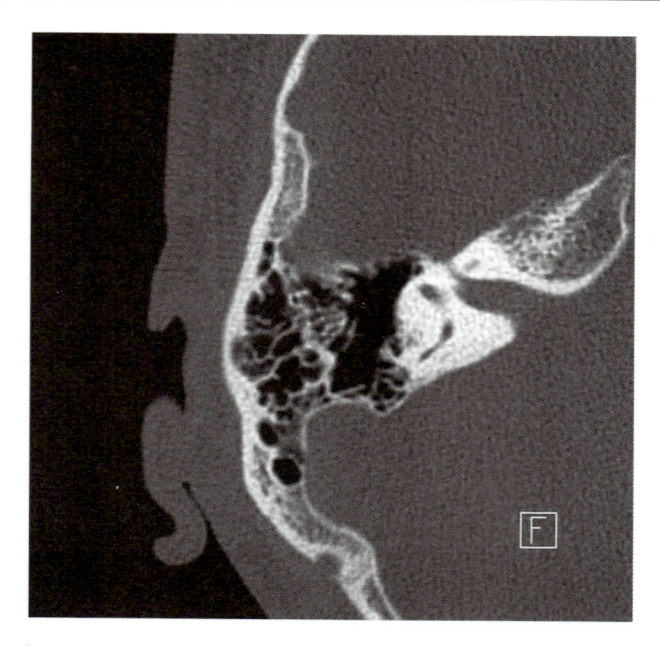

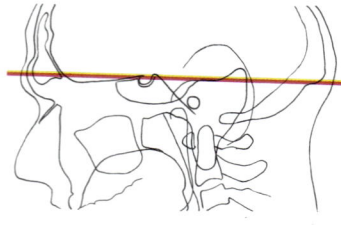

Frontal
Lateral   Medial
Occipital

Axial **33**

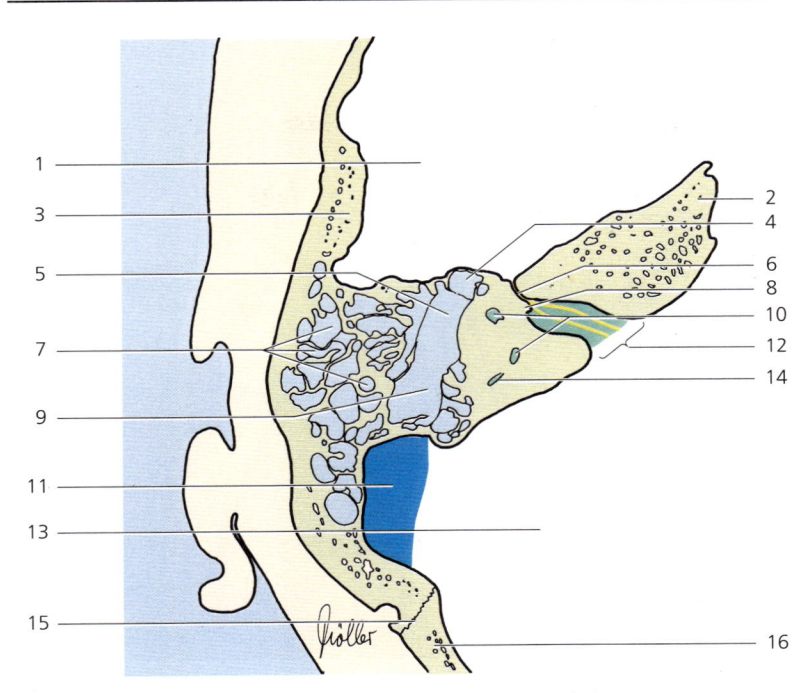

1 Fossa média do crânio
2 Ápice petroso
3 Osso temporal, parte escamosa
4 Recesso epitimpânico (anterior)
5 Ádito ao antro mastóideo
6 Canal do nervo facial (VII)
7 Células mastóideas
8 Crista falciforme
9 Antro mastóideo
10 Canal semicircular superior
11 Seio sigmóideo
12 Abertura acústica interna
13 Fossa posterior do crânio
14 Canal semicircular posterior
15 Sutura lambdóidea
16 Osso occipital

34 CT da Parte Petrosa do Osso Temporal

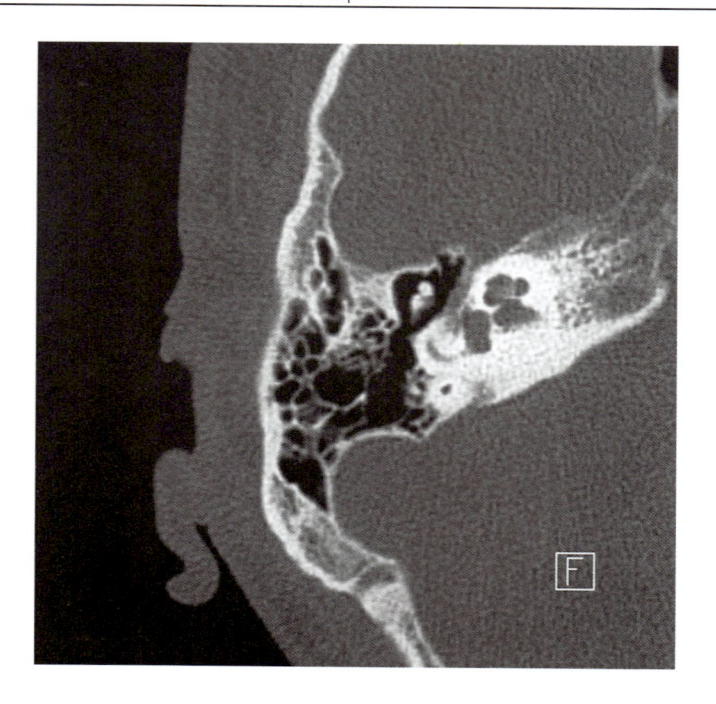

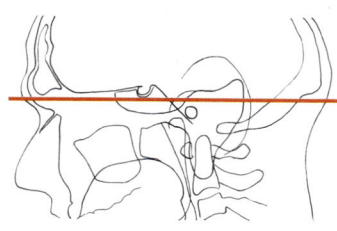

Axial

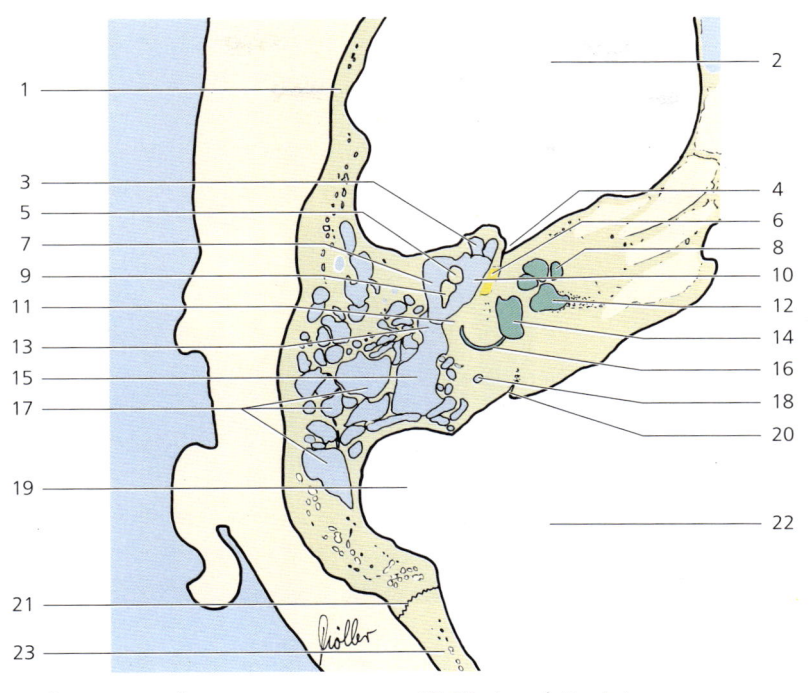

1 Osso temporal, parte escamosa
2 Fossa média do crânio
3 Recesso epitimpânico (anterior)
4 Hiato do canal do nervo petroso maior
5 Martelo (cabeça)
6 Canal do nervo facial (VII), parte timpânica
7 Cavidade epitimpânica (espaço de Prussak)
8 Cóclea
9 Bigorna (processo menor)
10 Epitímpano
11 Promontório da espira basal da cóclea
12 Meato acústico interno
13 Ádito ao antro mastóideo
14 Vestíbulo
15 Antro mastóideo
16 Canal semicircular lateral
17 Células mastóideas
18 Canal semicircular posterior
19 Seio sigmóideo
20 Abertura externa do aqueduto vestibular
21 Sutura lambdóidea
22 Fossa posterior do crânio
23 Osso occipital

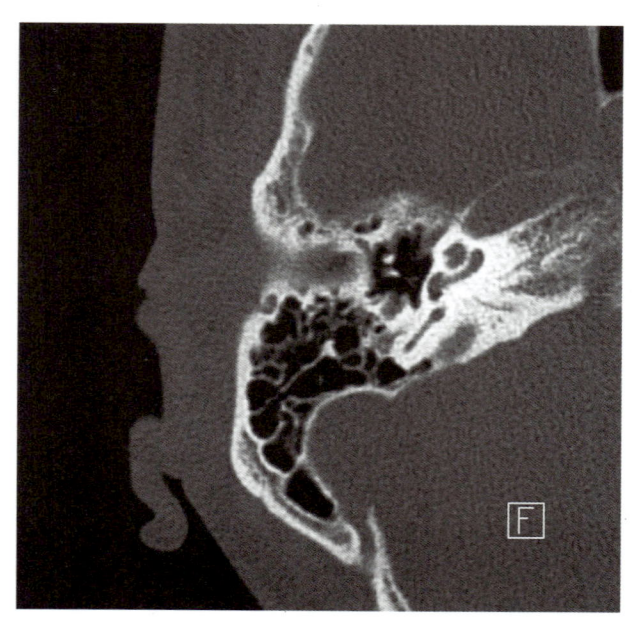

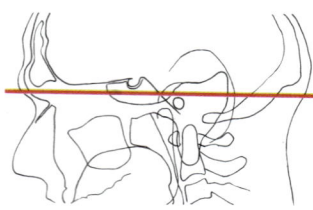

Frontal
Lateral ▢ Medial
Occipital

Axial **37**

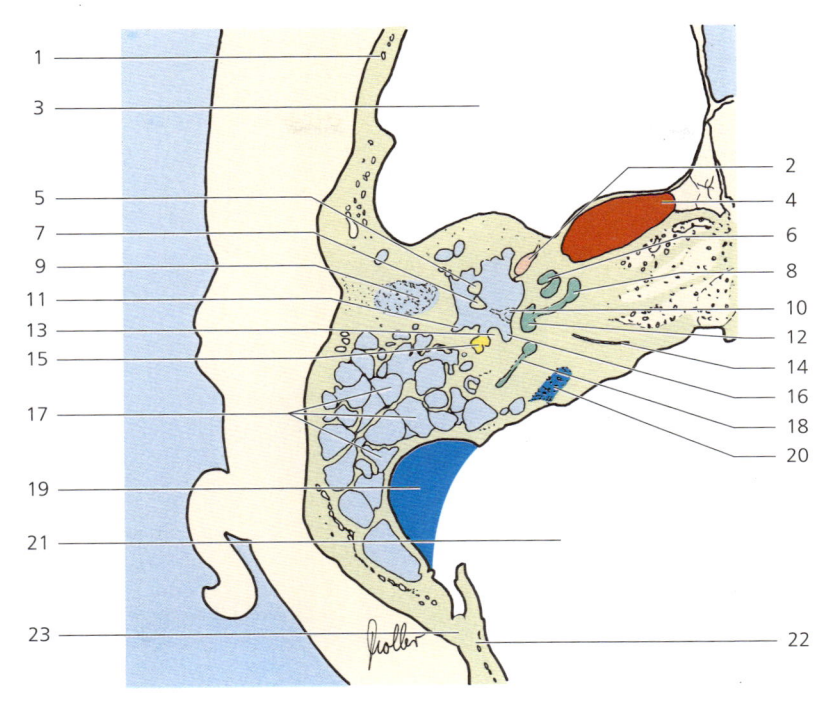

1 Osso temporal, parte escamosa
2 Músculo tensor do tímpano
3 Fossa média do crânio
4 Canal carotídeo
5 Martelo (manúbrio)
6 Cóclea
7 Bigorna (corpo)
8 Espira basal da cóclea
9 Meato acústico externo
10 Estribo
11 Recesso facial
12 Janela redonda
13 Eminência piramidal
14 Aqueduto coclear
15 Canal do nervo facial (VII, joelho posterior)
16 Seio do tímpano
17 Células mastóideas
18 Canal semicircular posterior
19 Seio sigmóideo
20 Veia jugular (bulbo)
21 Fossa posterior do crânio
22 Osso occipital
23 Sutura lambdóidea

38 CT da Parte Petrosa do Osso Temporal

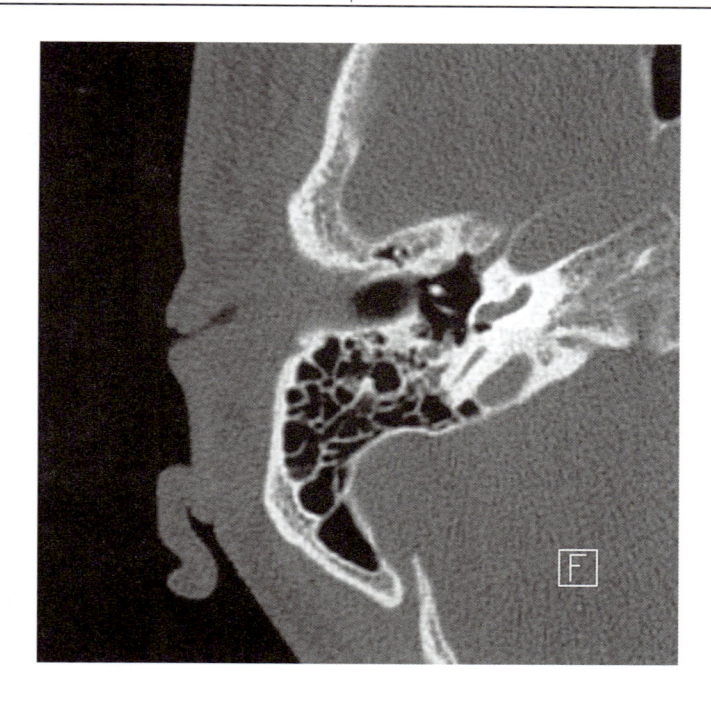

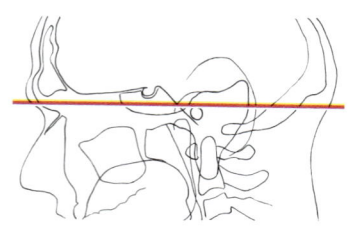

Frontal
Lateral ☐ Medial
Occipital

Axial 39

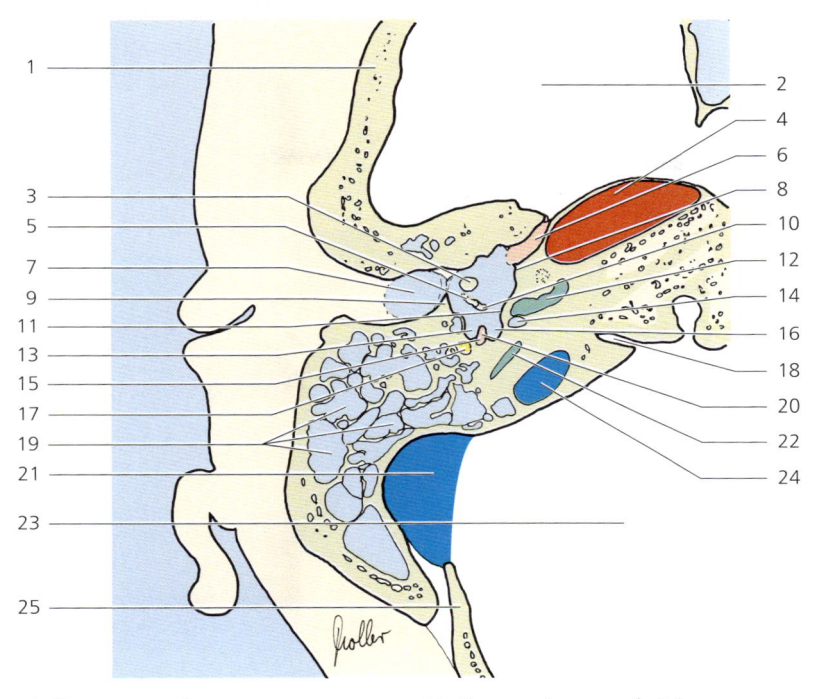

1 Osso temporal, parte escamosa
2 Fossa média do crânio
3 Martelo (manúbrio)
4 Canal carotídeo
5 Bigorna (ramo longo e processo lenticular)
6 Músculo tensor do tímpano
7 Meato acústico externo
8 Processo cocleariforme
9 Escudo
10 Estribo (cabeça)
11 Promontório da espira basal da cóclea
12 Espira basal da cóclea
13 Recesso do nervo facial
14 Janela redonda
15 Músculo estapédio
16 Seio do tímpano
17 Canal do nervo facial (V), parte mastóidea
18 Aqueduto coclear
19 Células mastóideas
20 Eminência piramidal
21 Seio sigmóideo
22 Canal semicircular posterior
23 Fossa posterior do crânio
24 Veia jugular (bulbo)
25 Osso occipital

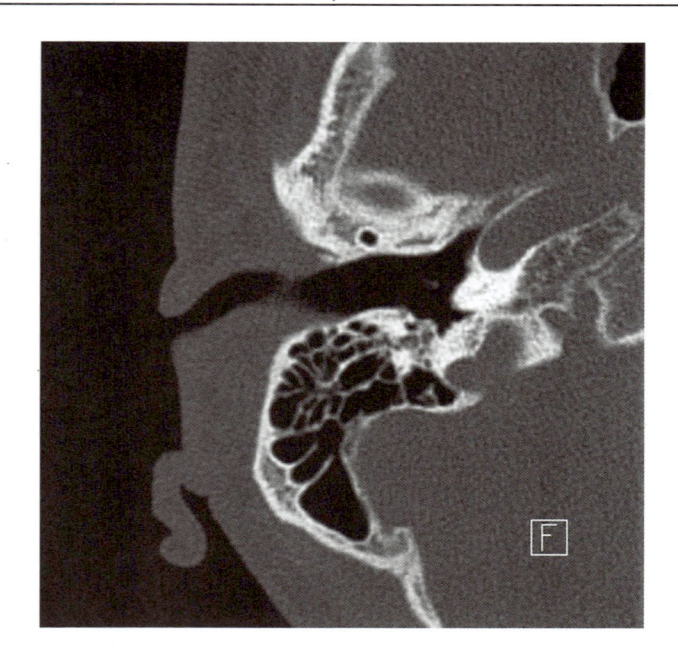

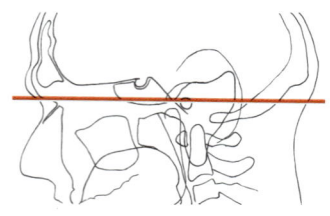

Frontal
Lateral ☐ Medial
Occipital

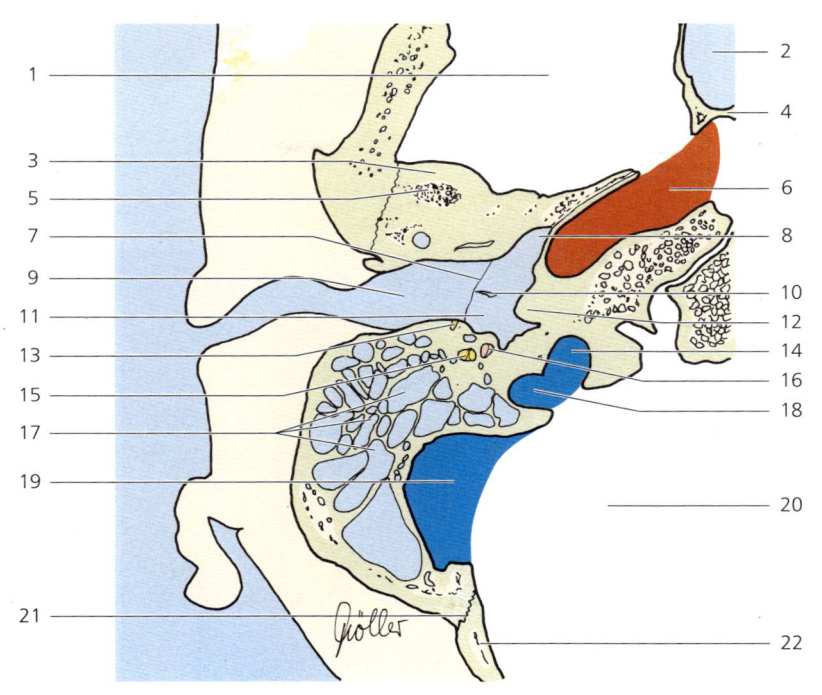

1 Fossa média do crânio
2 Seio esfenoidal
3 Osso temporal, parte escamosa
4 Esfenoide
5 Articulação temporomandibular (teto)
6 Canal carotídeo
7 Membrana timpânica
8 Tuba auditiva (de Eustáquio)
9 Meato acústico externo
10 Martelo (manúbrio)
11 Mesotímpano
12 Promontório (da espira basal da cóclea)
13 Nervo timpânico
14 Forame jugular, parte neural
15 Canal do nervo facial (VII), parte mastóidea
16 Estapédio
17 Células mastóideas
18 Forame jugular, parte vascular
19 Seio sigmóideo
20 Fossa posterior do crânio
21 Sutura lambdóidea
22 Osso occipital

42 CT da Parte Petrosa do Osso Temporal

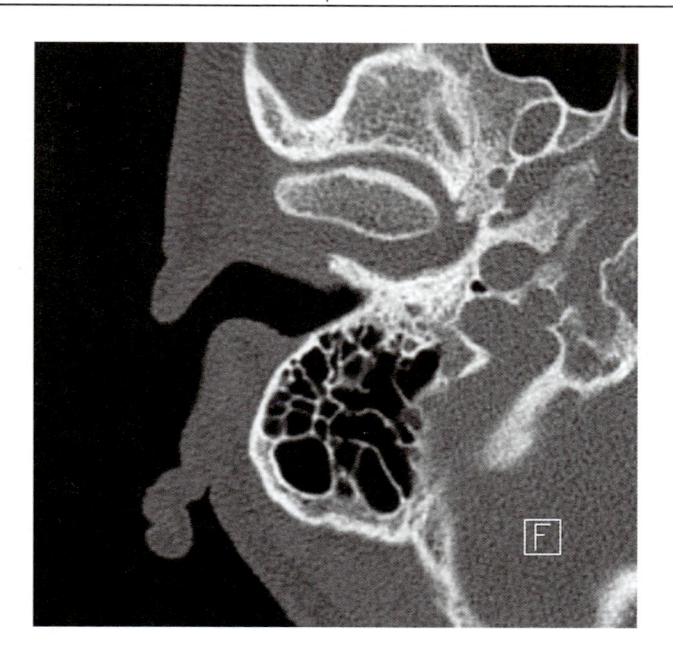

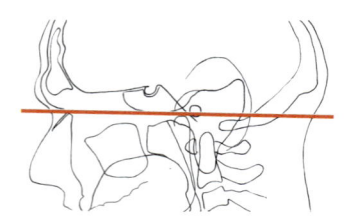

Frontal
Lateral ☐ Medial
Occipital

Axial 43

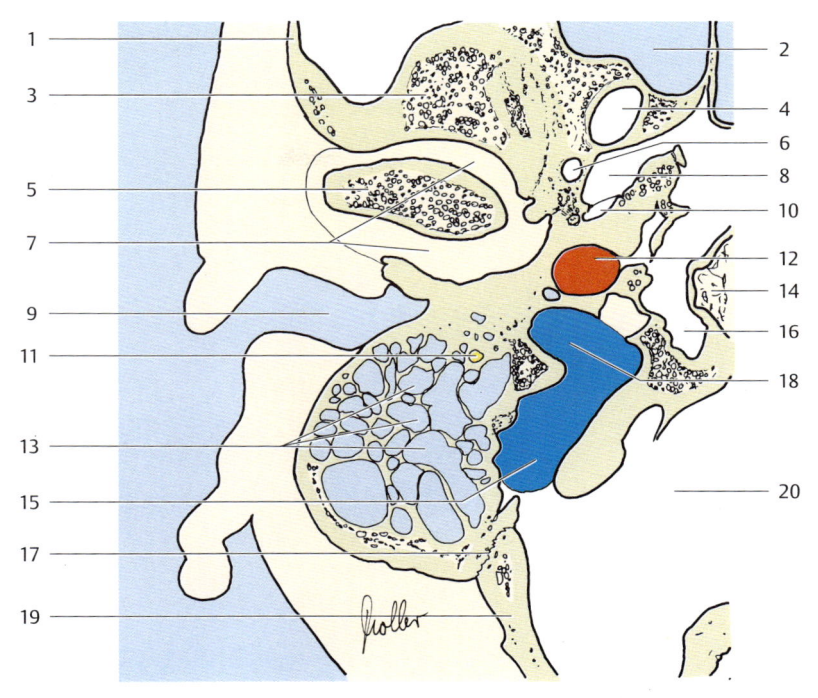

1 Processo zigomático
2 Seio esfenoidal
3 Osso temporal com tubérculo articular
4 Forame oval
5 Cabeça da mandíbula
6 Forame espinhoso
7 Fossa mandibular
8 Forame lacerado
9 Meato acústico externo
10 Tuba auditiva
11 Canal do nervo facial (VII)
12 Artéria carótida interna, parte petrosa (segmento vertical)
13 Células mastóideas
14 Basioccipital (clivo, osso occipital)
15 Seio sigmóideo
16 Canal do hipoglosso
17 Sutura occipitomastóidea
18 Forame jugular
19 Osso occipital
20 Fossa posterior do crânio

44 CT da Parte Petrosa do Osso Temporal

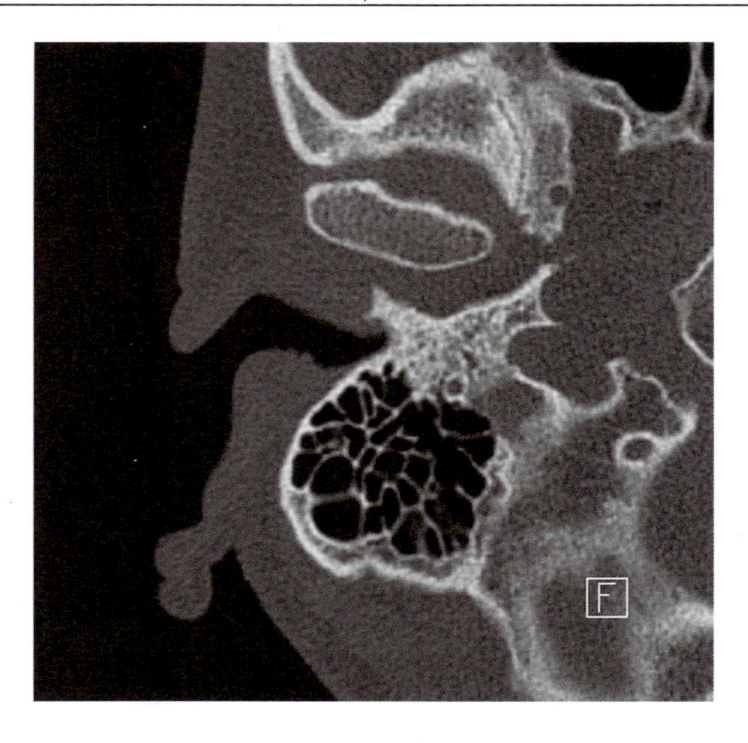

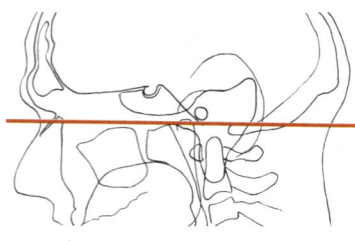

Frontal
Lateral ☐ Medial
Occipital

Axial

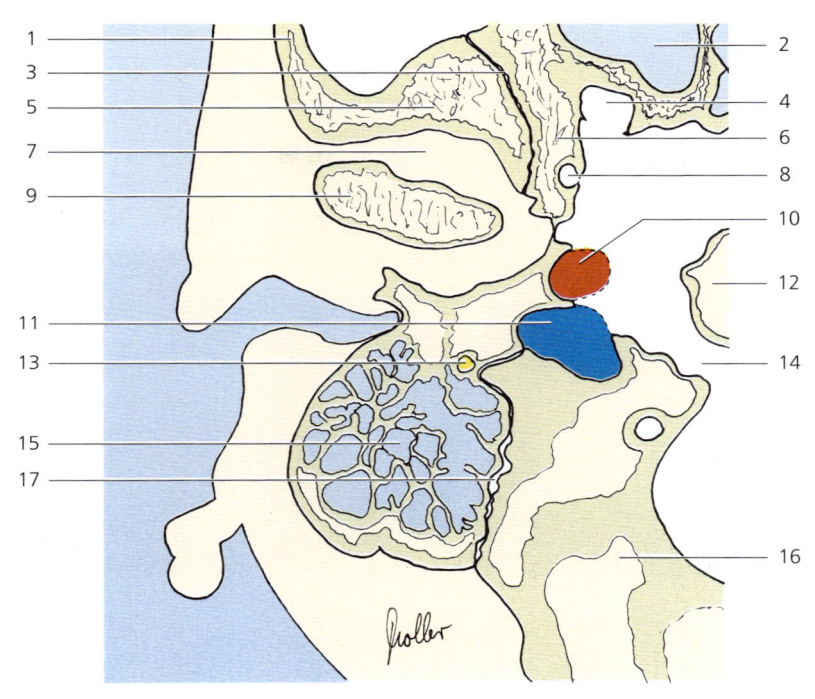

1 Processo zigomático
2 Seio esfenoidal
3 Sutura esfenoescamosa
4 Forame oval
5 Osso temporal
6 Esfenoide
7 Articulação temporomandibular
8 Forame espinhoso
9 Cabeça da mandíbula
10 Artéria carótida interna, parte petrosa (segmento vertical)
11 Forame jugular
12 Clivo, osso occipital
13 Forame estilomastóideo com nervo facial (VII)
14 Canal do hipoglosso
15 Processo mastoide
16 Osso occipital (côndilo occipital)
17 Sutura occipitomastóidea

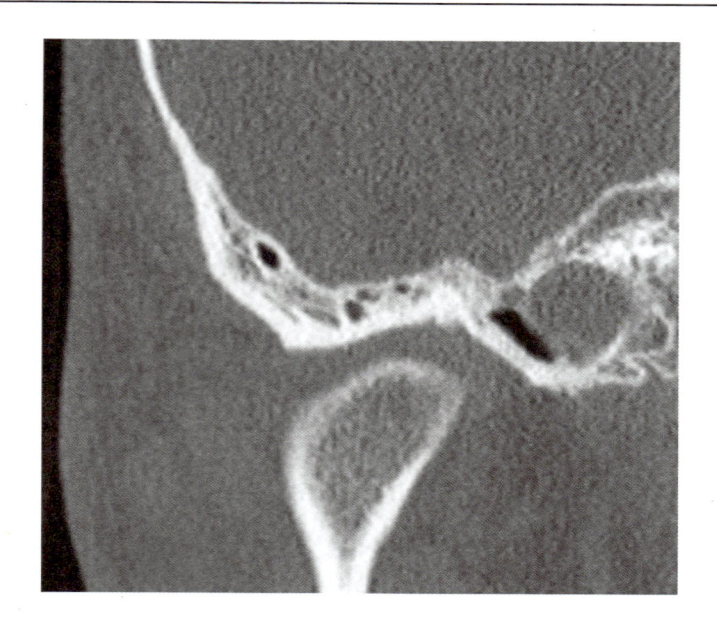

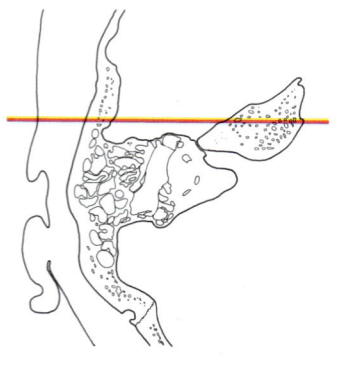

46 CT da Parte Petrosa do Osso Temporal

Coronal

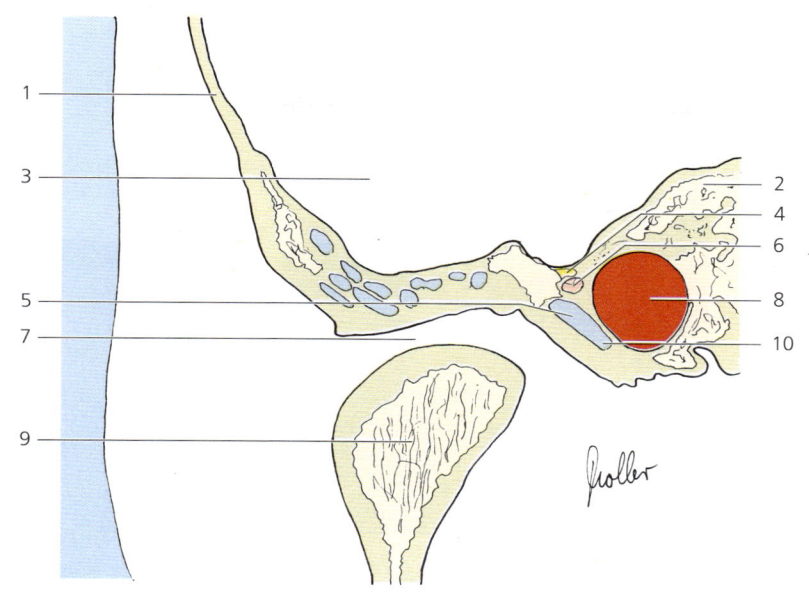

1 Osso temporal
2 Ápice petroso
3 Fossa média do crânio
4 Gânglio geniculado
5 Mesotímpano
6 Músculo tensor do tímpano
7 Articulação temporomandibular
8 Artéria carótida interna, parte petrosa (segmento horizontal)
9 Cabeça da mandíbula
10 Hipotímpano

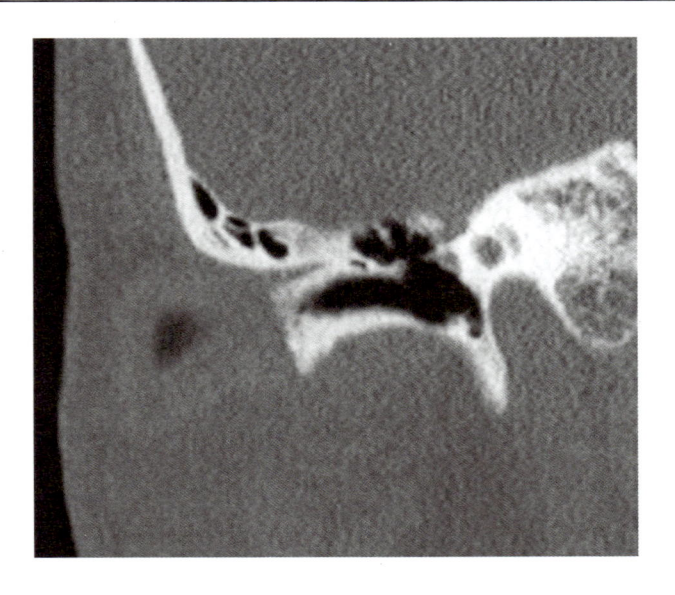

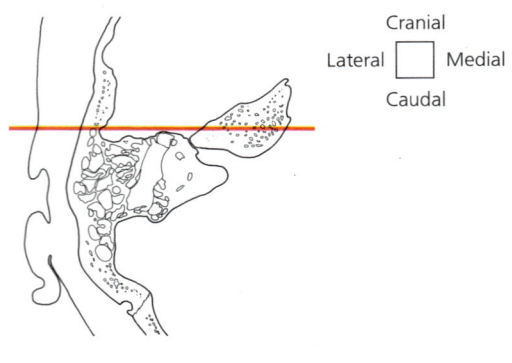

CT da Parte Petrosa do Osso Temporal

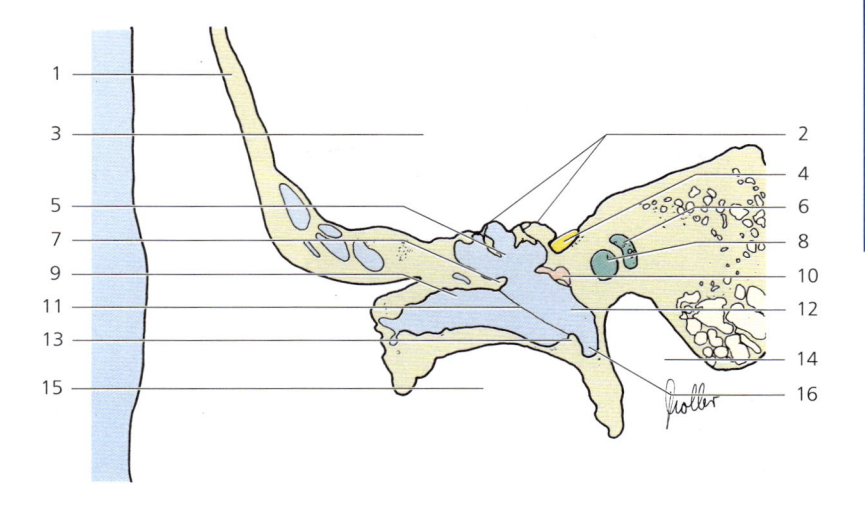

Coronal

1 Osso temporal
2 Tegme timpânico
3 Fossa média do crânio
4 Gânglio geniculado
5 Epitímpano
6 Cóclea (primeira espira)
7 Escudo
8 Cóclea (segunda espira)
9 Meato acústico externo
10 Músculo tensor do tímpano
11 Membrana timpânica
12 Mesotímpano
13 Anel timpânico, parte anterior
14 Artéria carótida interna, parte petrosa
15 Articulação temporomandibular
16 Hipotímpano

50 CT da Parte Petrosa do Osso Temporal

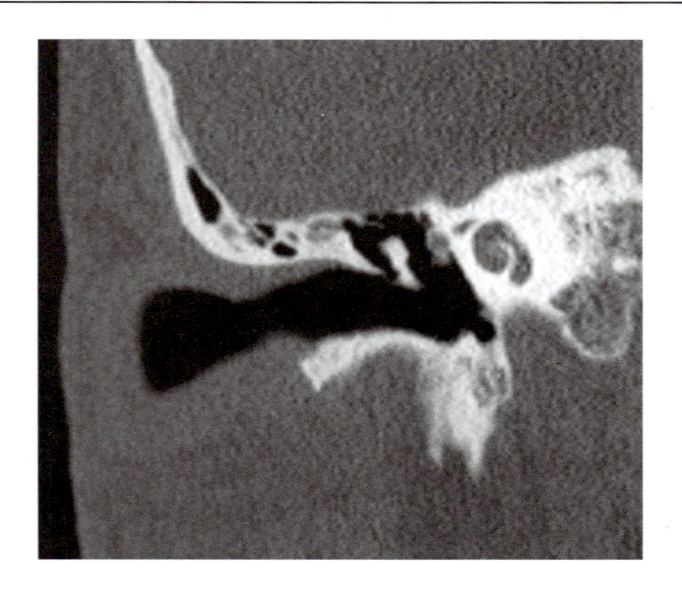

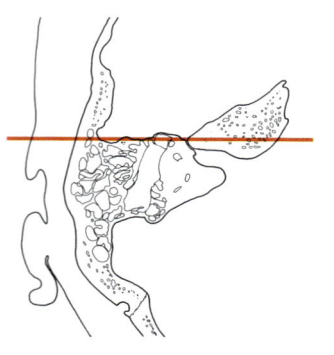

Cranial
Lateral Medial
Caudal

Coronal

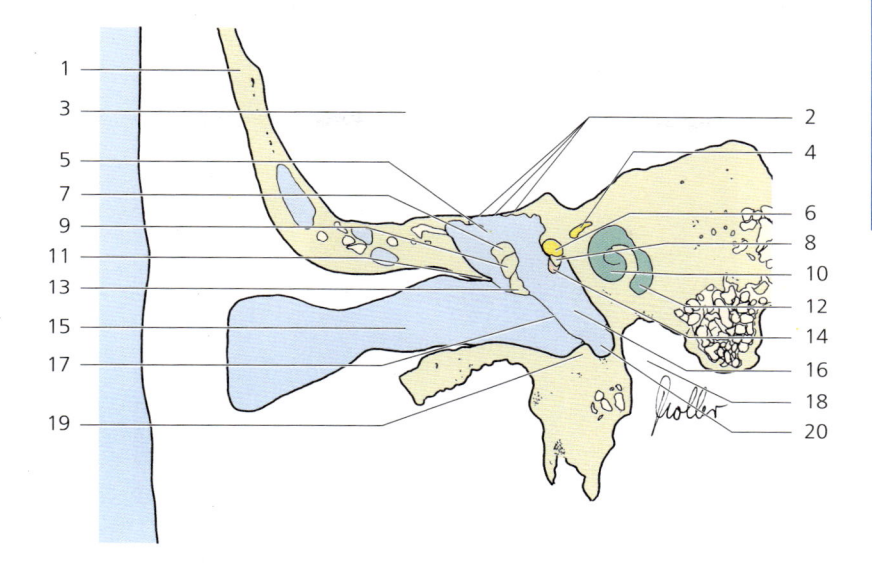

1. Osso temporal
2. Tegme timpânico
3. Fossa média do crânio
4. Nervo facial (VII nervo craniano), segmento labiríntico
5. Epitímpano
6. Nervo facial (VII nervo craniano), segmento anterior do tímpano
7. Bigorna (corpo)
8. Processo cocleariforme
9. Martelo (cabeça)
10. Cóclea (segunda espira)
11. Escudo
12. Cóclea (primeira espira)
13. Martelo (manúbrio)
14. Músculo tensor do tímpano (tendão)
15. Meato acústico externo
16. Mesotímpano
17. Membrana timpânica
18. Artéria carótida interna, parte petrosa
19. Anel timpânico
20. Hipotímpano

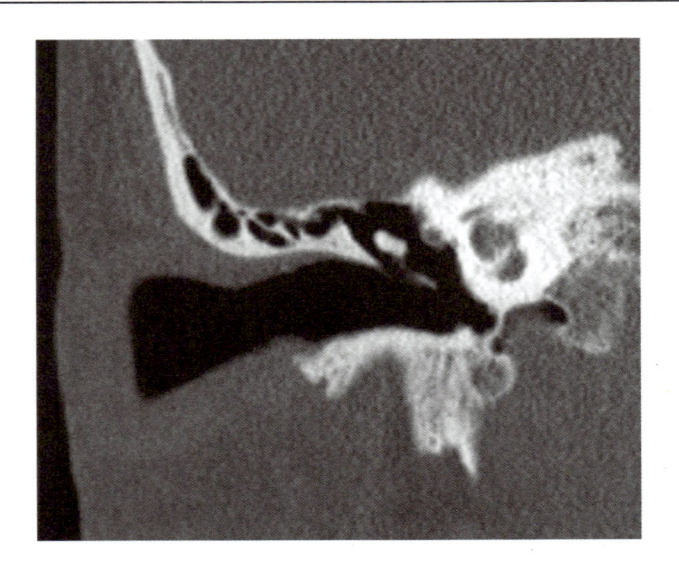

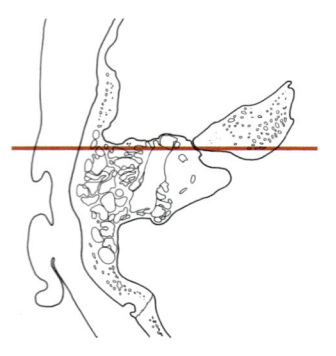

Cranial
Lateral ▢ Medial
Caudal

Coronal **53**

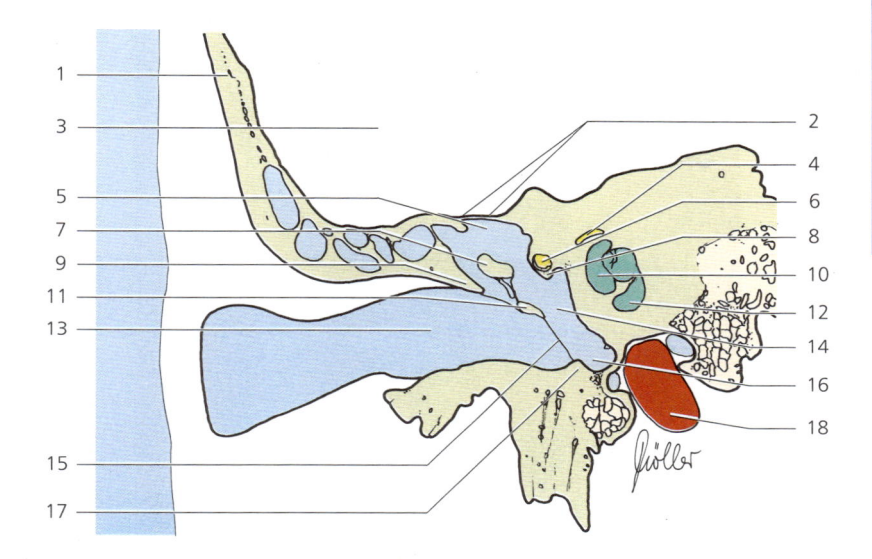

1 Osso temporal
2 Tegme timpânico
3 Fossa média do crânio
4 Nervo facial (VII nervo craniano), segmento labiríntico
5 Epitímpano
6 Nervo facial (VII), segmento timpânico anterior
7 Bigorna (corpo)
8 Processo cocleariforme
9 Escudo
10 Cóclea (segunda espira)
11 Martelo (manúbrio)
12 Cóclea (primeira espira)
13 Meato acústico externo
14 Mesotímpano
15 Membrana timpânica
16 Artéria carótida interna, parte petrosa
17 Anel timpânico
18 Hipotímpano

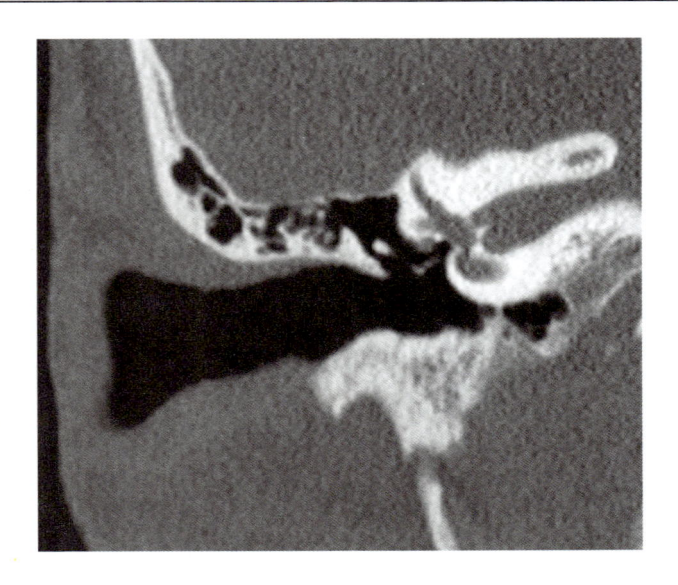

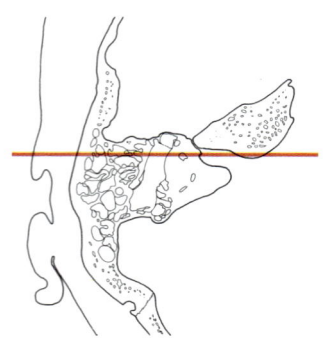

54 CT da Parte Petrosa do Osso Temporal

Coronal

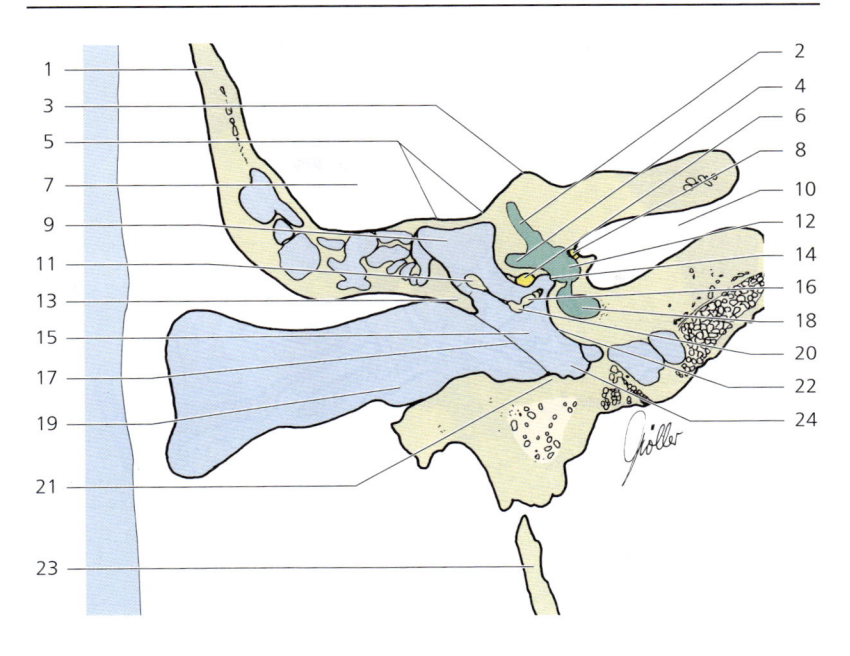

1 Osso temporal
2 Canal semicircular superior
3 Eminência arqueada
4 Canal semicircular lateral
5 Tegme timpânico
6 Nervo facial (VII nervo craniano), joelho posterior
7 Fossa média do crânio
8 Nervo facial (VII), segmento labiríntico
9 Epitímpano
10 Meato acústico interno
11 Bigorna (ramo curto)
12 Utrículo
13 Escudo
14 Janela oval
15 Mesotímpano
16 Estribo
17 Membrana timpânica
18 Cóclea (canal espiral, basal)
19 Meato acústico externo
20 Bigorna (ramo longo)
21 Anel timpânico
22 Promontório através do canal espiral (basal) da cóclea
23 Processo estiloide
24 Hipotímpano

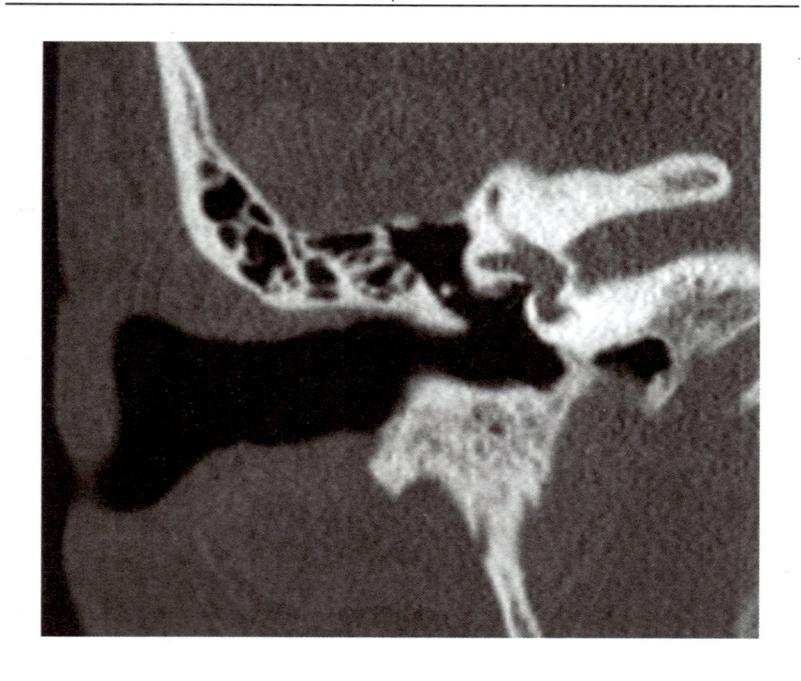

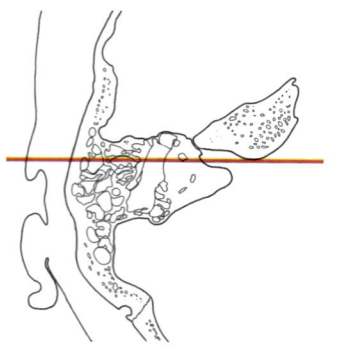

CT da Parte Petrosa do Osso Temporal

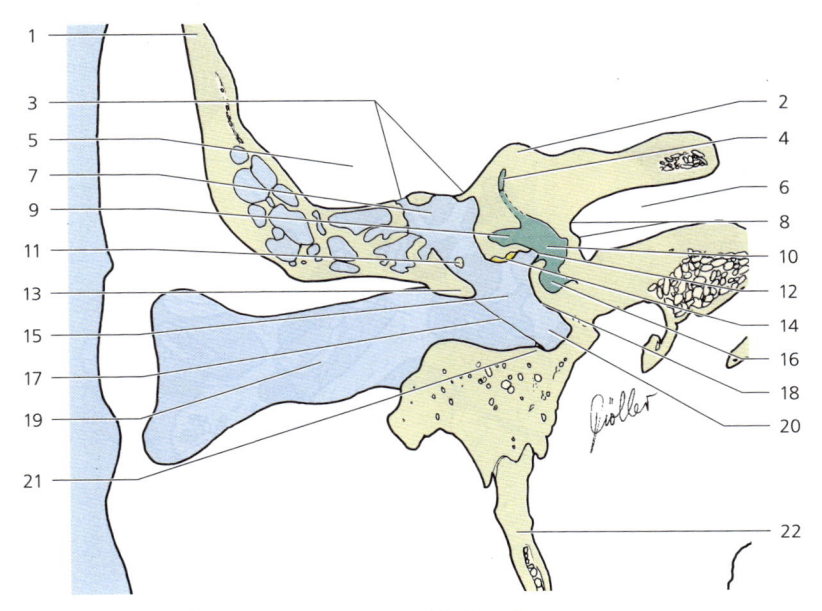

1 Osso temporal
2 Eminência arqueada
3 Tegme timpânico
4 Canal semicircular superior
5 Fossa média do crânio
6 Meato acústico interno
7 Epitímpano
8 Fundo do meato acústico interno e crista transversa
9 Canal semicircular lateral
10 Vestíbulo
11 Bigorna (ramo curto)
12 Janela oval
13 Escudo
14 Nervo facial (VII) no canal do nervo facial
15 Mesotímpano
16 Cóclea (canal espiral, basal)
17 Membrana timpânica
18 Promotório através do canal espiral (basal) da cóclea
19 Meato acústico externo
20 Hipotímpano
21 Anel timpânico
22 Processo estiloide

58 CT da Parte Petrosa do Osso Temporal

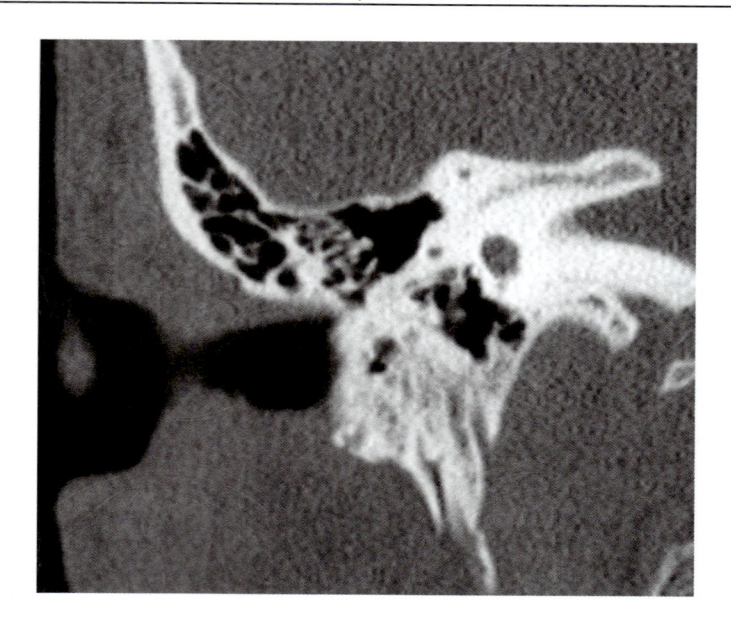

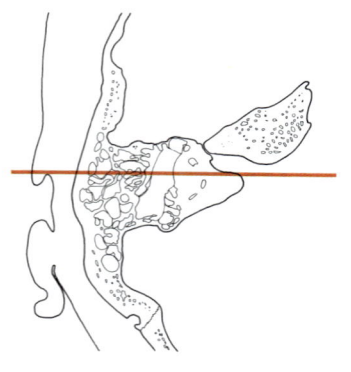

Coronal

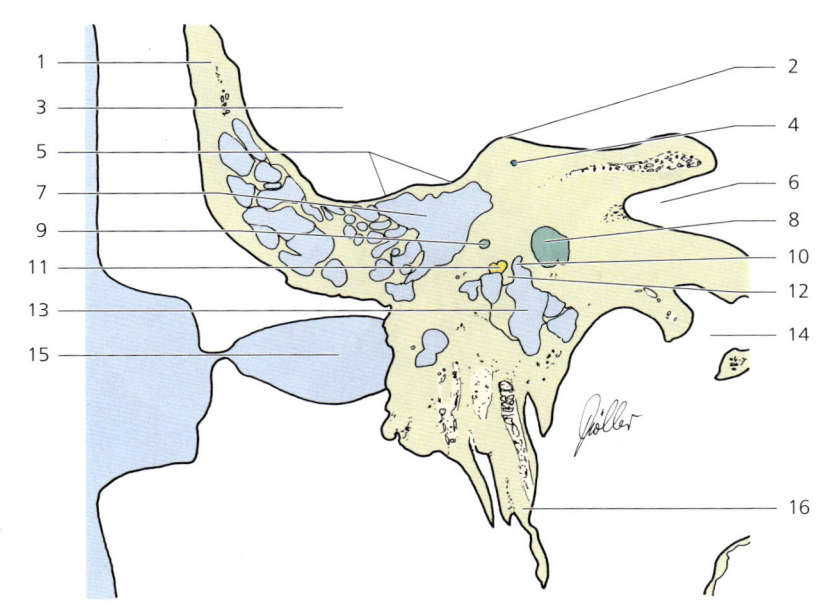

1 Osso temporal
2 Eminência arqueada
3 Fossa média do crânio
4 Canal semicircular superior
5 Tegme timpânico
6 Meato acústico interno
7 Antro mastóideo
8 Vestíbulo
9 Canal semicircular lateral
10 Seio timpânico
11 Nervo facial (VII, joelho posterior)
12 Eminência piramidal
13 Mesotímpano
14 Canal hipoglosso
15 Meato acústico externo
16 Processo estiloide

CT da Parte Petrosa do Osso Temporal

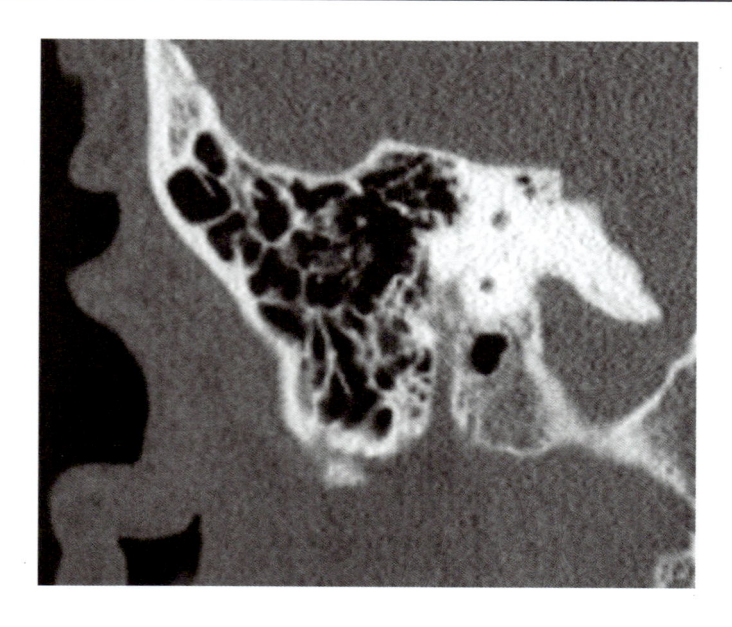

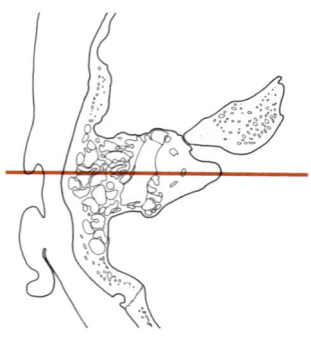

Cranial

Lateral Medial

Caudal

Coronal

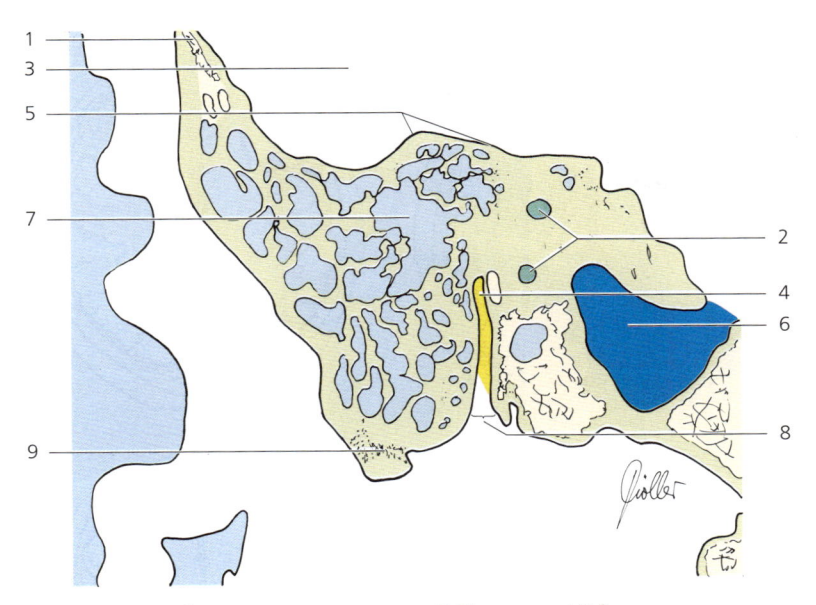

1 Osso temporal
2 Canal semicircular posterior
3 Fossa média do crânio
4 Nervo facial (VII), segmento mastoide
5 Tegme mastóideo
6 Forame jugular
7 Antro mastóideo
8 Forame estilomastóideo
9 Processo mastoide

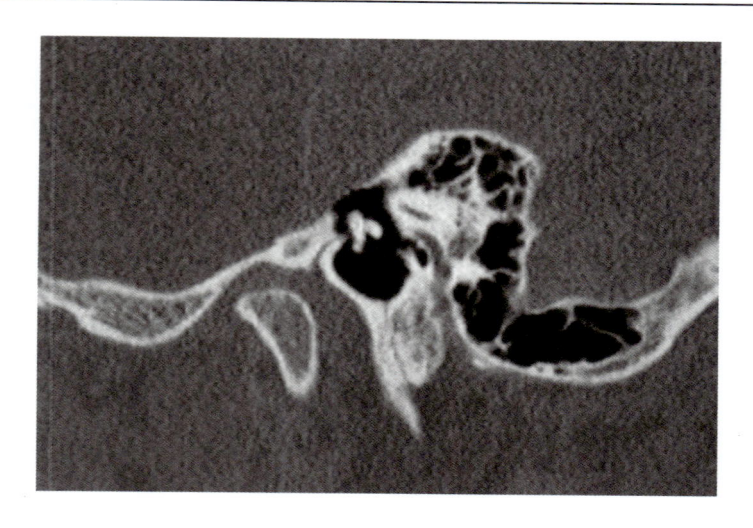

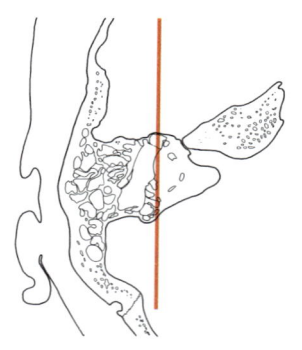

CT da Parte Petrosa do Osso Temporal

Sagital

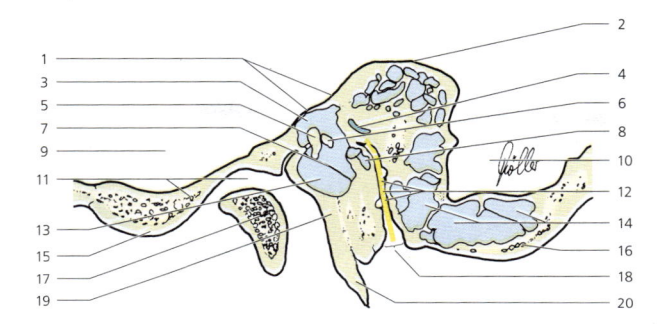

1 Tegme timpânico
2 Parte petrosa do osso temporal (margem superior)
3 Recesso epitimpânico (anterior)
4 Canal semicircular lateral
5 Martelo (cabeça)
6 Bigorna
7 Membrana timpânica
8 Corda do tímpano
9 Fossa média do crânio
10 Fossa posterior do crânio
11 Osso temporal e fossa mandibular (articulação temporomandibular)
12 Nervo facial (VII) no canal do nervo facial
13 Meato acústico externo
14 Células mastóideas
15 Tubérculo articular (do osso temporal)
16 Osso temporal, parte petrosa
17 Cabeça da mandíbula
18 Forame estilomastóideo
19 Osso temporal, parte timpânica
20 Processo estiloide

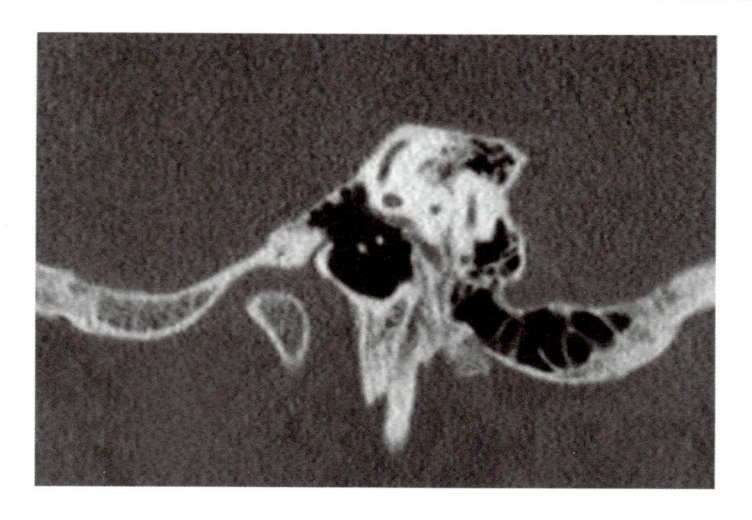

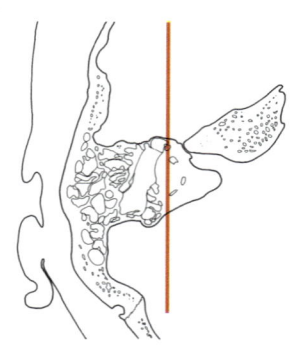

64 CT da Parte Petrosa do Osso Temporal

Sagital

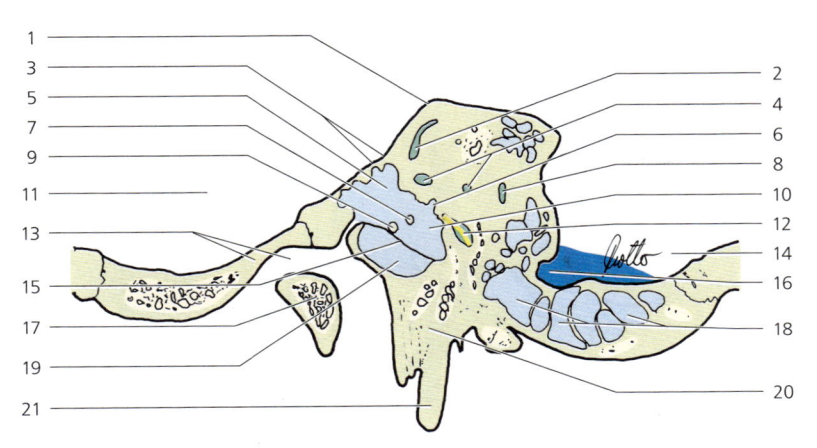

1 Parte petrosa do osso temporal (margem superior)
2 Canal semicircular superior
3 Tegme timpânico
4 Canal semicircular lateral
5 Epitímpano
6 Vestíbulo
7 Bigorna
8 Canal semicircular posterior
9 Nervo facial (VII), segmento timpânico anterior
10 Mesotímpano
11 Fossa média do crânio
12 Canal do nervo facial (VII)
13 Osso temporal e fossa mandibular (articulação temporomandibular)
14 Fossa craniana posterior
15 Membrana timpânica
16 Seio sigmóideo
17 Cabeça da mandíbula
18 Células mastóideas
19 Meato acústico externo
20 Osso temporal, parte petrosa
21 Processo estiloide

66 CT da Parte Petrosa do Osso Temporal

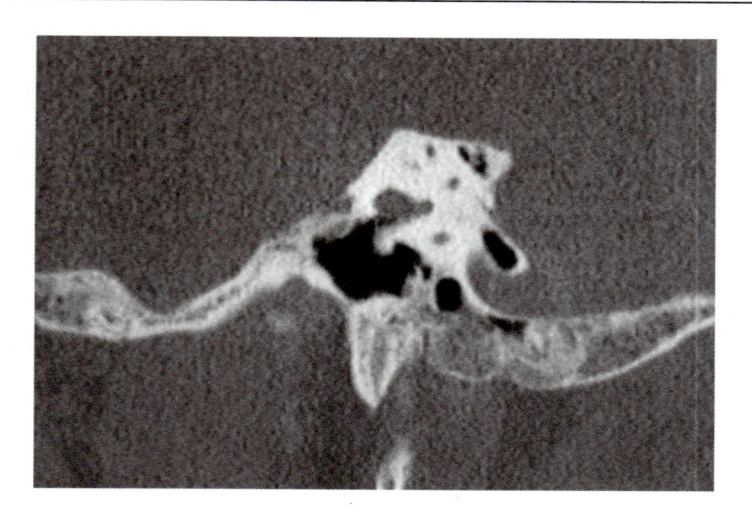

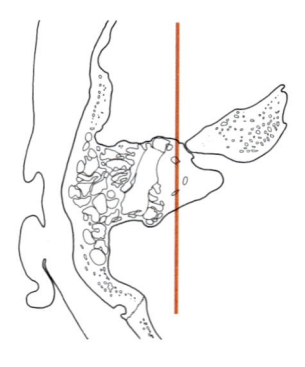

Cranial
Frontal   Occipital
Caudal

Sagital

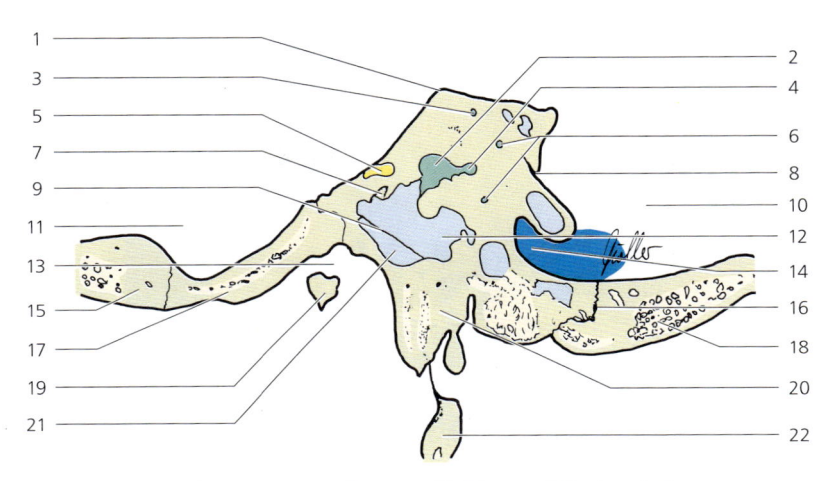

1 Parte petrosa do osso temporal (margem superior)
2 Vestíbulo
3 Canal semicircular superior
4 Canal semicircular lateral
5 Nervo facial (VII), gânglio geniculado
6 Canal semicircular posterior
7 Músculo tensor do tímpano
8 Abertura externa do aqueduto vestibular
9 Membrana timpânica
10 Fossa posterior do crânio
11 Fossa média do crânio
12 Hipotímpano
13 Fossa mandibular (articulação temporomandibular)
14 Seio sigmóideo
15 Esfenoide (asa maior)
16 Sutura occipitomastóidea
17 Osso temporal
18 Osso occipital
19 Cabeça da mandíbula
20 Osso temporal, parte petrosa
21 Meato acústico externo
22 Processo estiloide

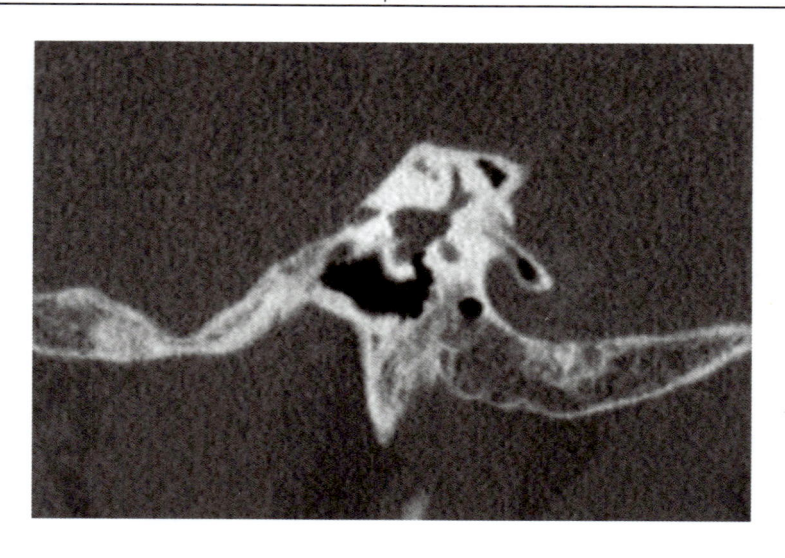

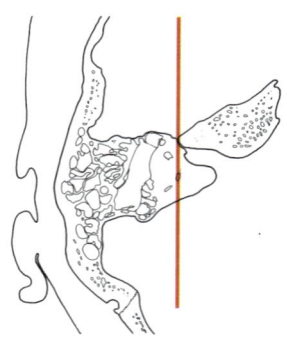

CT da Parte Petrosa do Osso Temporal

Sagital

1 Vestíbulo
2 Parte petrosa do osso temporal (margem superior)
3 Canal do nervo facial (VII)
4 Canal semicircular superior
5 Músculo tensor do tímpano
6 Canal semicircular posterior
7 Hipotímpano
8 Abertura externa do aqueduto vestibular
9 Fossa média do crânio
10 Fossa posterior do crânio
11 Esfenoide (asa maior)
12 Veia jugular interna (bulbo)
13 Osso temporal, parte petrosa
14 Osso occipital
15 Processo estiloide

70 CT da Parte Petrosa do Osso Temporal

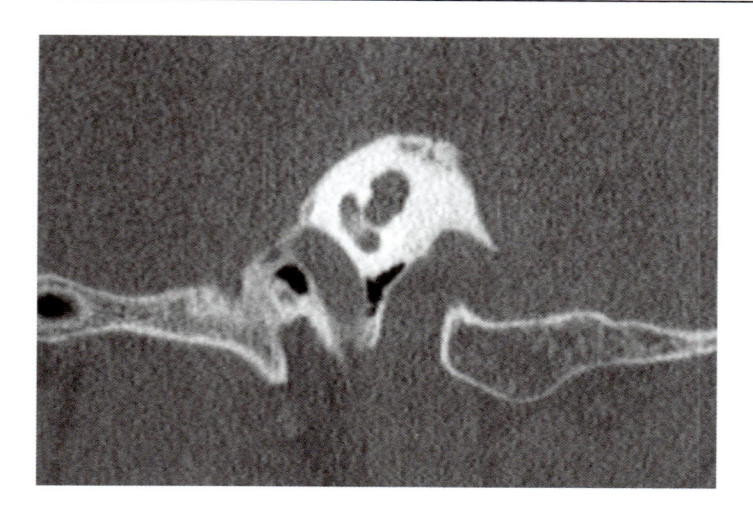

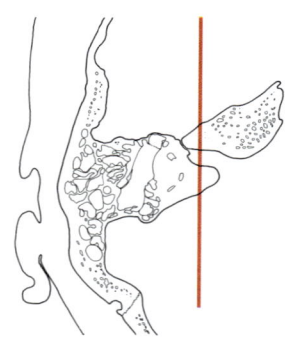

Cranial
Frontal Occipital
Caudal

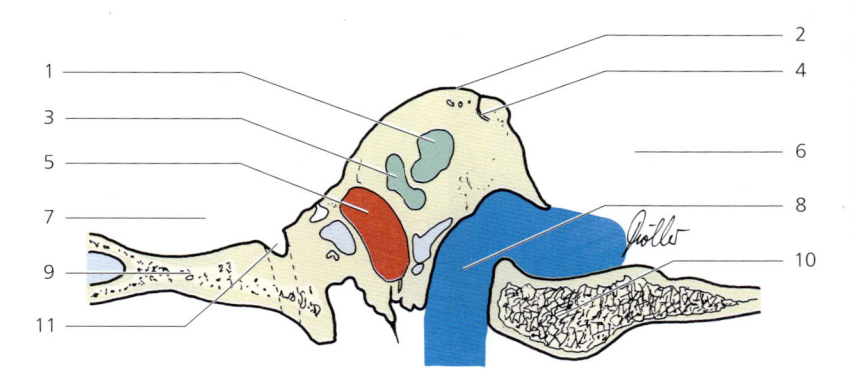

1 Meato acústico interno
2 Parte petrosa do osso temporal (margem superior)
3 Cóclea (primeira espira)
4 Aqueduto vestibular
5 Artéria carótida interna no canal carotídeo
6 Fossa posterior do crânio
7 Fossa média do crânio
8 Forame jugular com veia jugular interna (bulbo)
9 Esfenoide (asa maior)
10 Osso occipital
11 Forame espinhoso

72 CT Craniana dos Seios Paranasais

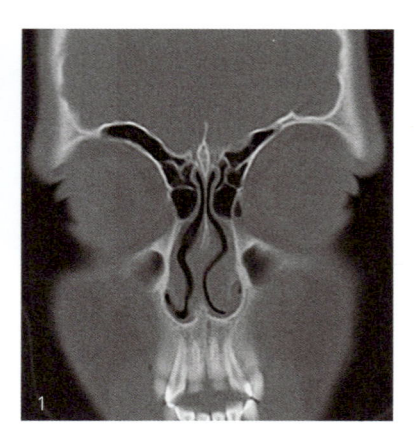

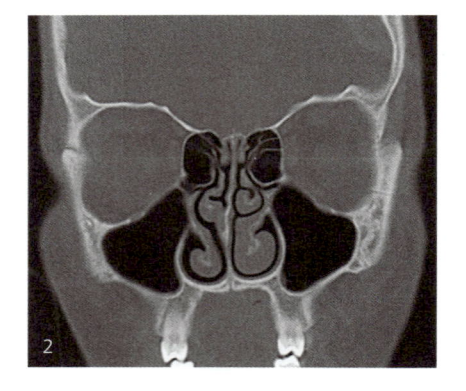

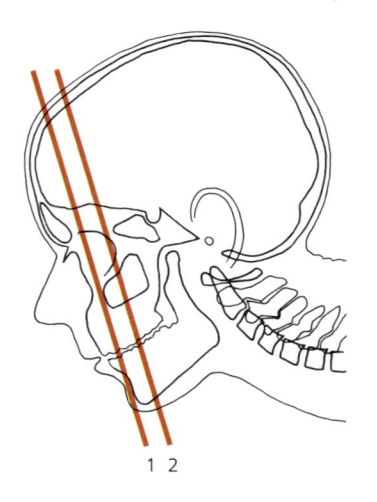

Coronal

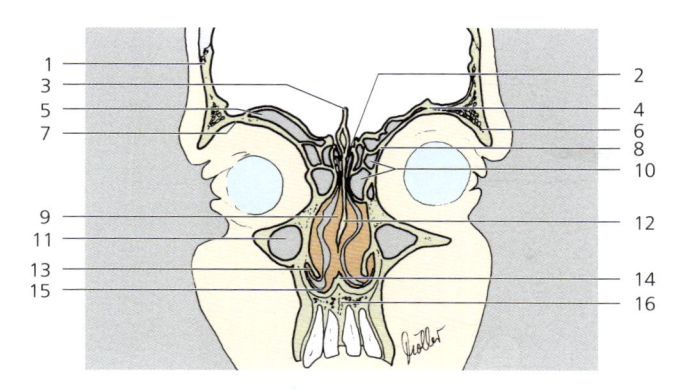

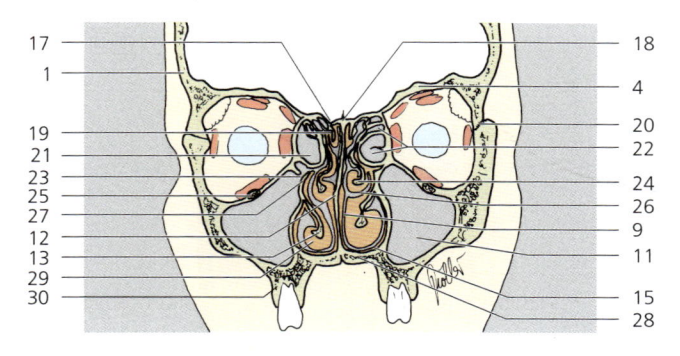

1. Osso frontal
2. Placa cribriforme
3. Crista etmoidal
4. Teto da órbita
5. Seio frontal
6. Processo zigomático
7. Incisura supraorbital
8. Lâmina orbital
9. Cavidade nasal
10. Células etmoidais anteriores
11. Seio maxilar
12. Septo nasal
13. Concha nasal inferior
14. Vômer
15. Meato nasal inferior
16. Processo alveolar da maxila
17. Incisura etmoidal
18. Etmoide (lâmina cribriforme)
19. Concha nasal superior
20. Sutura frontozigomática
21. Lâmina orbital do labirinto etmoidal
22. Células etmoidais (médias)
23. Hiato maxilar
24. Concha nasal média
25. Forame infraorbital
26. Meato nasal médio
27. Processo uncinado
28. Palato duro
29. Concha nasal inferior
30. Maxila (processo alveolar)

74 CT Craniana dos Seios Paranasais

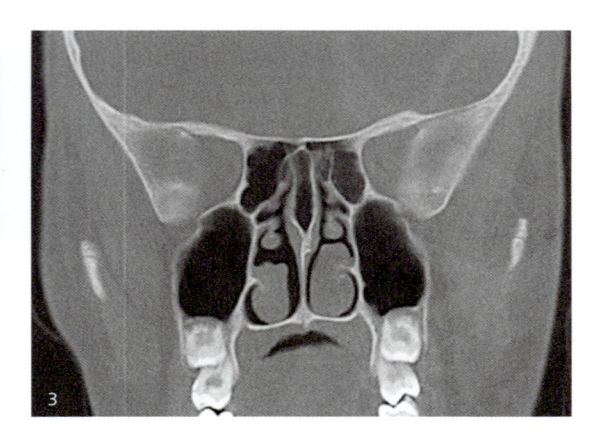

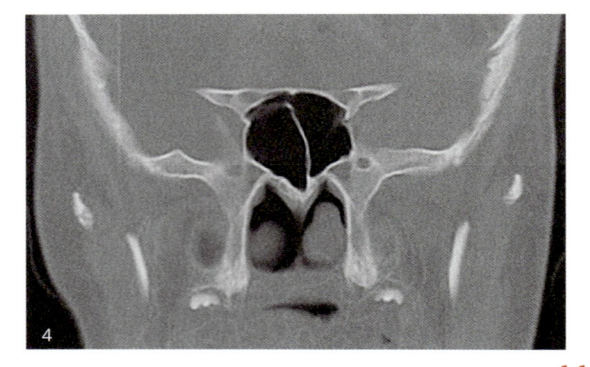

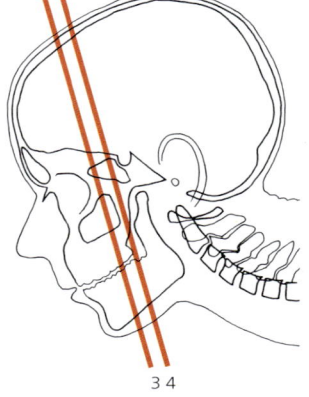

Coronal

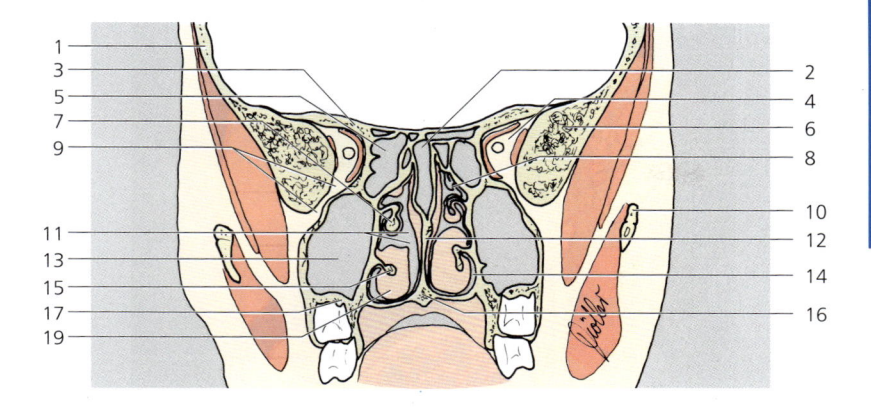

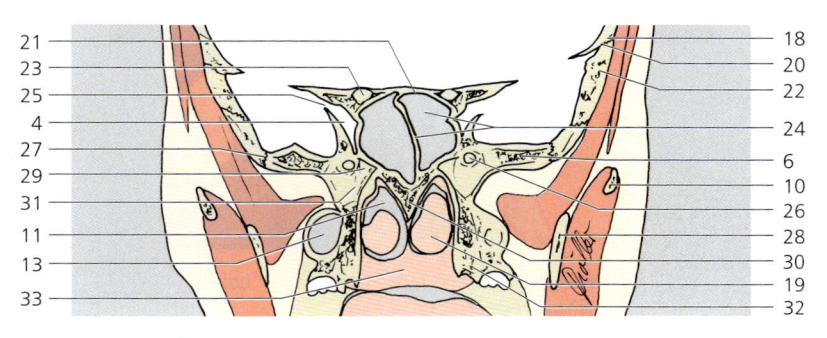

1 Osso frontal
2 Seio esfenoidal (recesso)
3 Esfenoide (asa menor)
4 Infundíbulo da órbita
5 Células etmoidais (posteriores)
6 Esfenoide (asa maior)
7 Concha nasal média
8 Concha nasal superior
9 Fissura orbital inferior
10 Osso zigomático
11 Cavidade nasal (meato nasal comum)
12 Septo nasal (palato perpendicular)
13 Seio maxilar
14 Meato nasal inferior
15 Concha nasal inferior
16 Osso palatino (plano horizontal)
17 Maxila (processo alveolar)
18 Osso parietal
19 Concha nasal inferior (corpo cavernoso)
20 Sutura escamosa
21 Esfenoide (teto do seio esfenoidal)
22 Osso temporal (parte escamosa)
23 Canal óptico
24 Seio esfenoidal com septo
25 Fissura orbital superior
26 Forame redondo do esfenoide
27 Sutura esfenoescamosa
28 Mandíbula (corpo e ramo)
29 Canal pterigóideo
30 Etmoide (septo nasal)
31 Fossa pterigopalatina
32 Processo pterigoide
33 Palato mole

76 CT Craniana dos Seios Paranasais

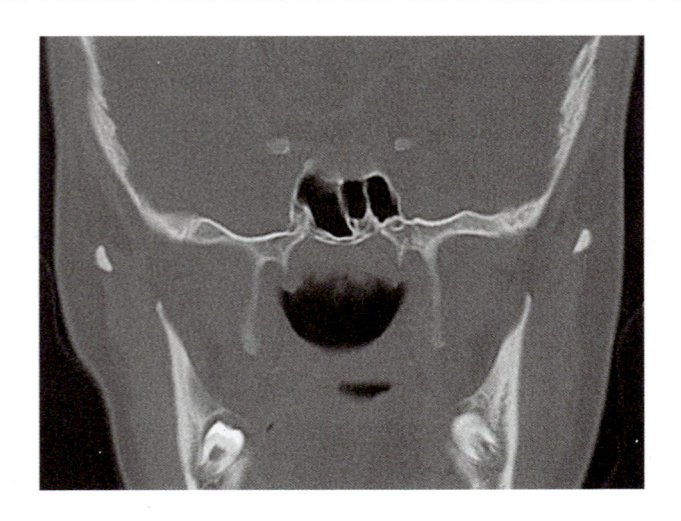

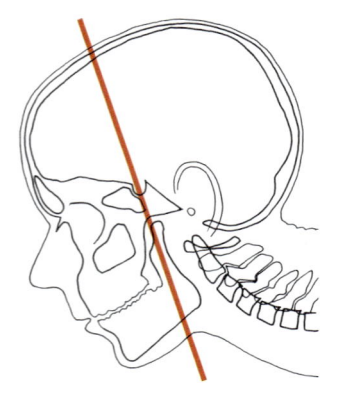

Coronal **77**

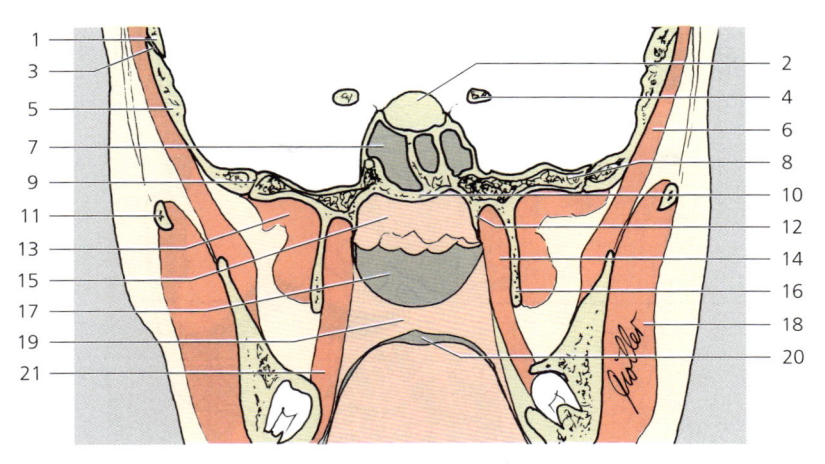

1. Osso parietal
2. Sela turca
3. Sutura escamosa
4. Processo clinoide anterior (esfenoide)
5. Osso temporal (parte escamosa)
6. Músculo temporal
7. Seio esfenoidal
8. Osso temporal (com tubérculo articular)
9. Sutura esfenoescamosa
10. Esfenoide
11. Arco zigomático
12. Processo pterigoide (lâmina medial)
13. Músculo pterigóideo lateral
14. Fossa pterigóidea
15. Tonsila faríngea
16. Processo pterigoide (lâmina lateral)
17. Nasofaringe
18. Músculo masseter
19. Palato mole
20. Orofaringe (istmo das fauces)
21. Músculo pterigóideo medial

Espaços no Esqueleto Facial

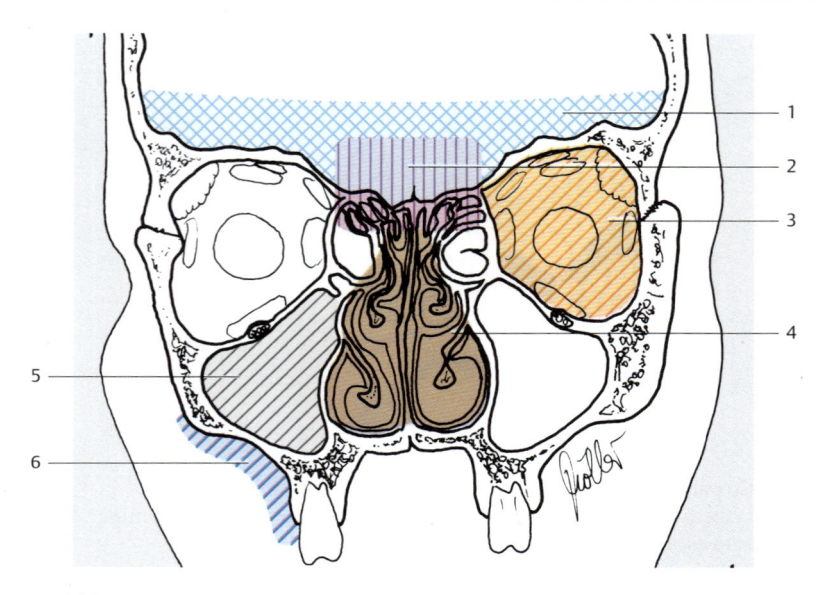

1 Fossa anterior do crânio
2 Base do nariz
3 Cavidade orbital
4 Cavidade nasal
5 Seio do maxilar
6 Espaço bucal

Coronal 79

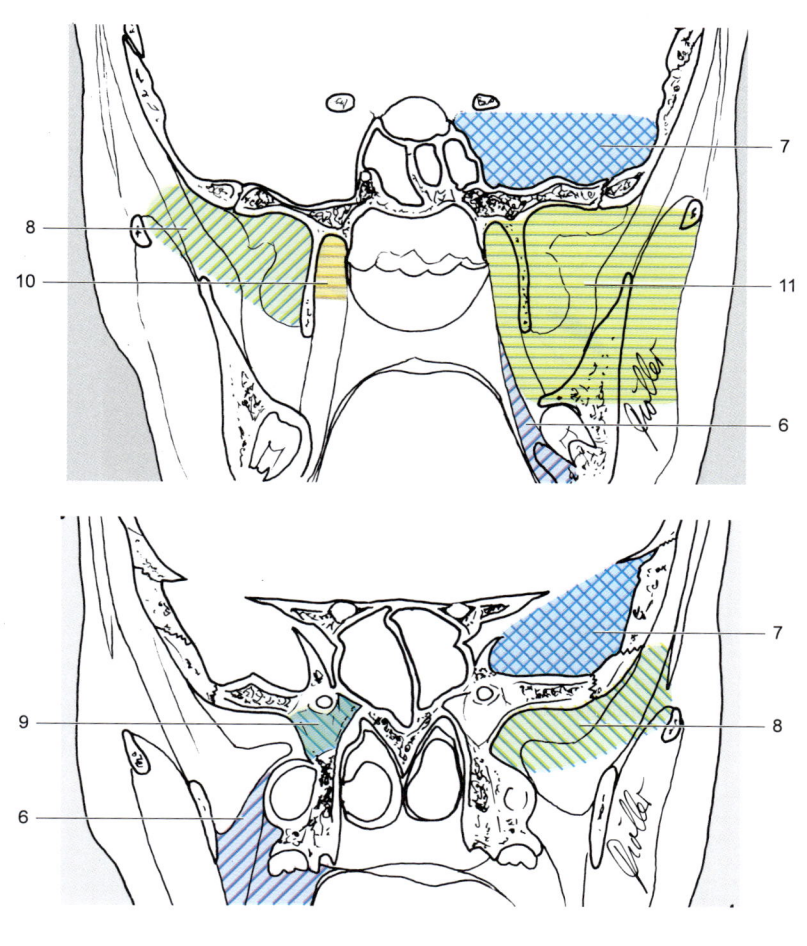

- 6 Espaço bucal
- 7 Fossa média do crânio
- 8 Fossa infratemporal
- 9 Fossa pterigopalatina
- 10 Fossa pterigóidea
- 11 Espaço mastigatório

Lobo frontal
Lobo parietal

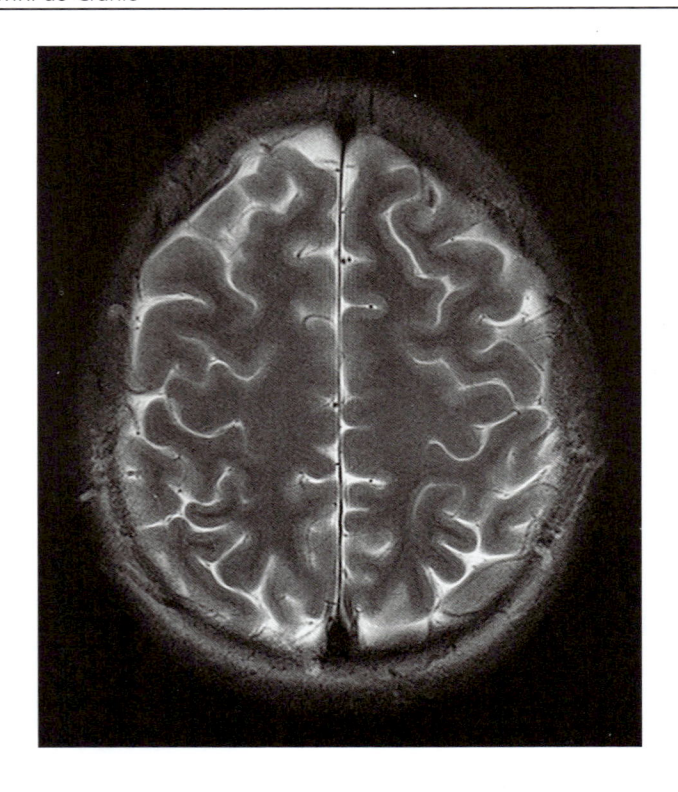

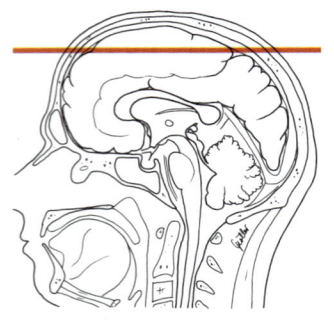

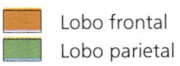

Axial (Plano Horizontal)

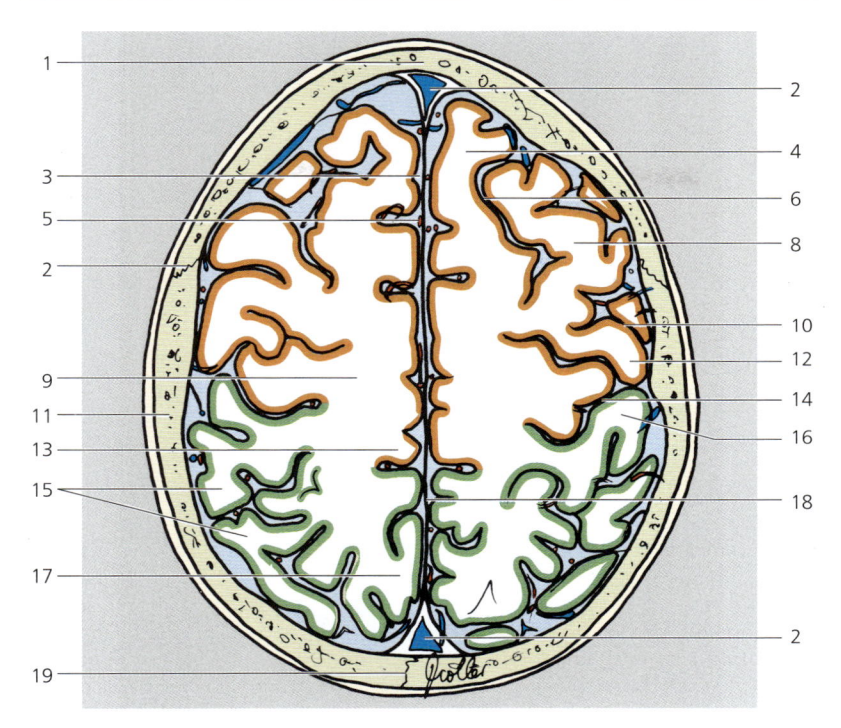

1 Osso frontal
2 Seio sagital superior
3 Fissura cerebral longitudinal
4 Giro frontal superior
5 Artéria supratroclear (posteromedial)
6 Sulco frontal superior
7 Sutura coronal
8 Giro frontal médio
9 Substância branca cerebral (centro semioval)
10 Sulco pré-central
11 Osso parietal
12 Giro pré-central
13 Lóbulo paracentral
14 Sulco central
15 Lóbulo parietal superior
16 Giro pós-central
17 Pré-cúneo
18 Foice do cérebro
19 Sutura sagital

Lobo frontal
Lobo parietal
Lobo occipital

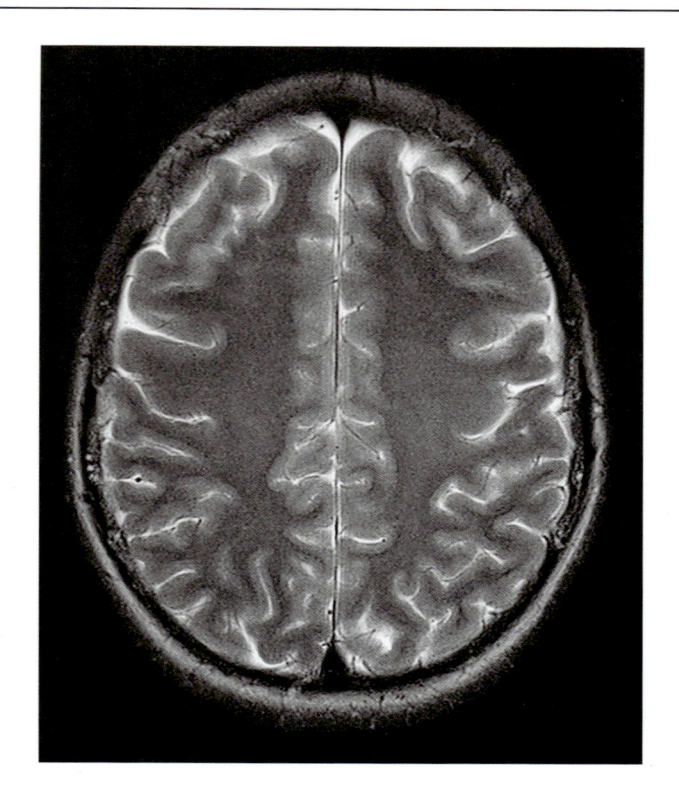

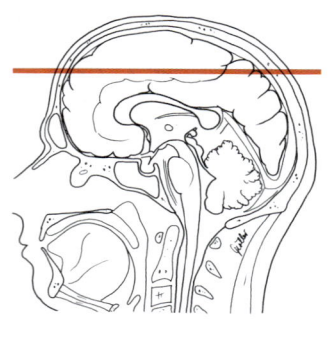

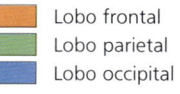

Axial (Plano Horizontal)

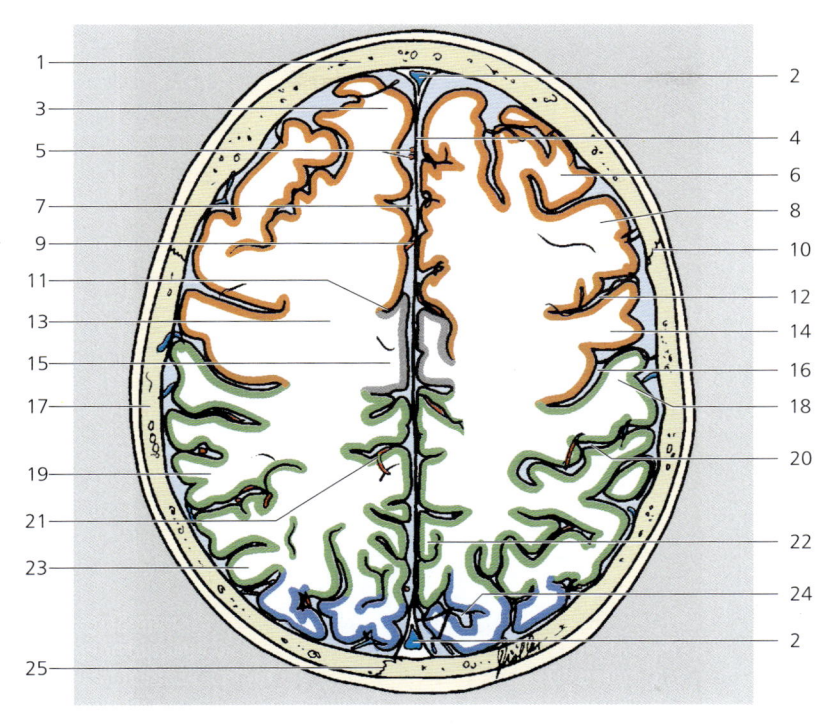

1 Osso frontal
2 Seio sagital superior
3 Giro frontal superior
4 Foice do cérebro
5 Artéria supratroclear (mediomedial)
6 Giro frontal médio
7 Fissura cerebral longitudinal
8 Giro frontal inferior
9 Artéria calosomarginal
10 Sutura coronal
11 Sulco do cíngulo
12 Sulco pré-central
13 Substância branca cerebral (centro semioval)
14 Giro pré-central
15 Giro do cíngulo e cíngulo
16 Sulco central (fissura de Rolando)
17 Osso parietal
18 Giro pós-central
19 Giro supramarginal
20 Sulco pós-central
21 Ramos paracentrais da artéria calosomarginal
22 Pré-cúneo
23 Giro angular
24 Sulco parietoccipital
25 Sutura sagital

Lobo frontal
Lobo parietal
Lobo occipital

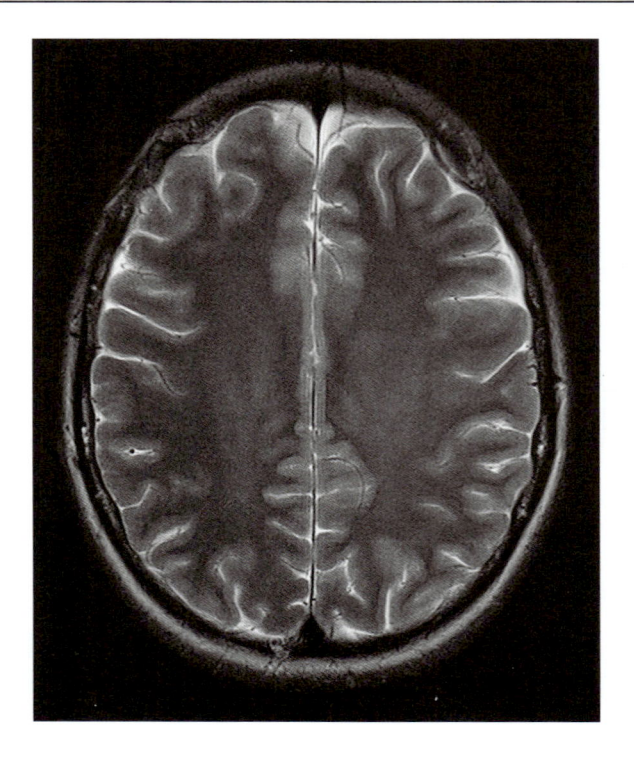

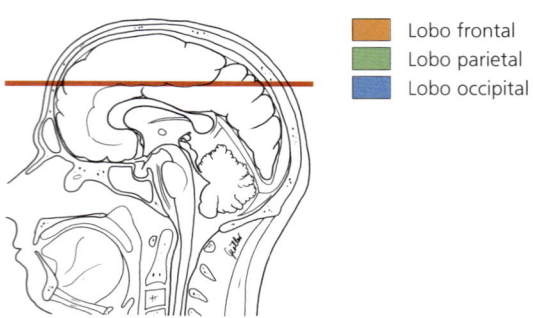

Axial (Plano Horizontal)

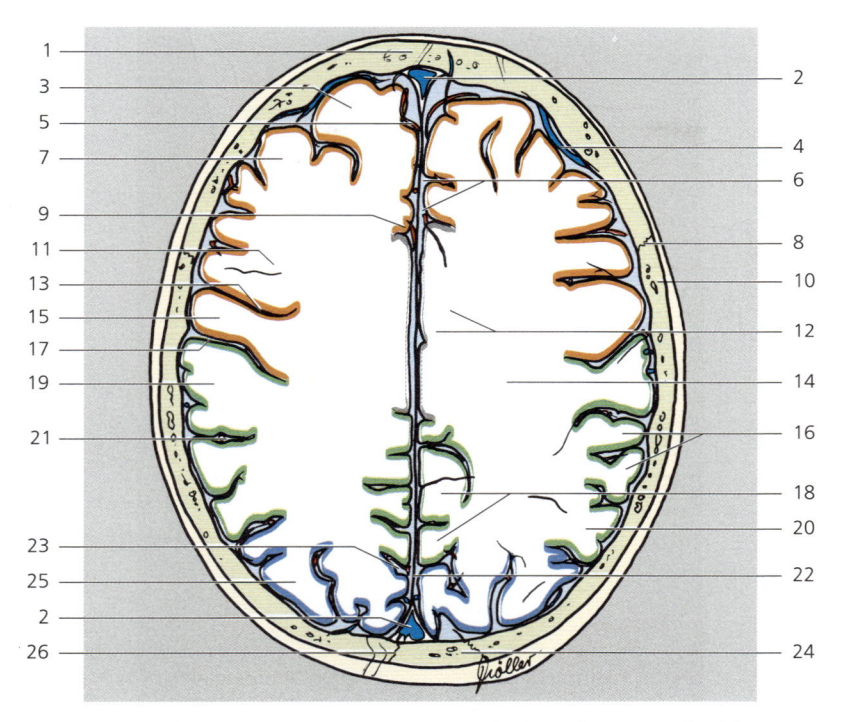

1 Osso frontal
2 Seio sagital superior
3 Giro frontal superior
4 Veia cerebral superior
5 Artéria supratroclear (mediomedial)
6 Fissura cerebral longitudinal
7 Giro frontal médio
8 Sutura coronal
9 Artéria calosomarginal
10 Osso parietal
11 Giro frontal inferior
12 Giro do cíngulo e cíngulo
13 Sulco pré-central
14 Substância branca cerebral (centro semioval)
15 Giro pré-central
16 Giro supramarginal
17 Sulco central
18 Pré-cúneo
19 Giro pós-central
20 Giro angular
21 Sulco pós-central
22 Foice do cérebro
23 Sulco parietoccipital
24 Osso occipital
25 Giros occipitais
26 Sutura lambdóidea

Lobo frontal
Lobo parietal
Lobo occipital

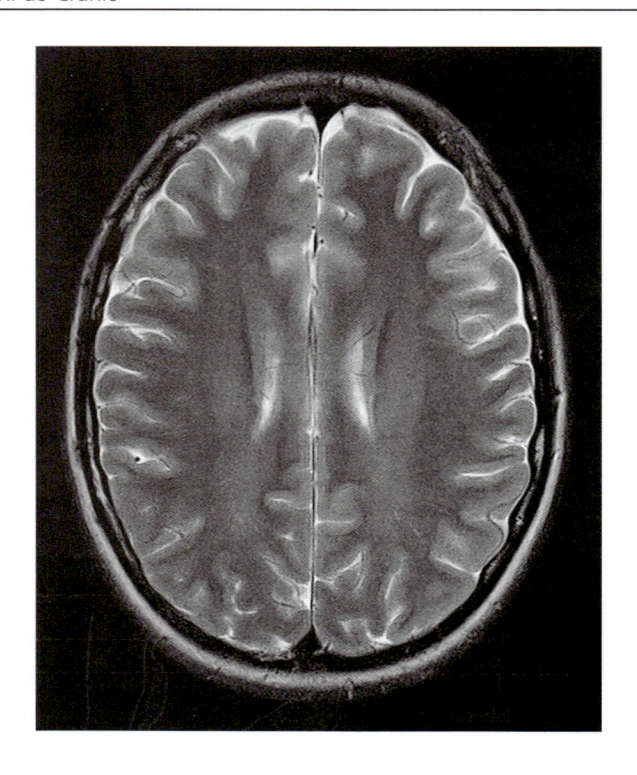

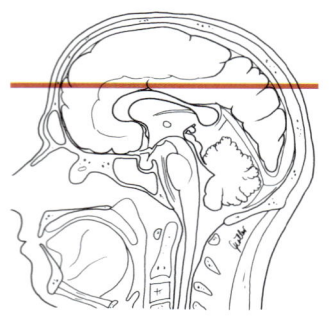

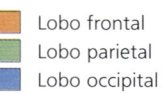

Axial (Plano Horizontal)

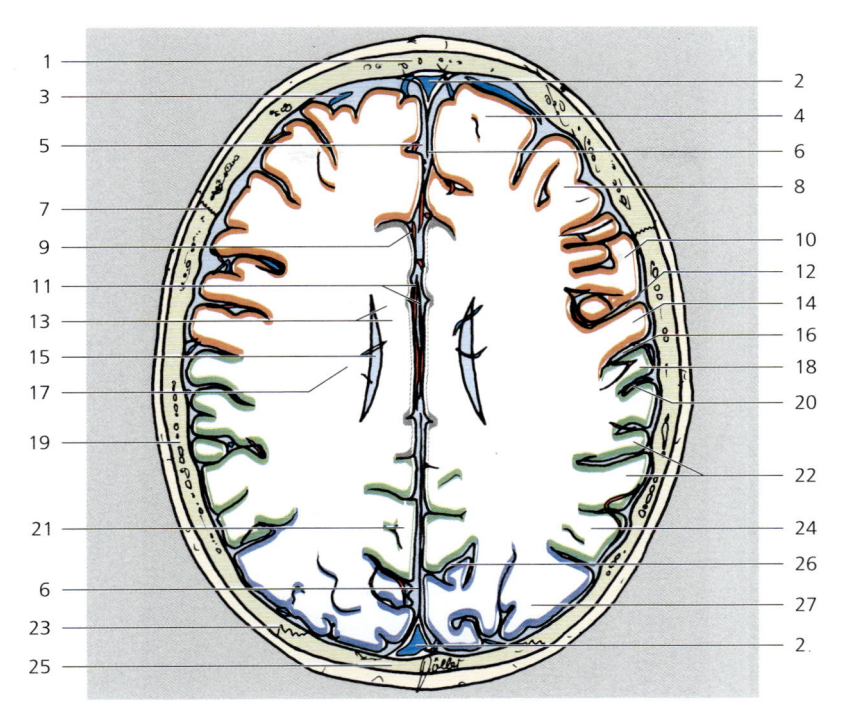

1 Osso frontal
2 Seio sagital superior
3 Veia cerebral superior
4 Giro frontal superior
5 Fissura cerebral longitudinal
6 Foice do cérebro
7 Sutura coronal
8 Giro frontal médio
9 Artéria calosomarginal
10 Giro frontal inferior
11 Artéria pericalosa
12 Sulco pré-central
13 Giro do cíngulo e cíngulo
14 Giro pré-central
15 Ventrículo lateral (parte central)
16 Sulco central
17 Coroa radiada
18 Giro pós-central
19 Osso parietal
20 Sulco pós-central
21 Pré-cúneo
22 Giro supramarginal
23 Sutura lambdóidea
24 Giro angular
25 Osso occipital
26 Sulco parietoccipital
27 Giros occipitais

Lobo frontal
Lobo parietal
Lobo occipital

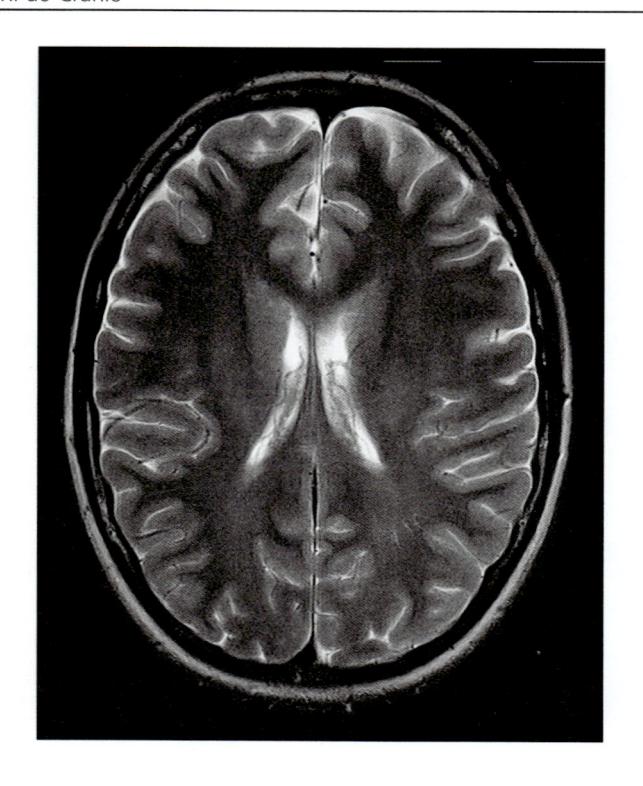

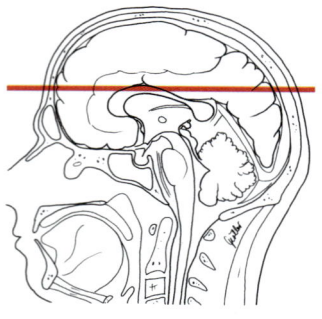

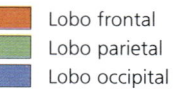

Axial (Plano Horizontal)

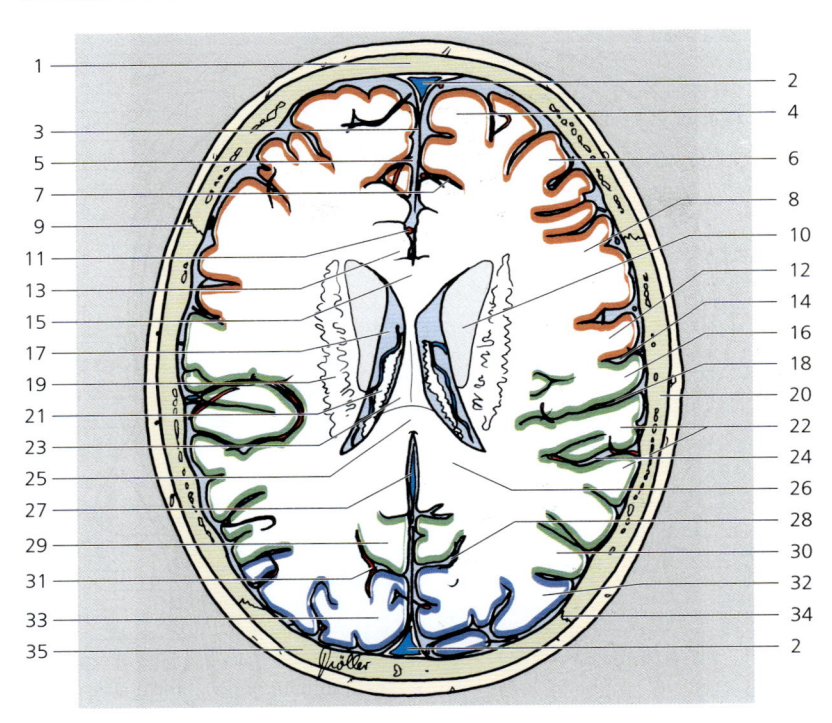

1 Osso frontal
2 Seio sagital superior
3 Foice do cérebro
4 Giro frontal superior
5 Fissura cerebral longitudinal
6 Giro frontal médio
7 Sulco do cíngulo
8 Giro frontal inferior
9 Sutura coronal
10 Cabeça do núcleo caudado
11 Artéria pericalosa
12 Giro pré-central
13 Giro do cíngulo
14 Sulco central
15 Corpo caloso (joelho)
16 Giro pós-central
17 Ventrículo lateral
18 Sulco lateral
19 Coroa radiada
20 Osso parietal
21 Plexo corióideo
22 Giro supramarginal
23 Fórnix
24 Sulco lateral (ramo posterior)
25 Corpo caloso, esplênio
26 Fórceps occipital
27 Seio sagital inferior
28 Sulco parietoccipital
29 Pré-cúneo
30 Giro angular
31 Artéria parietoccipital
32 Giros occipitais
33 Cúneo
34 Sutura lambdóidea
35 Osso occipital

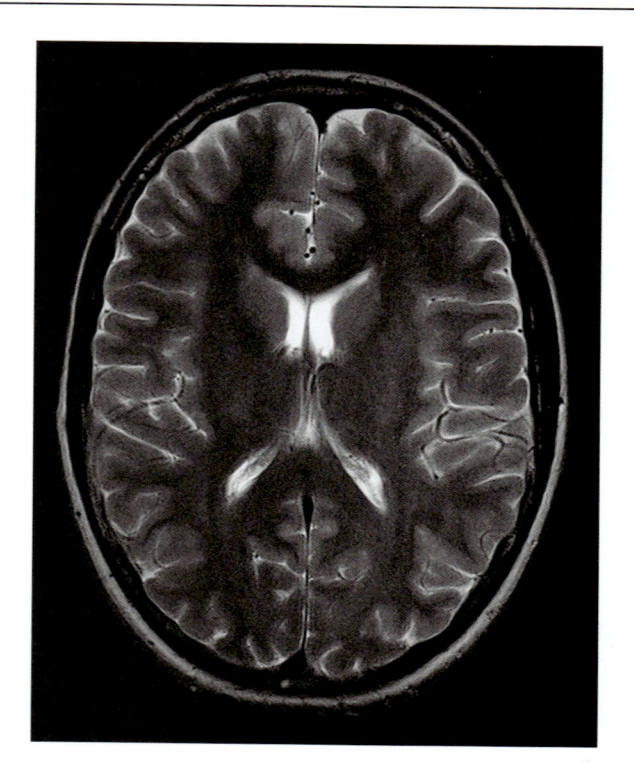

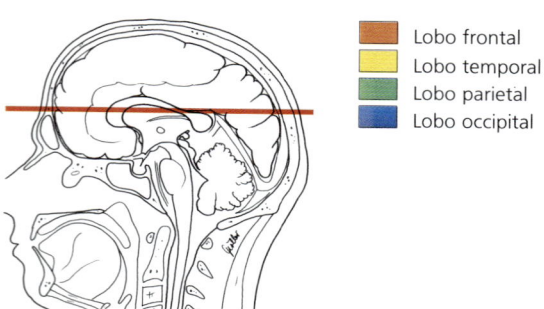

Lobo frontal
Lobo temporal
Lobo parietal
Lobo occipital

1 Osso frontal
2 Seio sagital superior
3 Foice do cérebro
4 Giro frontal superior
5 Sulco do cíngulo
6 Giro do cíngulo
7 Artéria pericalosa
8 Giro frontal médio
9 Corpo caloso (joelho)
10 Ventrículo lateral (corno frontal)
11 Cabeça do núcleo caudado
12 Giro frontal inferior ▶

Axial (Plano Horizontal)

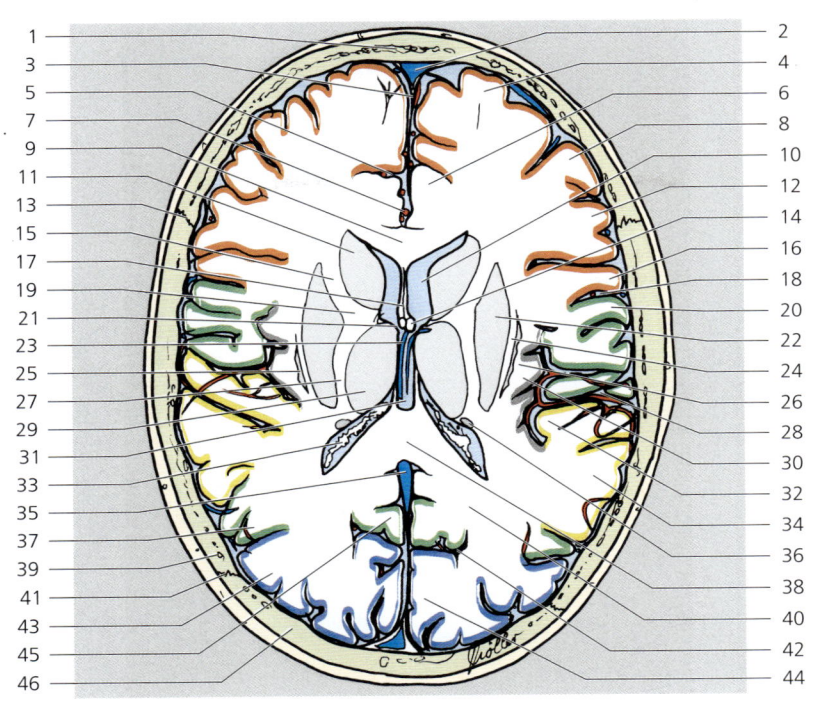

13 Sutura coronal
14 Fórnix (coluna)
15 Cápsula interna (ramo anterior)
16 Giro pré-central
17 Cavidade do septo pelúcido
18 Sulco central
19 Cápsula interna (joelho)
20 Giro pós-central
21 Forame interventricular (forame de Monro)
22 Putâmen
23 Veia cerebral interna
24 Cápsula externa
25 Claustro
26 Cápsula extrema
27 Cápsula interna (ramo posterior)
28 Sulco lateral
29 Tálamo
30 Ínsula
31 Terceiro ventrículo (recesso suprapineal)
32 Giro temporal transverso
33 Plexo corióideo no trígono do corno posterior do ventrículo lateral
34 Giro temporal superior
35 Veia cerebral magna
36 Cauda do núcleo caudado
37 Giro angular
38 Corpo caloso, esplênio
39 Osso parietal
40 Fórceps occipital
41 Sutura lambdóidea
42 Sulco parietoccipital
43 Giros occipitais
44 Cúneo
45 Pré-cúneo
46 Osso occipital

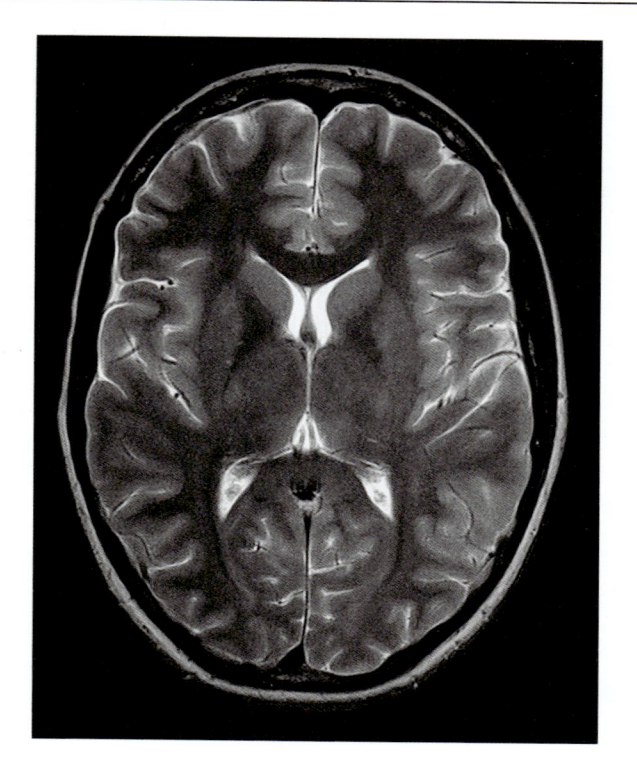

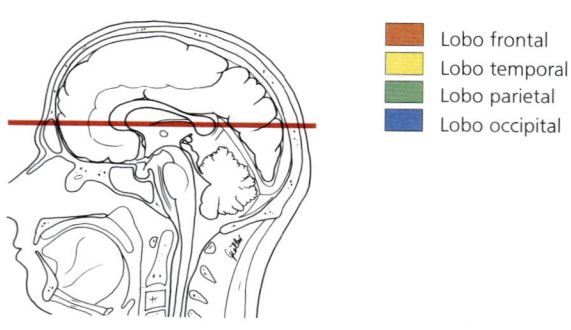

Lobo frontal
Lobo temporal
Lobo parietal
Lobo occipital

1 Osso frontal
2 Seio sagital superior
3 Foice do cérebro
4 Giro frontal superior
5 Sulco do cíngulo
6 Giro do cíngulo
7 Artéria pericalosa
8 Giro frontal médio
9 Corpo caloso (joelho)
10 Ventrículo lateral (corno frontal)
11 Cabeça do núcleo caudado
12 Giro frontal inferior ▶

Axial (Plano Horizontal)

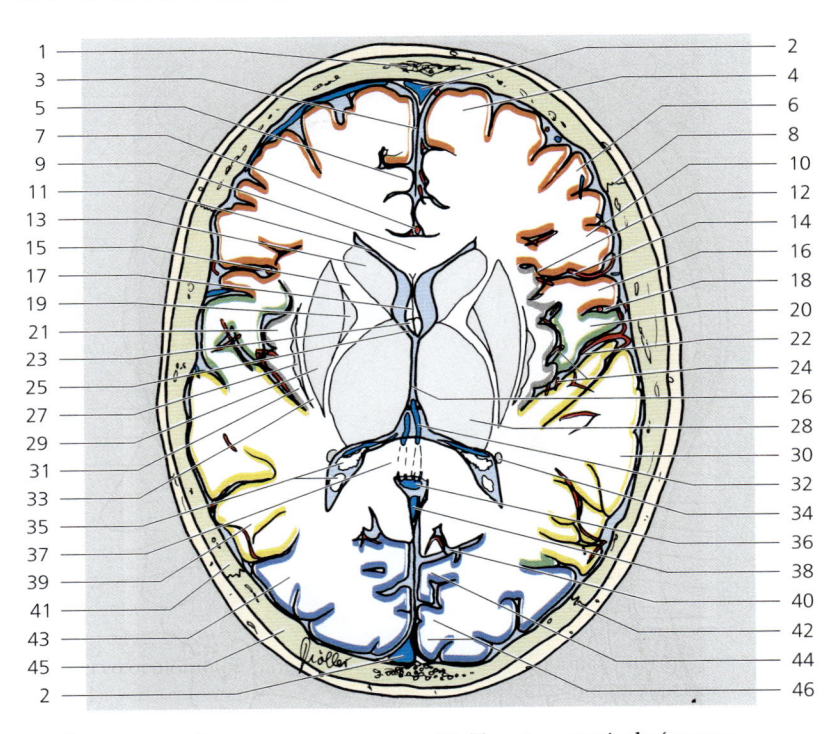

13 Sutura coronal
14 Fórnix (coluna)
15 Cápsula interna (ramo anterior)
16 Giro pré-central
17 Cavidade do septo pelúcido
18 Sulco central
19 Cápsula interna (joelho)
20 Giro pós-central
21 Forame interventricular (forame de Monro)
22 Putâmen
23 Veia cerebral interna
24 Cápsula externa
25 Claustro
26 Cápsula extrema
27 Cápsula interna (ramo posterior)
28 Sulco lateral
29 Tálamo
30 Ínsula
31 Terceiro ventrículo (recesso suprapineal)
32 Giro temporal transverso
33 Plexo corióideo no trígono do corno posterior do ventrículo lateral
34 Giro temporal superior
35 Veia cerebral magna
36 Cauda do núcleo caudado
37 Giro angular
38 Corpo caloso, esplênio
39 Osso parietal
40 Fórceps occipital
41 Sutura lambdóidea
42 Sulco parietoccipital
43 Giros occipitais
44 Cúneo
45 Pré-cúneo
46 Osso occipital

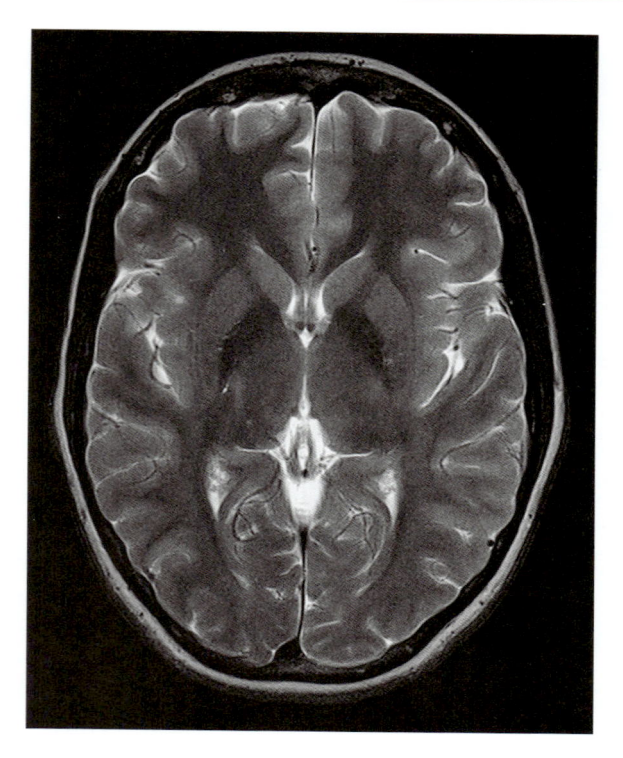

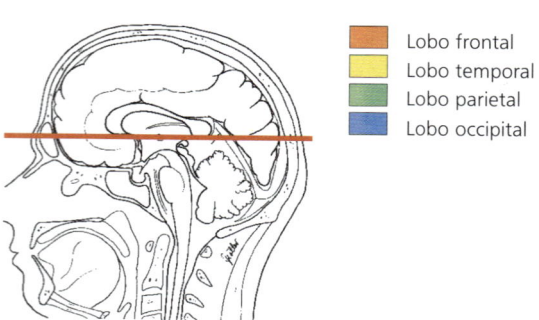

Lobo frontal
Lobo temporal
Lobo parietal
Lobo occipital

1 Osso frontal
2 Seio sagital superior
3 Foice do cérebro
4 Giro frontal superior
5 Giro do cíngulo
6 Giro frontal médio
7 Artéria cerebral anterior
8 Sutura coronal
9 Ventrículo lateral (corno frontal) ▶

Axial (Plano Horizontal)

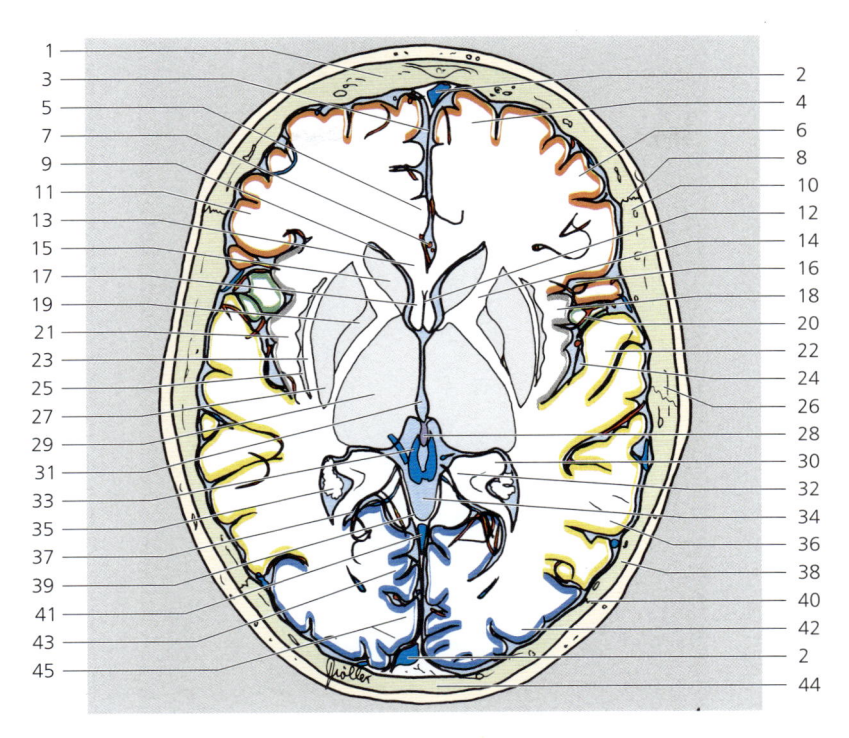

- 10 Osso parietal
- 11 Giro frontal inferior
- 12 Cavidade do septo pelúcido
- 13 Corpo caloso
- 14 Cápsula interna (ramo anterior)
- 15 Cabeça do núcleo caudado
- 16 Sulco lateral
- 17 Fórnix
- 18 Ínsula
- 19 Pálido
- 20 Artérias insulares
- 21 Cápsula extrema
- 22 Giro temporal superior
- 23 Cápsula externa
- 24 Cisterna insular
- 25 Claustro
- 26 Osso temporal
- 27 Putâmen
- 28 Glândula pineal
- 29 Tálamo
- 30 Hipocampo
- 31 Terceiro ventrículo
- 32 Unco do giro para-hipocampal
- 33 Veia cerebral interna e veia cerebral magna
- 34 Cisterna cerebelar superior
- 35 Plexo corióideo no trígono do corno posterior do ventrículo lateral
- 36 Giro temporal médio
- 37 Artéria parietoccipital
- 38 Osso parietal
- 39 Tentório do cerebelo
- 40 Sutura lambdóidea
- 41 Seio reto
- 42 Giros occipitais
- 43 Cúneo
- 44 Osso occipital
- 45 Córtex estriado

MRI do Crânio

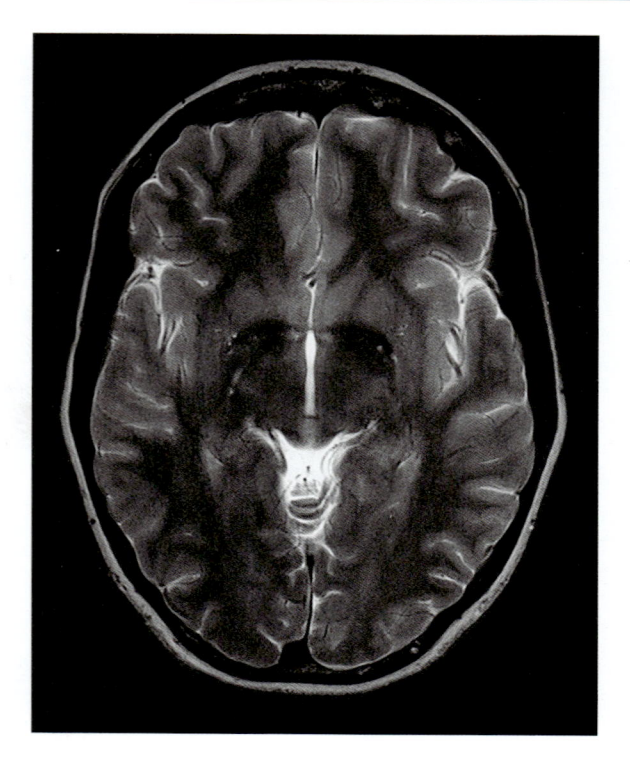

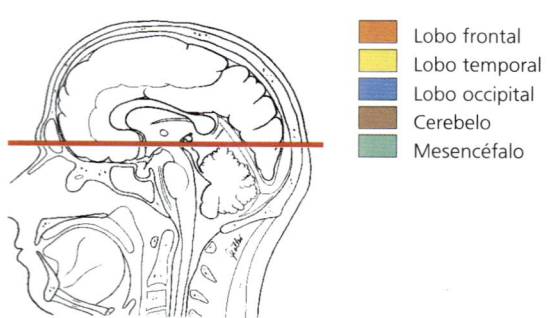

Lobo frontal
Lobo temporal
Lobo occipital
Cerebelo
Mesencéfalo

1 Osso frontal
2 Giro frontal superior
3 Giro do cíngulo
4 Foice do cérebro
5 Artéria cerebral anterior
6 Giro frontal médio
7 Giro frontal inferior
8 Cabeça do núcleo caudado
9 Sulco lateral
10 Cápsula interna (ramo anterior) ▶

Axial (Plano Horizontal)

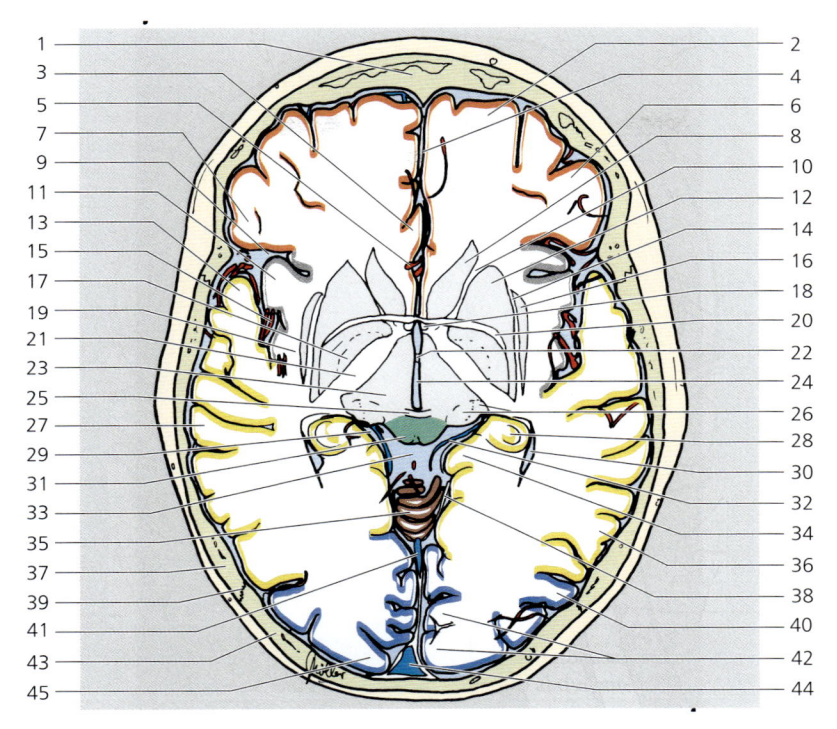

11 Ínsula
12 Putâmen
13 Giro temporal superior
14 Cápsula externa
15 Artérias insulares
16 Claustro
17 Globo pálido (segmentos lateral e medial)
18 Fórnix
19 Cápsula extrema
20 Comissura anterior
21 Cápsula interna (ramo posterior)
22 Aderência intertalâmica
23 Tálamo
24 Terceiro ventrículo
25 Comissura posterior
26 Corpos geniculados medial e lateral
27 Giro temporal médio
28 Hipocampo
29 Cisterna ambiente
30 Ventrículo lateral (corno temporal)
31 Colículo inferior
32 Veia basal
33 Cisterna quadrigêmea
34 Unco do giro para-hipocampal
35 Verme do lobo cerebelar superior
36 Giro temporal inferior
37 Osso temporal
38 Tentório do cerebelo
39 Sutura lambdóidea
40 Giros occipitais
41 Seio reto
42 Córtex estriado
43 Osso occipital
44 Seio sagital superior
45 Polo occipital

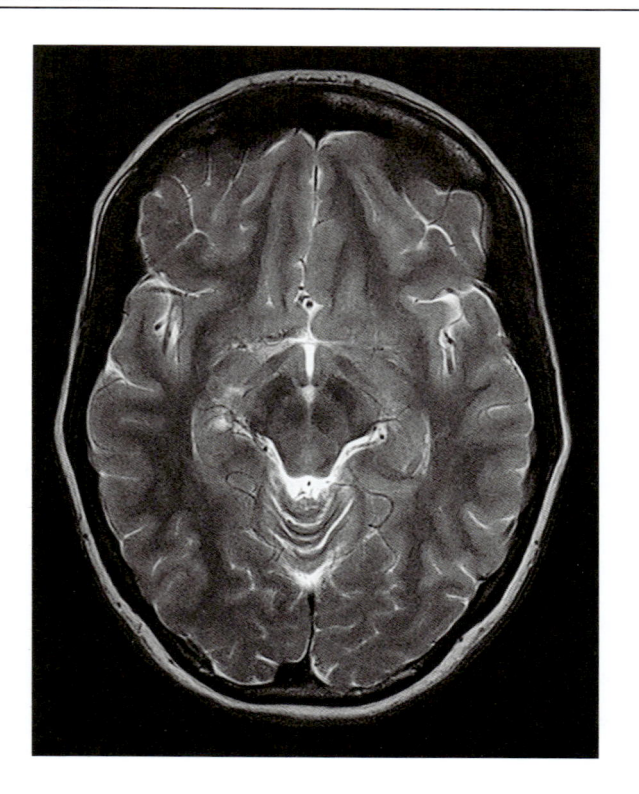

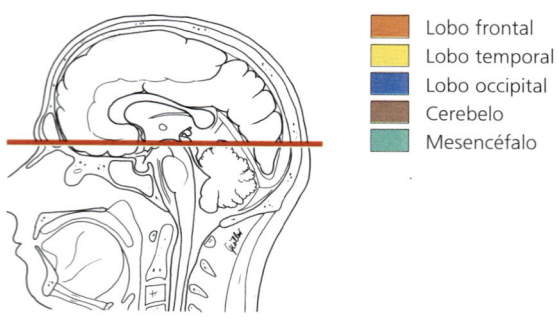

Lobo frontal
Lobo temporal
Lobo occipital
Cerebelo
Mesencéfalo

1 Seio frontal
2 Giro frontal superior
3 Osso frontal
4 Foice do cérebro
5 Trato óptico
6 Giro do cíngulo
7 Sulco circular da ínsula
8 Giro frontal médio
9 Sulco lateral
10 Artéria cerebral anterior

Axial (Plano Horizontal)

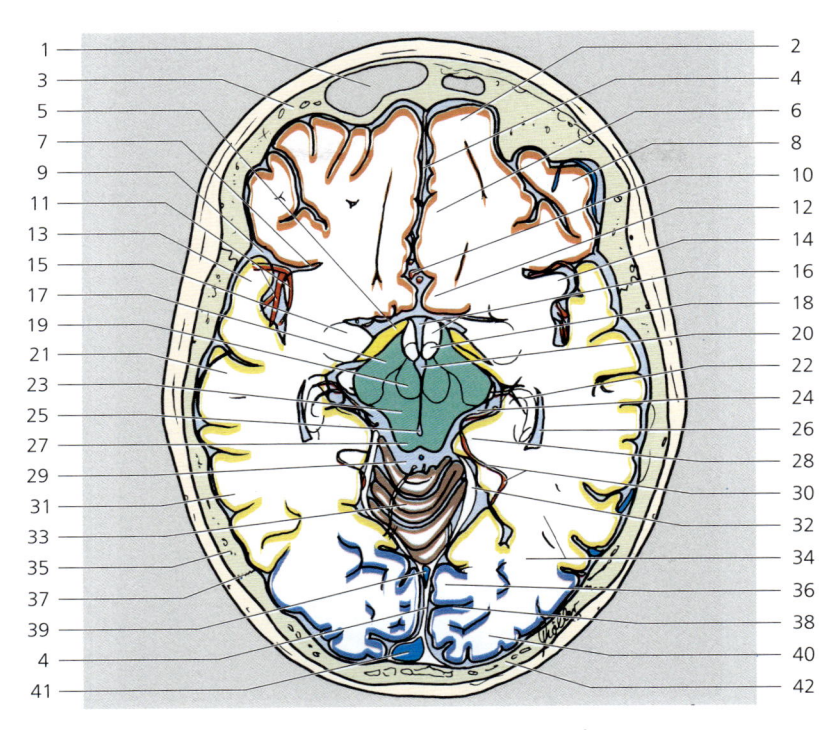

11 Artérias insulares
12 Córtex subcaloso
13 Giro temporal superior
14 Ínsula
15 Corpo amigdaloide
16 Terceiro ventrículo (recesso óptico) e hipotálamo
17 Pedúnculo cerebral
18 Corpo mamilar
19 Núcleo vermelho
20 Fossa interpeduncular
21 Giro temporal médio
22 Hipocampo
23 Tegme do mesencéfalo
24 Cisterna ambiente
25 Aqueduto do mesencéfalo
26 Ventrículo lateral (corno temporal)
27 Colículo inferior
28 Unco do giro para-hipocampal
29 Cisterna quadrigêmea
30 Artéria cerebral posterior
31 Giro temporal inferior
32 Tentório do cerebelo
33 Lóbulo cerebelar anterior (verme)
34 Radiação óptica
35 Osso temporal
36 Córtex estriado
37 Sutura lambdóidea
38 Sulco calcarino
39 Seio reto
40 Polo occipital
41 Seio sagital superior
42 Osso occipital

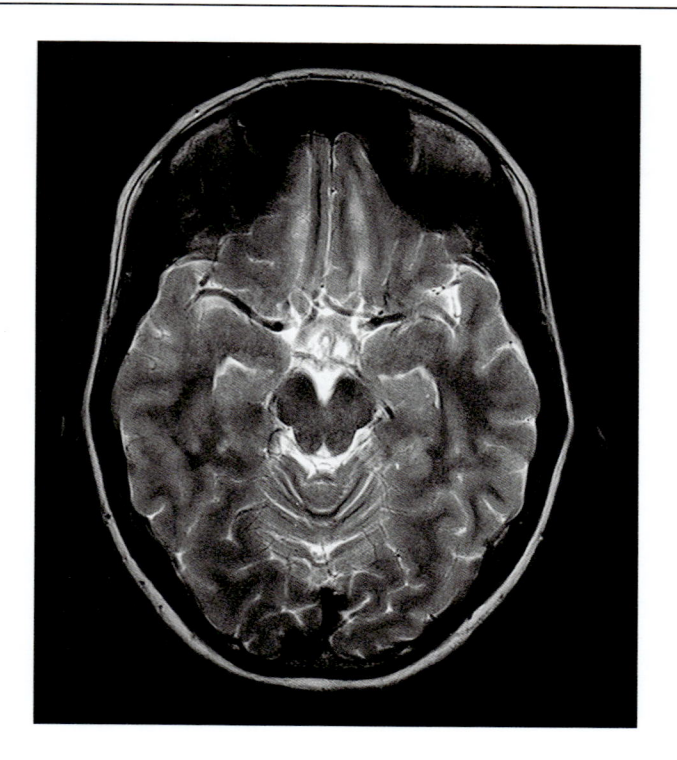

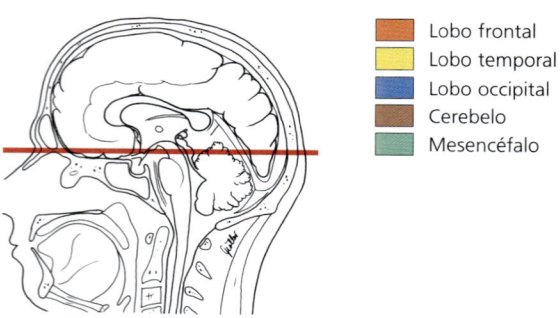

Lobo frontal
Lobo temporal
Lobo occipital
Cerebelo
Mesencéfalo

1 Seio frontal
2 Osso frontal
3 Foice do cérebro
4 Teto orbital
5 Giro reto
6 Giro orbital
7 Esfenoide
8 Músculo temporal
9 Quiasma óptico
10 Sulco olfatório

Axial (Plano Horizontal)

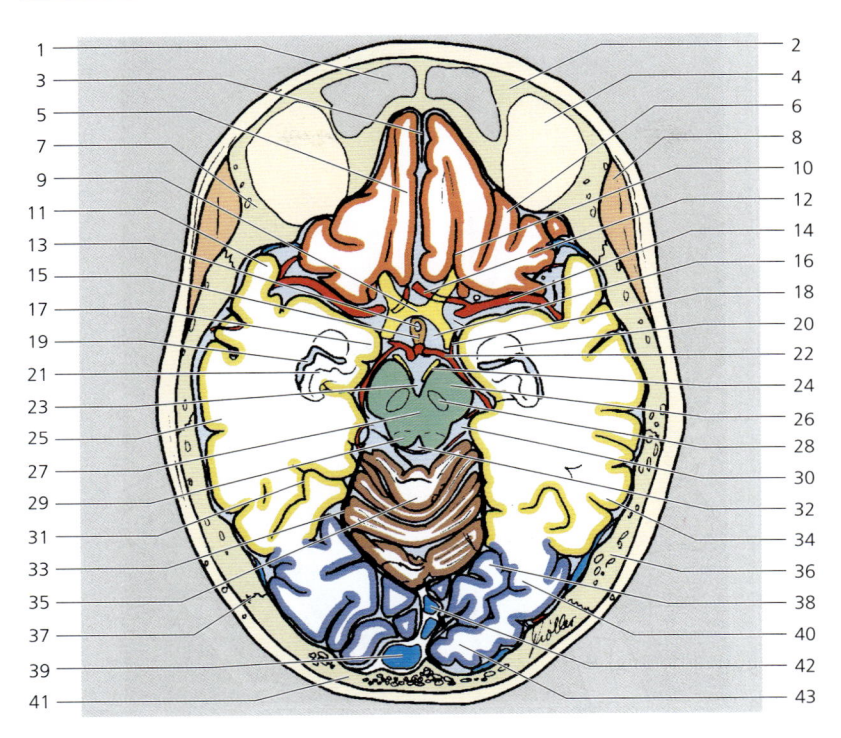

11 Giro temporal superior
12 Artéria cerebral anterior
13 Recesso infundibular
14 Artéria cerebral média
15 Hipotálamo
16 Cisterna quiasmática
17 Unco do giro para-hipocampal
18 Artéria comunicante posterior
19 Ventrículo lateral (corno temporal)
20 Corpo amigdaloide
21 Hipocampo
22 Artéria cerebral posterior
23 Cisterna interpeduncular
24 Nervo oculomotor (III)
25 Giro temporal médio
26 Pedúnculo cerebral
27 Tegme do mesencéfalo
28 Substância negra
29 Colículo inferior
30 Cisterna ambiente
31 Sulco colateral
32 Aqueduto do mesencéfalo
33 Tentório do cerebelo
34 Giro temporal inferior
35 Lobo cerebelar anterior
36 Osso temporal
37 Sutura lambdóidea
38 Giro occipitotemporal medial
39 Seio sagital superior
40 Giro occipitotemporal lateral
41 Osso occipital
42 Seio reto
43 Giros occipitais

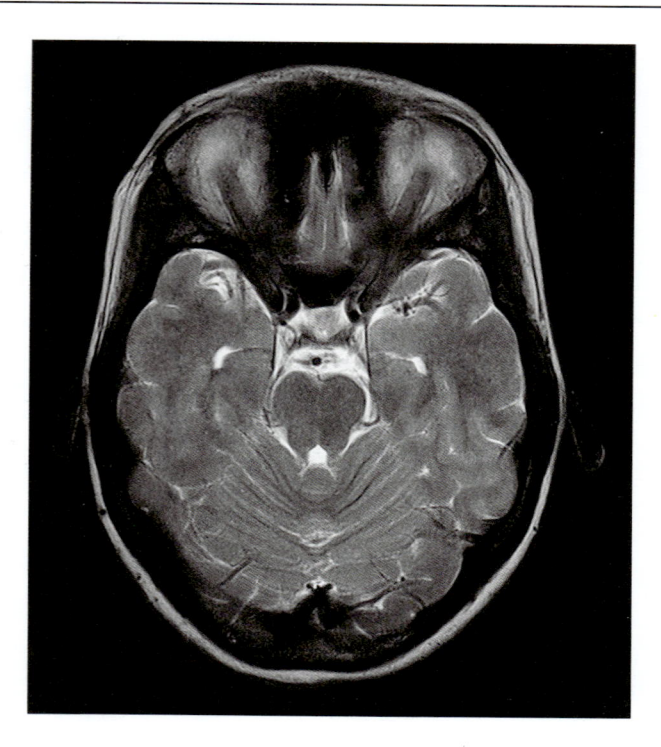

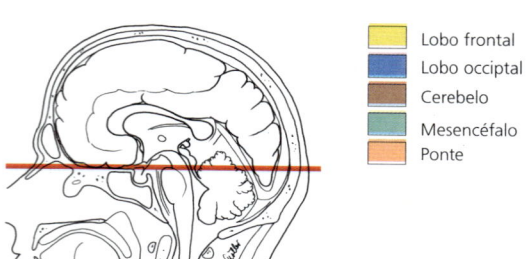

Lobo frontal
Lobo occiptal
Cerebelo
Mesencéfalo
Ponte

Axial (Plano Horizontal) **103**

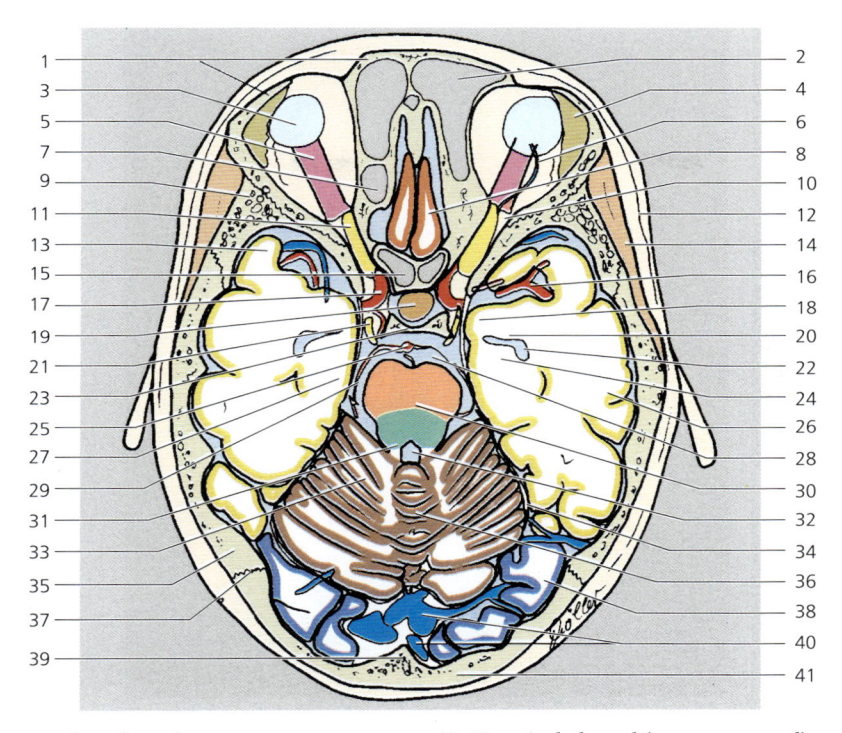

1 Osso frontal
2 Seio frontal
3 Globo ocular
4 Glândula lacrimal
5 Músculo reto superior
6 Veia oftálmica
7 Células etmoidais
8 Giro reto
9 Esfenoide
10 Fissura orbital superior
11 Nervo óptico (II)
12 Músculo temporoparietal
13 Giro temporal superior
14 Músculo temporal
15 Seio esfenoidal
16 Artéria cerebral média
17 Artéria carótida interna
18 Unco do giro para-hipocampal
19 Hipófise
20 Corpo amigdaloide
21 Nervo abducente (VI)
22 Ventrículo lateral (corno temporal)
23 Dorso da sela
24 Hipocampo
25 Artéria basilar
26 Giro temporal médio
27 Giro para-hipocampal
28 Cisterna pré-pontina
29 Artéria cerebral posterior
30 Ponte
31 Pedúnculo cerebelar superior
32 Quarto ventrículo
33 Lobo anterior do cerebelo
34 Tentório do cerebelo
35 Osso temporal
36 Verme do cerebelo
37 Sutura lambdóidea
38 Giros occipitais
39 Protuberância occipital interna
40 Confluência de seios
41 Osso occipital

Lobo temporal
Cerebelo
Ponte

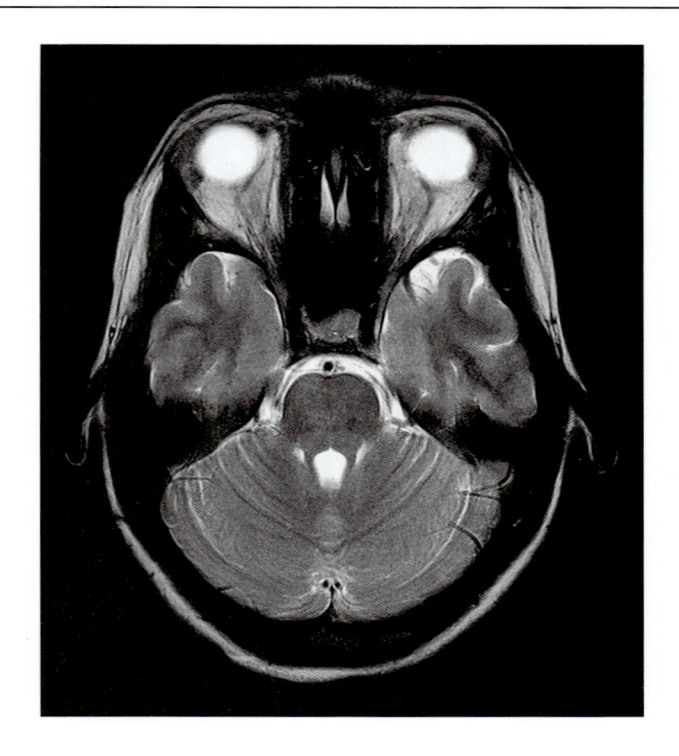

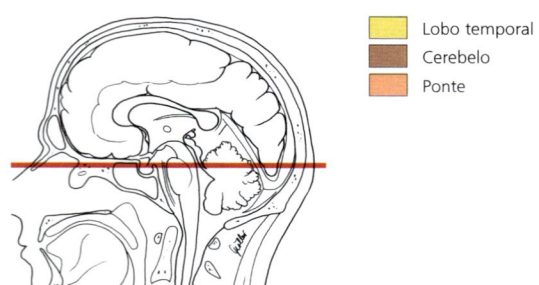

Axial (Plano Horizontal)

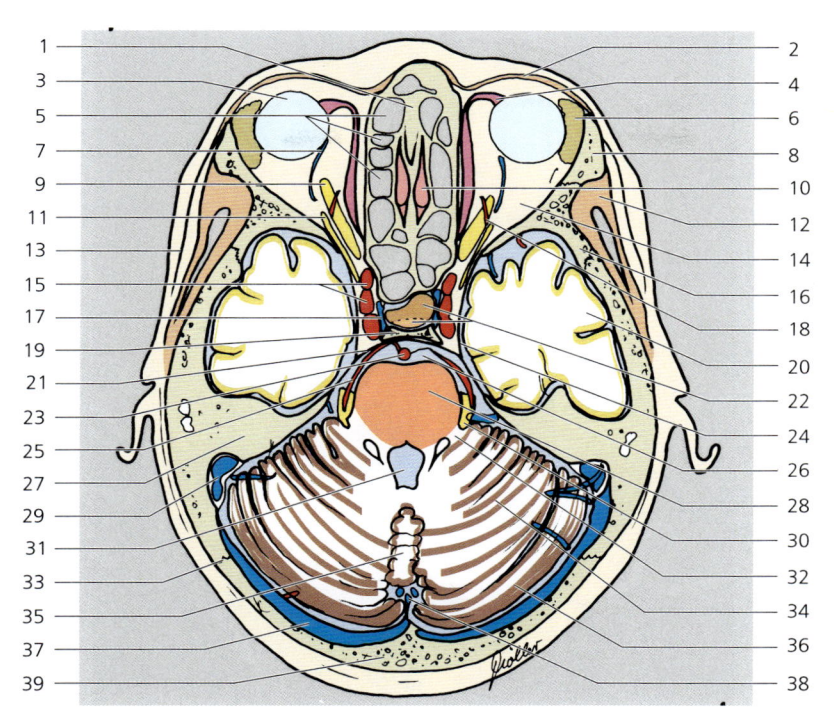

1 Etmoide
2 Músculo orbicular da boca e músculo occipitofrontal
3 Globo ocular
4 Músculo reto medial
5 Células etmoidais
6 Glândula lacrimal
7 Veia oftálmica superior
8 Osso zigomático
9 Nervo óptico (II)
10 Bulbo olfatório
11 Nervos oculomotor (III) e abducente (VI)
12 Músculo temporal
13 Músculo temporoparietal
14 Tecido adiposo retro-orbital
15 Artéria carótida interna
16 Esfenoide
17 Seio cavernoso
18 Artéria oftálmica
19 Dorso da sela
20 Giro temporal inferior
21 Ligamento petroclinóideo posterior
22 Hipófise (neuro-hipófise e adeno-hipófise)
23 Artéria basilar
24 Ligamento petroclinóideo anterior
25 Artéria cerebral posterior
26 Cisterna pré-pontina
27 Parte petrosa do osso temporal
28 Ponte
29 Seio sigmóideo
30 Nervo trigêmeo (V)
31 Quarto ventrículo
32 Pedúnculo cerebelar médio
33 Sutura lambdóidea
34 Lobo anterior do cerebelo
35 Verme do cerebelo
36 Lobo posterior do cerebelo
37 Seio transverso
38 Seio occipital
39 Osso occipital

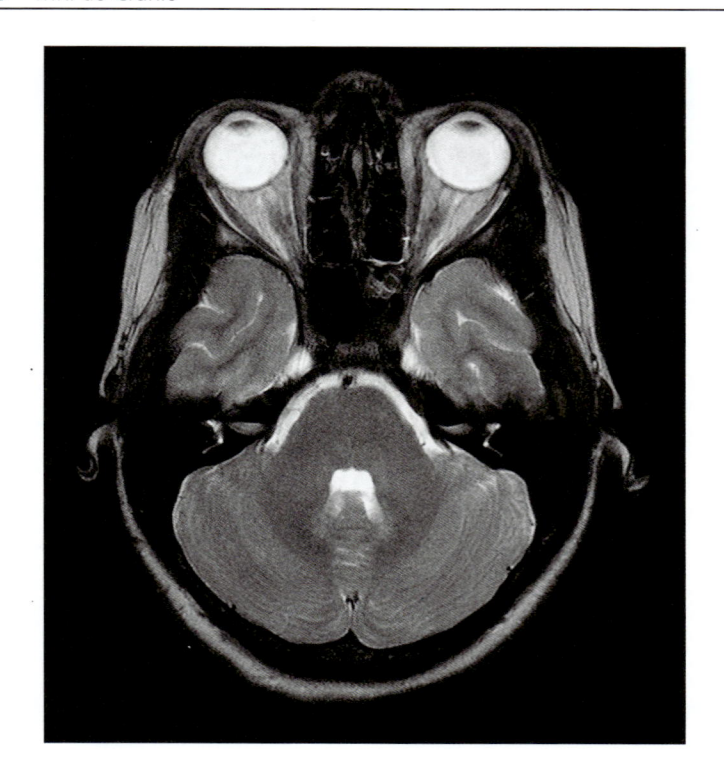

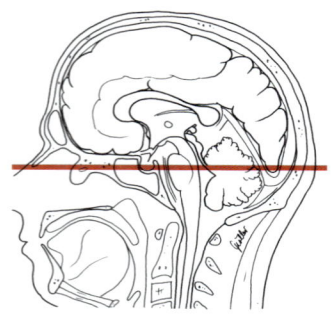

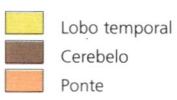

Lobo temporal
Cerebelo
Ponte

Axial (Plano Horizontal)

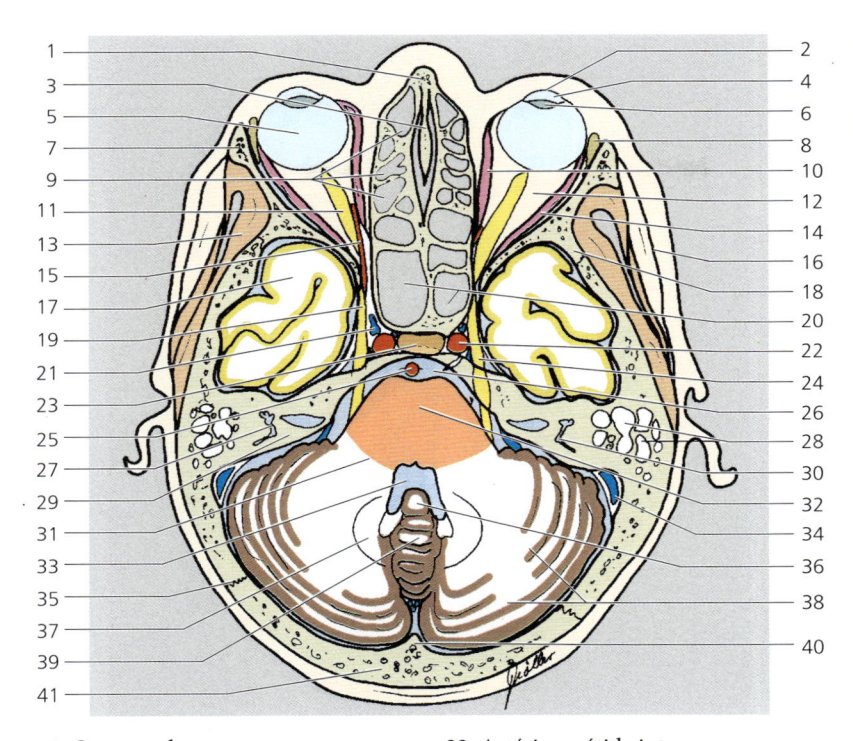

1 Osso nasal
2 Córnea
3 Septo nasal
4 Câmara anterior do globo ocular
5 Globo ocular
6 Lente
7 Osso zigomático
8 Glândula lacrimal
9 Células etmoidais
10 Músculo reto medial
11 Nervo óptico (II)
12 Tecido adiposo retro-orbital
13 Músculo temporal
14 Músculo reto lateral
15 Artéria oftálmica
16 Músculo temporoparietal
17 Lobo temporal (polo temporal)
18 Esfenoide
19 Nervo oculomotor (III)
20 Seio esfenoidal
21 Seio cavernoso
22 Artéria carótida interna
23 Hipófise
24 Gânglio trigêmeo
25 Artéria basilar
26 Cisterna pré-pontina
27 Cóclea
28 Células mastóideas
29 Parte petrosa do osso temporal
30 Canal semicircular
31 Pedúnculo cerebelar médio
32 Ponte
33 Quarto ventrículo
34 Seio sigmóideo
35 Sutura lambdóidea
36 Úvula do verme
37 Núcleo denteado
38 Lobo posterior do cerebelo
39 Verme do cerebelo
40 Protuberância occipital interna
41 Osso occipital

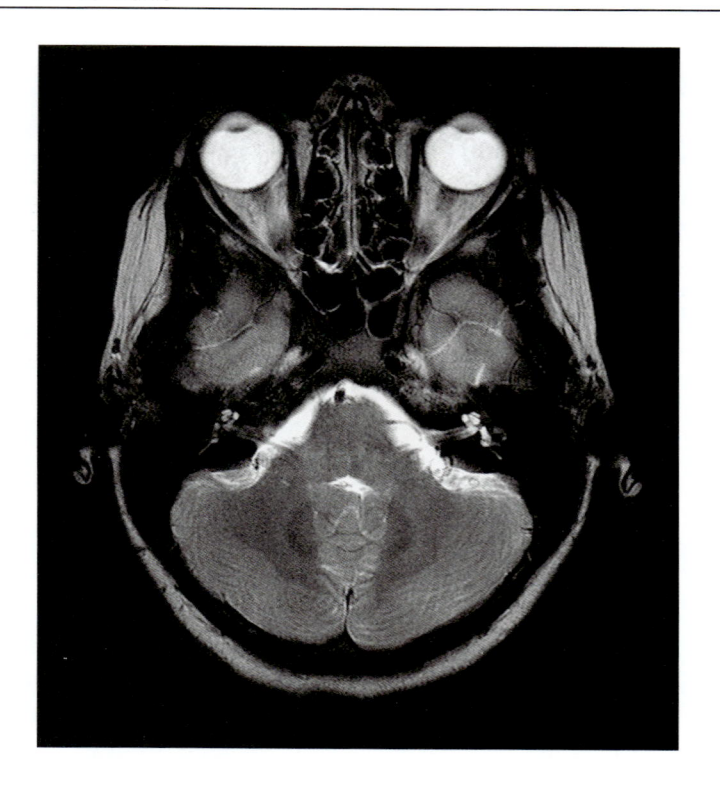

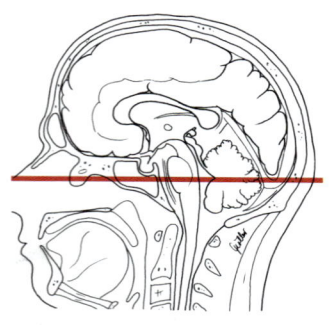

Lobo temporal
Cerebelo
Ponte

1 Osso nasal
2 Córnea
3 Células etmoidais
4 Câmara anterior do globo ocular
5 Globo ocular
6 Lente
7 Osso zigomático
8 Músculo reto medial
9 Nervo óptico (II)
10 Músculo reto lateral

Axial (Plano Horizontal)

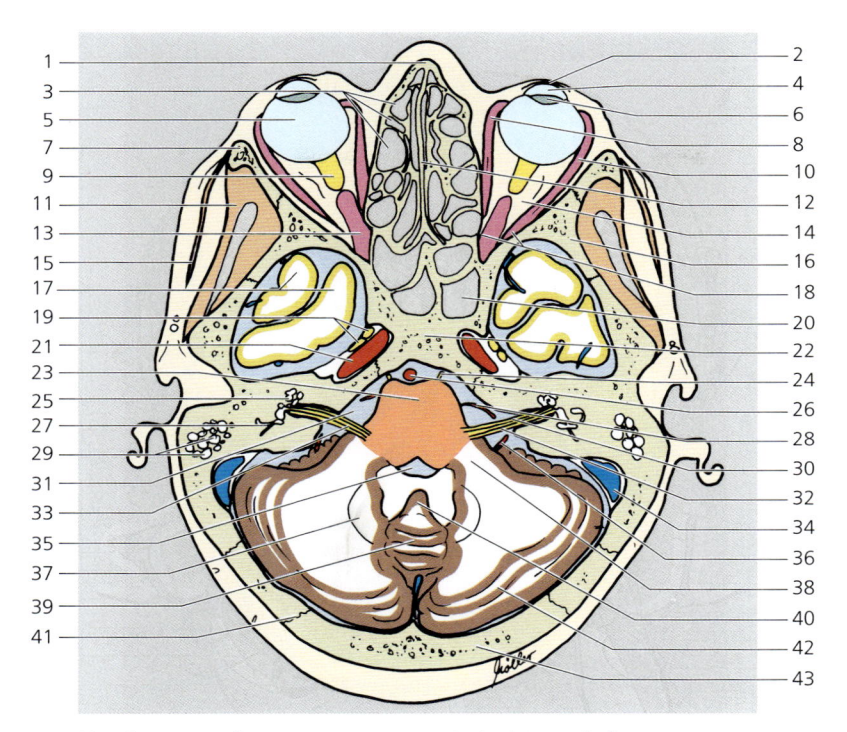

- 11 Músculo temporal
- 12 Septo nasal
- 13 Músculo reto superior e músculo levantador da pálpebra superior
- 14 Tecido adiposo retro-orbital
- 15 Músculo temporoparietal
- 16 Esfenoide
- 17 Polo temporal
- 18 Fissura orbital superior
- 19 Nervos maxilar e mandibular
- 20 Seio esfenoidal
- 21 Artéria carótida interna
- 22 Clivo
- 23 Ponte
- 24 Nervo abducente (VI)
- 25 Cóclea
- 26 Artéria basilar
- 27 Canal semicircular posterior
- 28 Artéria cerebelar superior
- 29 Células mastóideas
- 30 Nervo facial (VII) e nervo intermediário
- 31 Meato acústico interno
- 32 Nervo vestibulococlear (auditivo) (VIII)
- 33 Cisterna pontocerebelar
- 34 Seio sigmóideo
- 35 Quarto ventrículo
- 36 Artéria cerebelar inferior anterior
- 37 Núcleo denteado
- 38 Pedúnculo cerebelar médio
- 39 Verme do cerebelo
- 40 Úvula do verme
- 41 Sutura lambdóidea
- 42 Lóbulo caudal do cerebelo
- 43 Osso occipital

MRI do Crânio

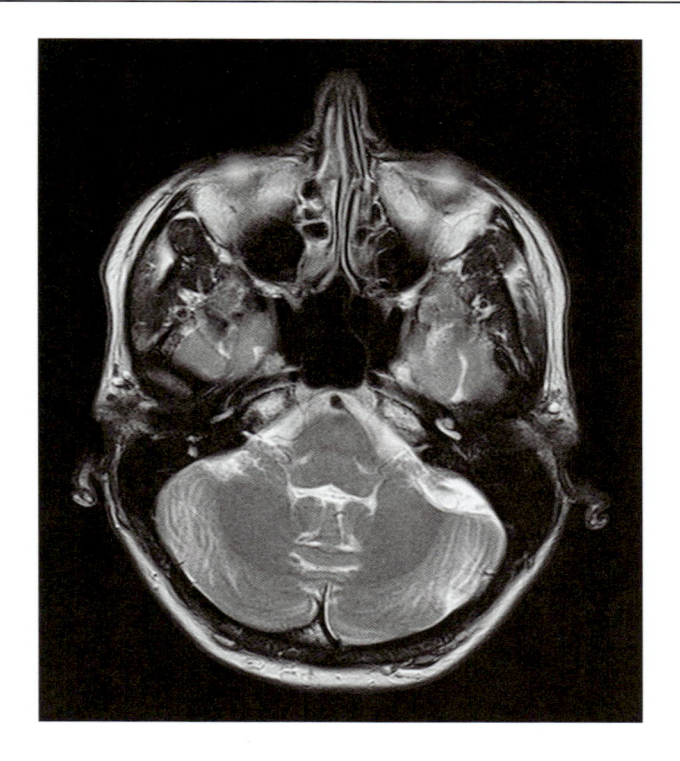

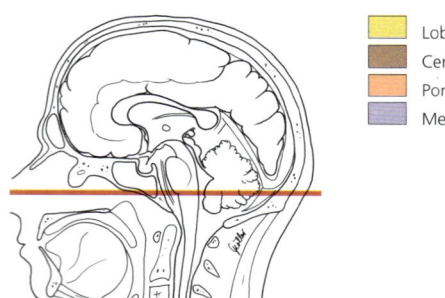

- Lobo temporal
- Cerebelo
- Ponte
- Medula oblonga ou bulbo

Axial (Plano Horizontal)

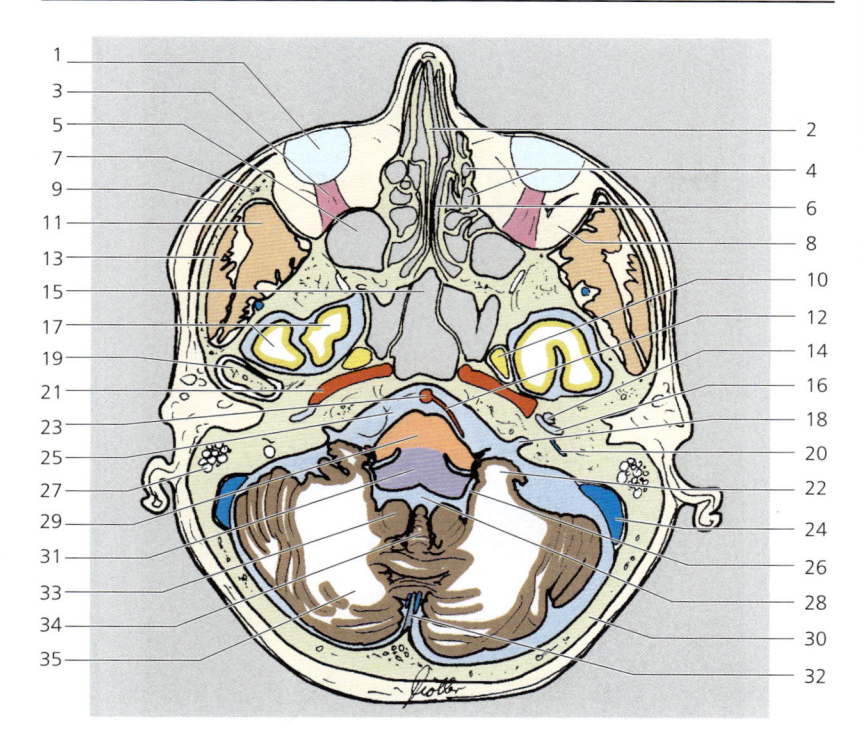

1 Globo ocular
2 Septo nasal
3 Músculo reto inferior
4 Células etmoidais
5 Seio maxilar
6 Seio nasal
7 Osso zigomático
8 Gordura retrobulbar
9 Músculo orbicular da boca
10 Nervo trigêmeo (V)
11 Músculo temporal
12 Artéria cerebelar inferior anterior
13 Músculo masseter
14 Cóclea
15 Seio esfenoidal
16 Vestíbulo
17 Giro temporal inferior
18 Meato acústico interno
19 Cabeça da mandíbula
20 Canal semicircular posterior
21 Artéria carótida interna
22 Flóculo
23 Artéria basilar
24 Seio transverso
25 Cisterna pontocerebelar
26 Abertura lateral do quarto ventrículo (forame de Luschka)
27 Células mastóideas
28 Quarto ventrículo
29 Ponte
30 Osso occipital
31 Medula oblonga ou bulbo
32 Foice do cerebelo
33 Tonsila do cerebelo
34 Verme do cerebelo
35 Cerebelo

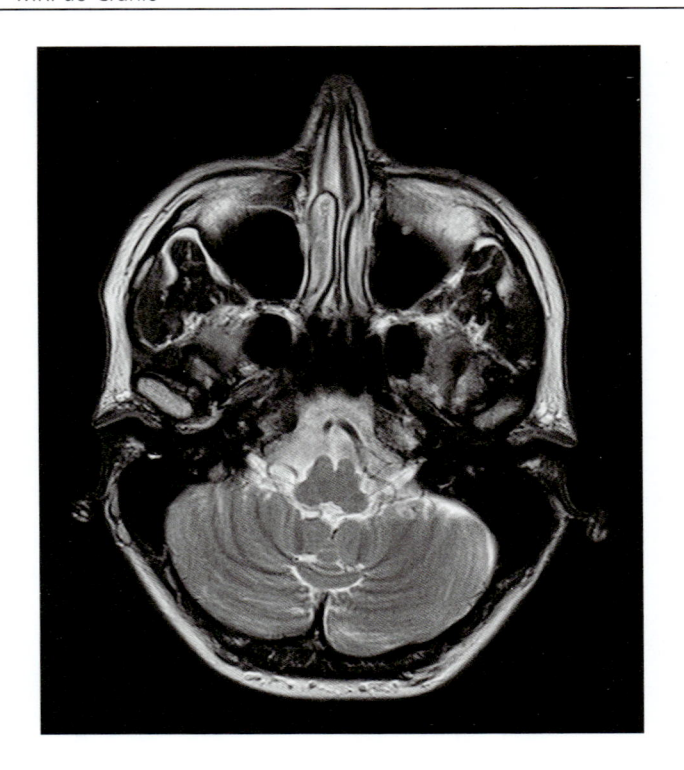

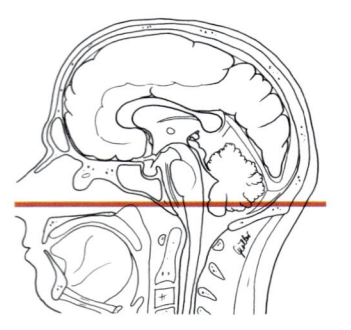

Cerebelo
Medula oblonga ou bulbo

Axial (Plano Horizontal) **113**

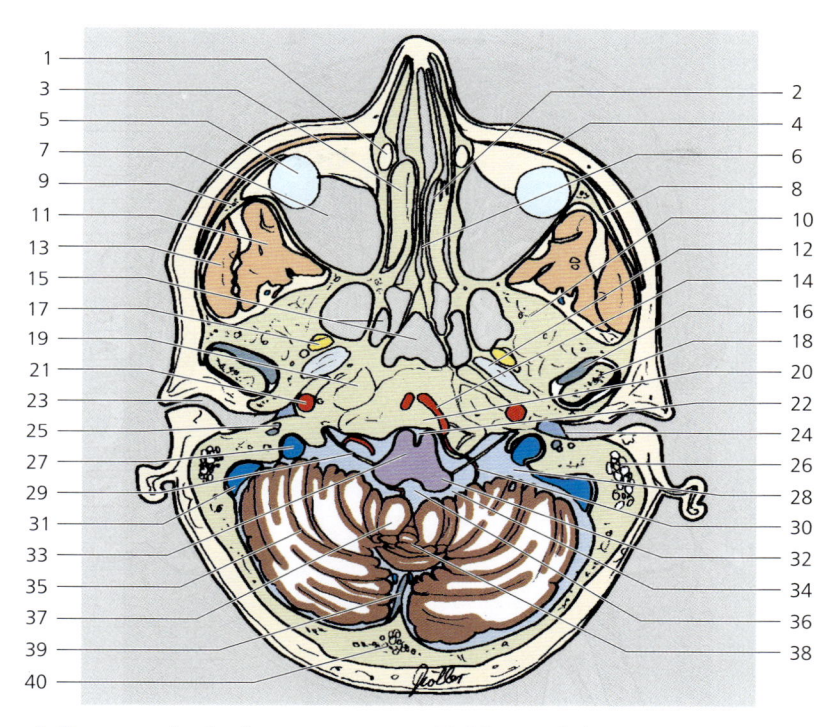

1 Ducto nasolacrimal
2 Cavidade nasal
3 Concha nasal
4 Músculo orbicular da boca
5 Globo ocular
6 Septo nasal
7 Seio maxilar
8 Esfenoide
9 Osso zigomático
10 Osso temporal
11 Músculo temporal
12 Tuba auditiva
13 Músculo masseter
14 Artéria vertebral
15 Esfenoide
16 Disco articular
17 Nervo trigêmeo (V)
18 Cabeça da mandíbula
19 Forame lacerado
20 Clivo
21 Artéria carótida interna
22 Fissura mediana ventral
23 Meato acústico externo
24 Membrana timpânica
25 Cóclea
26 Células mastóideas
27 Veia jugular interna
28 Cisterna pontocerebelar
29 Nervo glossofaríngeo (IX) e nervo vago (X)
30 Artéria cerebelar inferior anterior
31 Seio sigmóideo
32 Medula oblonga ou bulbo (pedúnculo cerebelar caudal)
33 Medula oblonga ou bulbo (núcleo olivar)
34 Abertura lateral do quarto ventrículo (forame de Luschka)
35 Cerebelo (lobo posterior)
36 Quarto ventrículo
37 Tonsila do cerebelo
38 Verme do cerebelo
39 Foice do cerebelo
40 Osso occipital

Cerebelo
Medula oblonga ou bulbo

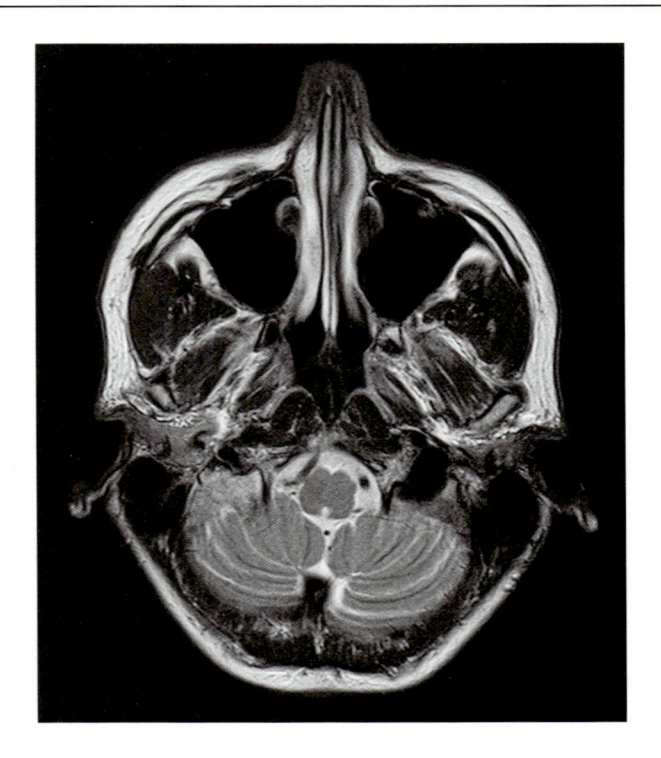

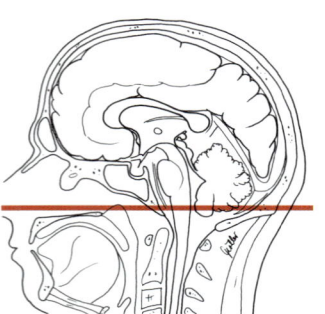

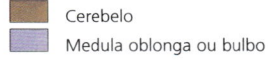

1 Osso nasal
2 Septo nasal
3 Concha nasal superior
4 Maxila (com forame infraorbital)
5 Músculo levantador do lábio superior
6 Parede medial do seio maxilar (com hiato maxilar)
7 Músculo orbicular da boca
8 Vômer (e esfenoide) ▶

Axial (Plano Horizontal)

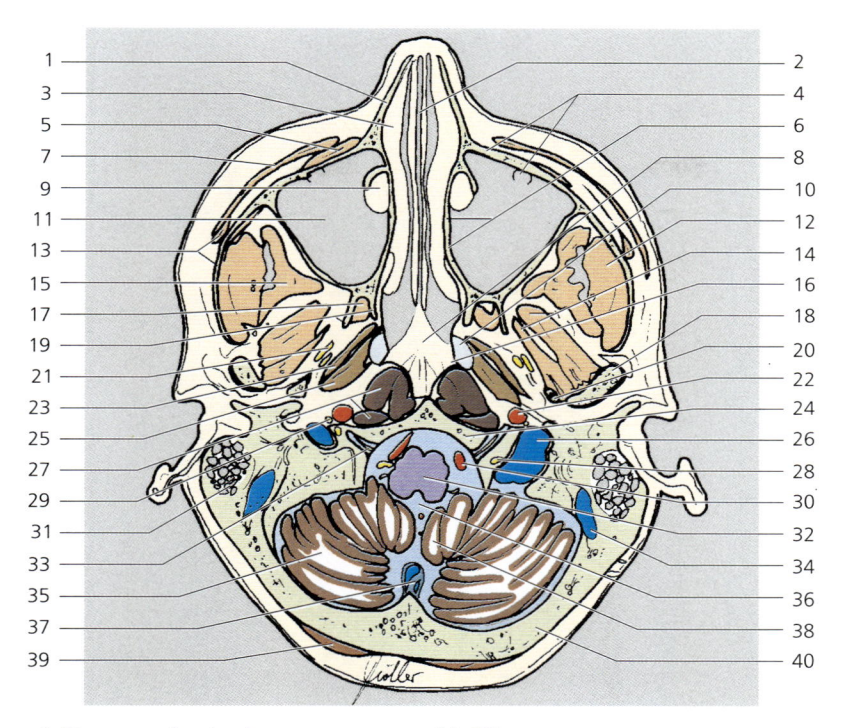

9 Ducto nasolacrimal
10 Tuba auditiva
11 Seio maxilar
12 Músculo masseter
13 Osso zigomático e músculos zigomáticos
14 Músculo pterigóideo lateral (cabeças superior e inferior)
15 Músculos temporais
16 Recesso faríngeo
17 Músculo pterigóideo medial
18 Cabeça da mandíbula
19 Processo pterigoide (lâminas medial e lateral)
20 Esfenoide (extremidade)
21 Nervo mandibular e nervo auriculotemporal
22 Artéria carótida interna
23 Músculo tensor do véu palatino
24 Clivo
25 Músculo levantador do véu palatino
26 Veia jugular interna (bulbo)
27 Músculo longo da cabeça
28 Nervo vago (X) e nervo acessório (XI)
29 Nervo glossofaríngeo (IX)
30 Artéria vertebral
31 Células mastóideas
32 Medula oblonga ou bulbo
33 Nervo hipoglosso (XII)
34 Seio sigmóideo
35 Hemisfério do cerebelo (lobo posterior)
36 Quarto ventrículo (abertura medial)
37 Foice do cérebro com seio occipital
38 Tonsila do cerebelo
39 Músculo semiespinal da cabeça
40 Osso occipital

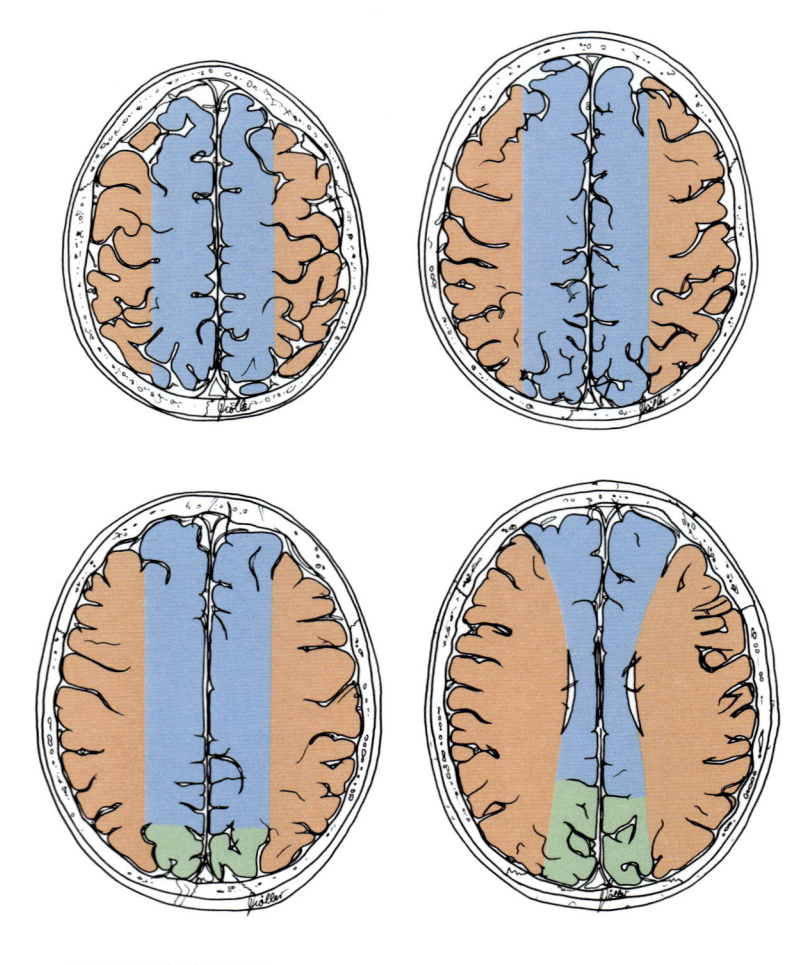

Artéria cerebral anterior
Ramos terminais

Artéria cerebral média
Ramos terminais

Artéria cerebral posterior
Ramos terminais

Territórios Vasculares (Axial) 117

Artéria cerebral anterior
Ramos terminais
Ramos centrais (ramos estriados e artéria recorrente de Heubner)

Artéria cerebral média
Ramos terminais
Ramos centrais (ramos estriados)

Artéria cerebral posterior
Ramos terminais
Ramos centrais (incluindo a artéria comunicante posterior)

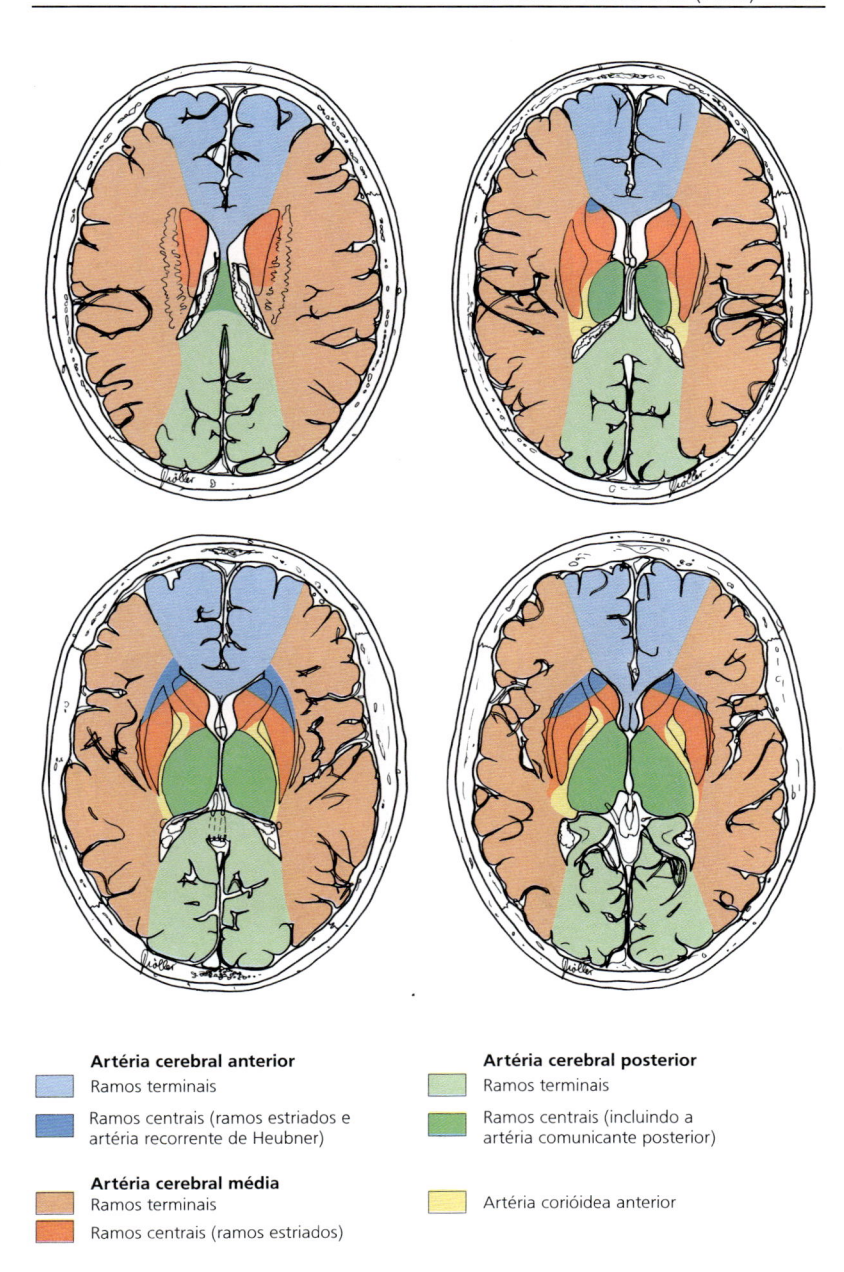

Artéria corióidea anterior

118 MRI do Crânio

Artéria cerebral anterior
Ramos terminais
Ramos centrais (ramos estriados)

Artéria cerebral média
Ramos terminais
Ramos centrais (ramos estriados)

Artéria cerebral posterior
Ramos terminais
Ramos centrais (incluindo a artéria comunicante posterior)

Artéria corióidea anterior
Artéria cerebelar superior

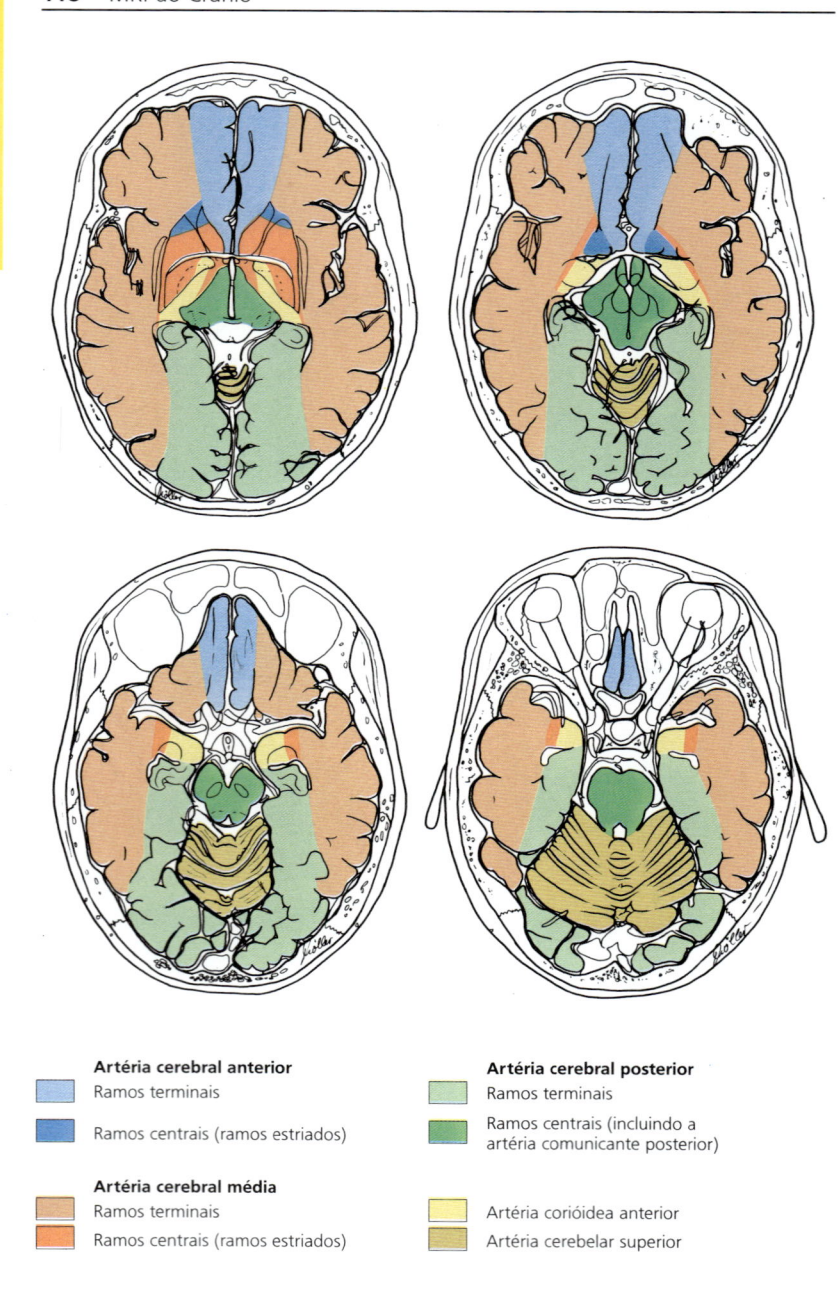

Territórios Vasculares (Axial)

Artéria cerebral média
Ramos terminais

Artéria cerebral posterior
Ramos terminais

Artéria basilar: artérias superficiais
Artéria circunferencial curta
Artéria circunferencial longa

Artéria basilar: artérias centrais
Anteromedial
Anterolateral
Lateral
Dorsal

Artéria cerebelar superior
Artéria cerebelar inferior anterior
Região limítrofe
Artéria cerebelar inferior posterior

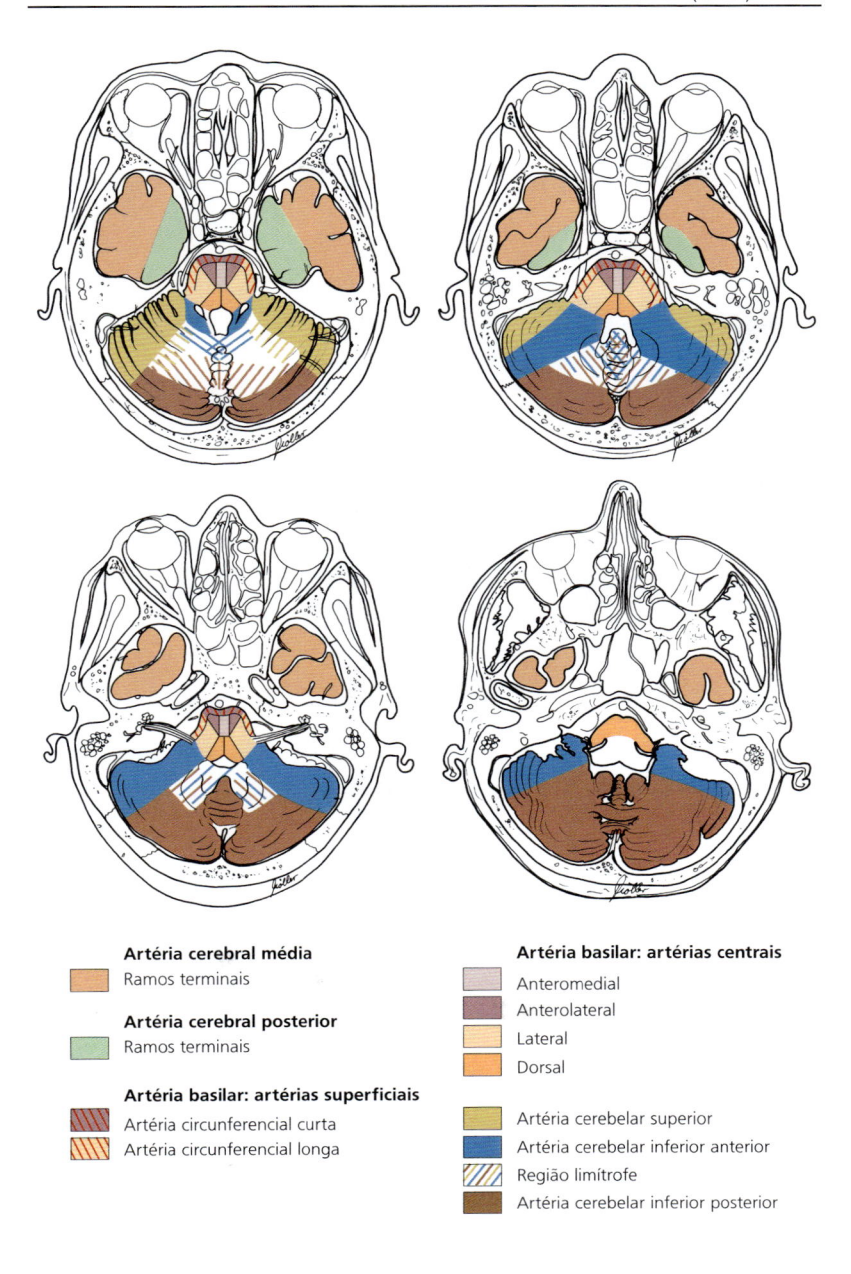

MRI do Crânio

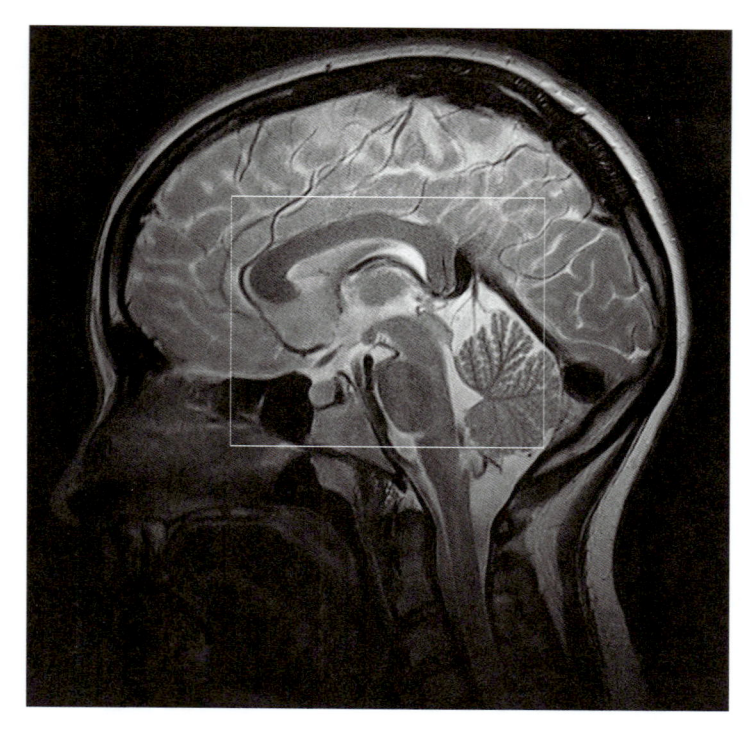

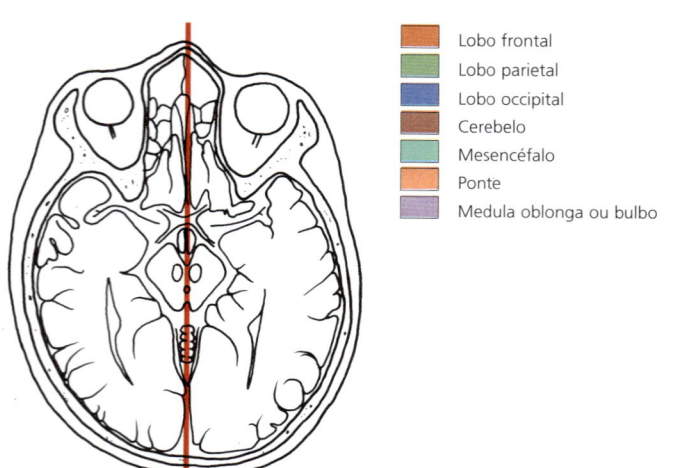

Lobo frontal
Lobo parietal
Lobo occipital
Cerebelo
Mesencéfalo
Ponte
Medula oblonga ou bulbo

1 Giro frontal superior
2 Osso parietal e sutura coronal
3 Osso frontal
4 Seio sagital superior
5 Giro e sulco do cíngulo
6 Giro pré-central ▶

Sagital

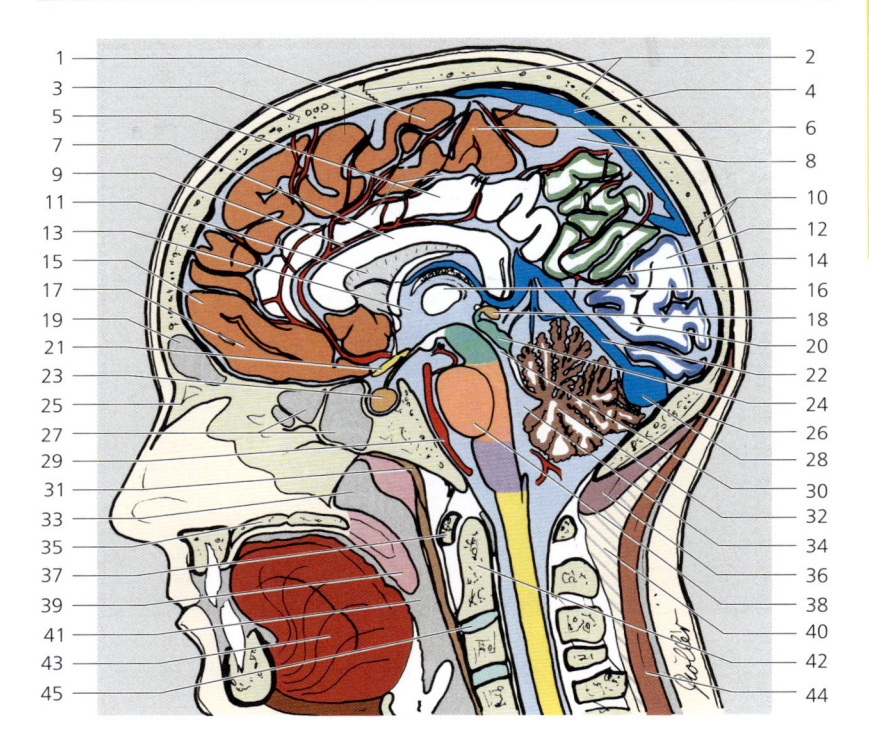

7 Corpo caloso (joelho)
8 Foice do cérebro na fissura cerebral longitudinal
9 Artéria pericalosa
10 Osso occipital e sutura lambdóidea
11 Septo pelúcido
12 Cúneo
13 Terceiro ventrículo
14 Sulco parietoccipital
15 Polo frontal
16 Aderência intertalâmica
17 Giro reto
18 Glândula pineal
19 Seio frontal
20 Giro lingual
21 Nervo óptico (II)
22 Seio reto
23 Hipófise
24 Lâmina quadrigêmea
25 Osso nasal
26 Protuberância occipital externa
27 Seio etmoidal e seio esfenoidal
28 Confluência dos seios
29 Artéria basilar
30 Aqueduto
31 Músculo constritor superior da faringe
32 Cerebelo
33 Nasofaringe
34 Quarto ventrículo
35 Palato duro
36 Músculo reto posterior menor da cabeça
37 Atlas, arco anterior
38 Ponte
39 Úvula
40 Ligamento nucal
41 Orofaringe
42 Dente do áxis
43 Língua
44 Músculo semiespinal da cabeça
45 Disco intervertebral (C2/C3)

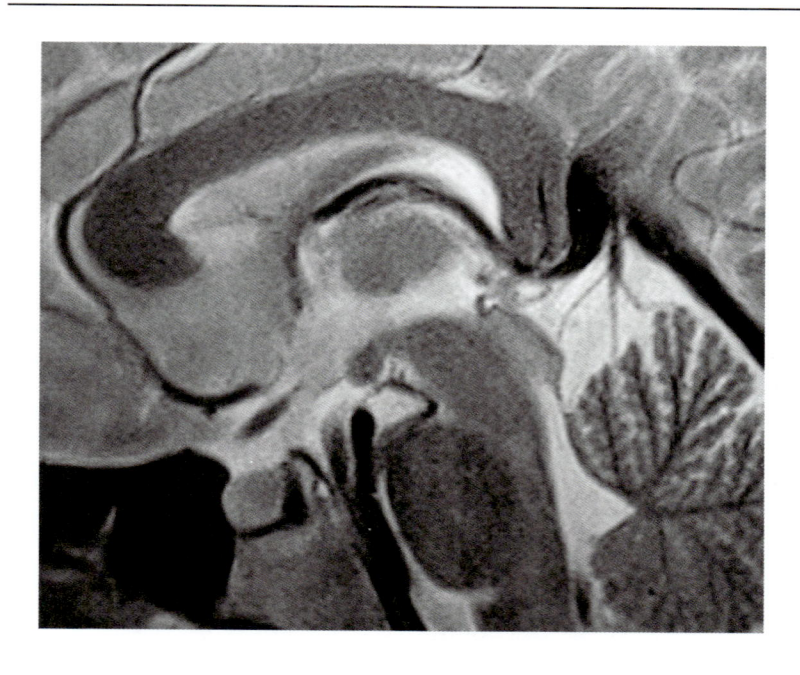

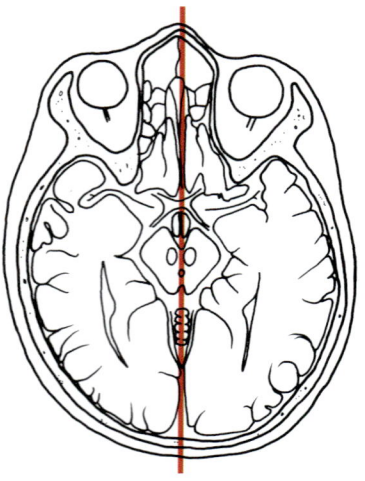

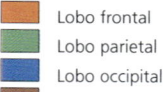

Lobo frontal
Lobo parietal
Lobo occipital
Cerebelo
Mesencéfalo
Ponte
Medula oblonga ou bulbo

Sagital

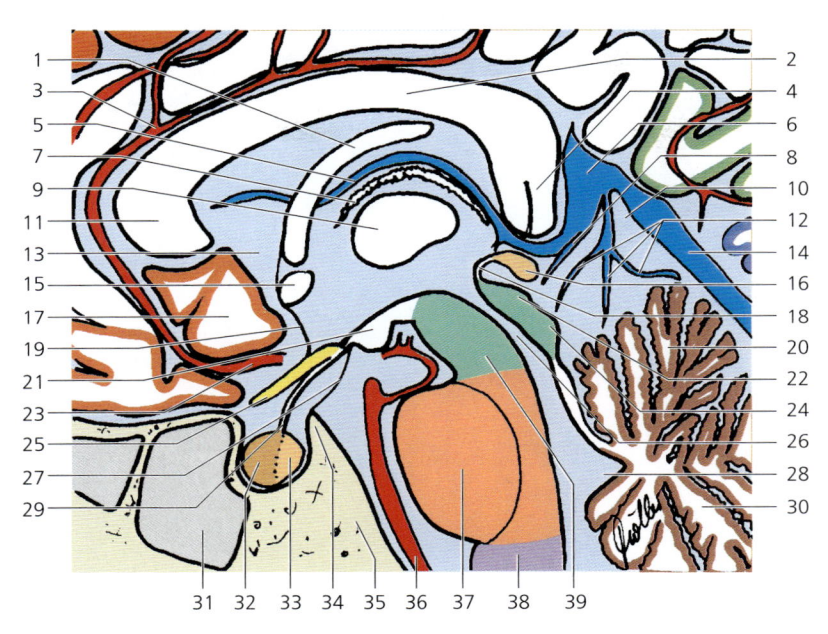

1 Fórnix (corpo)
2 Corpo caloso (tronco)
3 Artéria pericalosa
4 Veia cerebral maior
5 Veia cerebral interna
6 Corpo caloso (esplênio)
7 Plexo corióideo
8 Veia basal
9 Aderência intertalâmica
10 Cisterna da veia cerebral magna
11 Corpo caloso (joelho)
12 Veias cerebelares
13 Terceiro ventrículo
14 Seio reto
15 Comissura anterior
16 Glândula pineal
17 Giro paraterminal
18 Comissura posterior
19 Lâmina terminal
20 Hemisfério do cerebelo (lobo anterior)
21 Corpo mamilar
22 Lâmina quadrigêmea (colículo superior)
23 Artéria cerebral anterior
24 Lâmina quadrigêmea (colículo posterior)
25 Nervo óptico (II)
26 Aqueduto
27 Membrana de Liliequist
28 Quarto ventrículo (teto)
29 Infundíbulo da hipófise
30 Hemisfério do cerebelo (lobo posterior)
31 Seio esfenoidal
32 Lobo anterior da hipófise (adeno-hipófise)
33 Lobo posterior da hipófise (neuro-hipófise)
34 Dorso da sela
35 Clivo
36 Artéria basilar
37 Ponte
38 Medula oblonga ou bulbo
39 Mesencéfalo (porção medial do cérebro)

MRI do Crânio

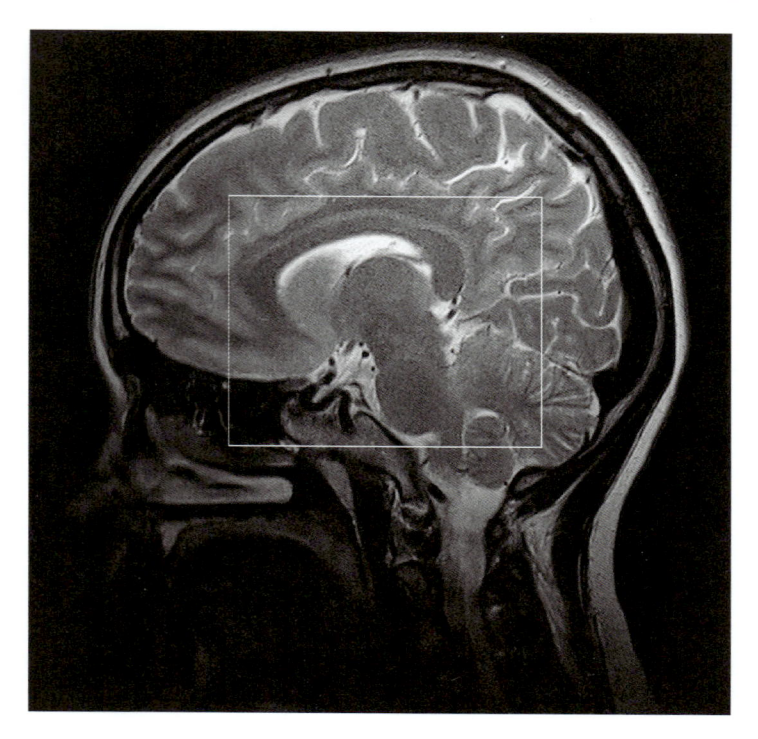

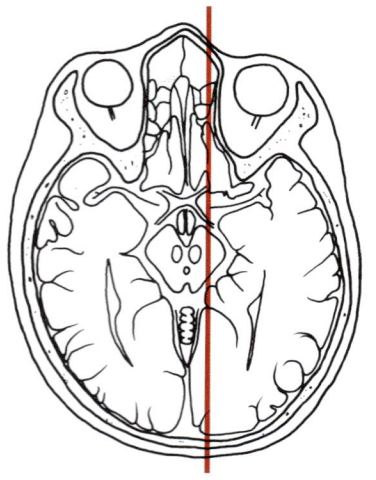

- Lobo frontal
- Lobo parietal
- Lobo occipital
- Cerebelo
- Mesencéfalo
- Ponte
- Medula oblonga ou bulbo

1 Osso frontal e sutura coronal
2 Osso parietal
3 Giro frontal superior
4 Giro pré-central
5 Giro do cíngulo
6 Sulco central
7 Corpo caloso
8 Giro pós-central ▶

Sagital

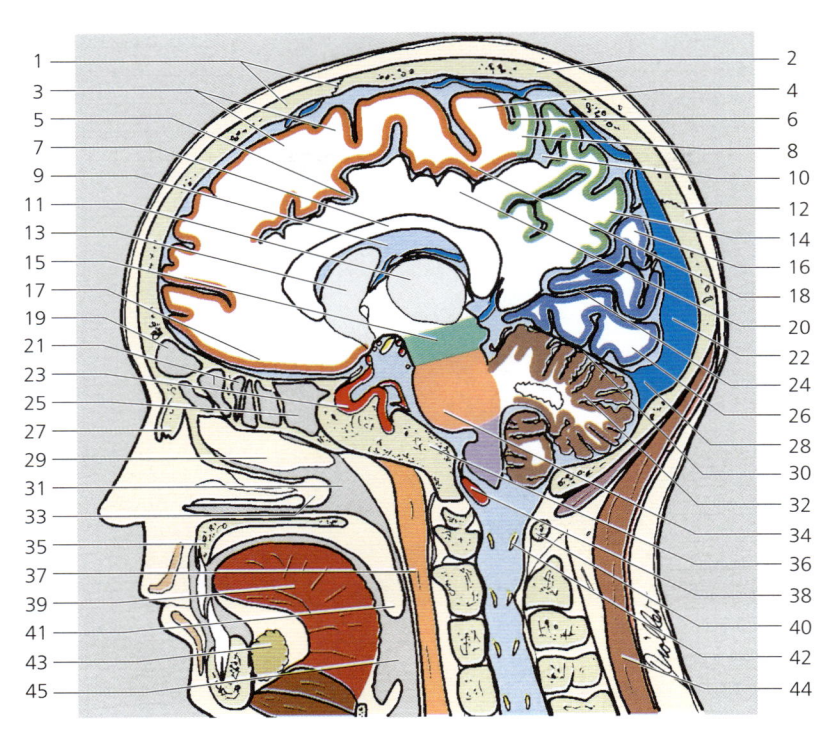

9 Ventrículo lateral (parte central)
10 Sulco pós-central
11 Tálamo
12 Osso occipital e sutura lambdóidea
13 Núcleo caudado (cabeça)
14 Pré-cúneo
15 Pedúnculo cerebral
16 Cúneo
17 Giro reto
18 Lóbulo pré-central
19 Seio frontal
20 Giro do cíngulo
21 Seio etmoidal
22 Seio sagital superior
23 Artéria carótida interna (sifão)
24 Sulco calcarino
25 Seio esfenoidal
26 Giro occipitotemporal medial
27 Osso nasal
28 Confluência dos seios
29 Concha nasal média
30 Tentório do cerebelo
31 Nasofaringe
32 Cerebelo
33 Concha nasal inferior
34 Ponte
35 Palato duro
36 Clivo
37 Músculo longo da cabeça
38 Artéria vertebral
39 Língua
40 Atlas, arco posterior
41 Úvula
42 Raízes de nervos
43 Glândula sublingual
44 Músculo semiespinal da cabeça
45 Orofaringe

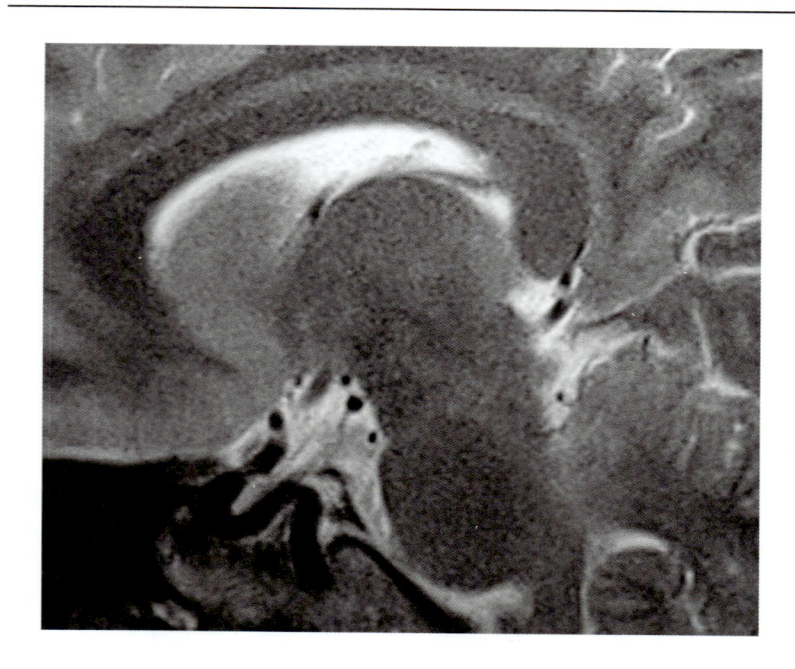

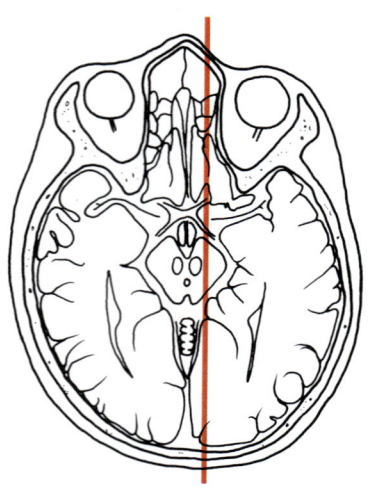

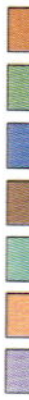

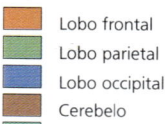

Lobo frontal
Lobo parietal
Lobo occipital
Cerebelo
Mesencéfalo
Ponte
Medula oblonga ou bulbo

Sagital

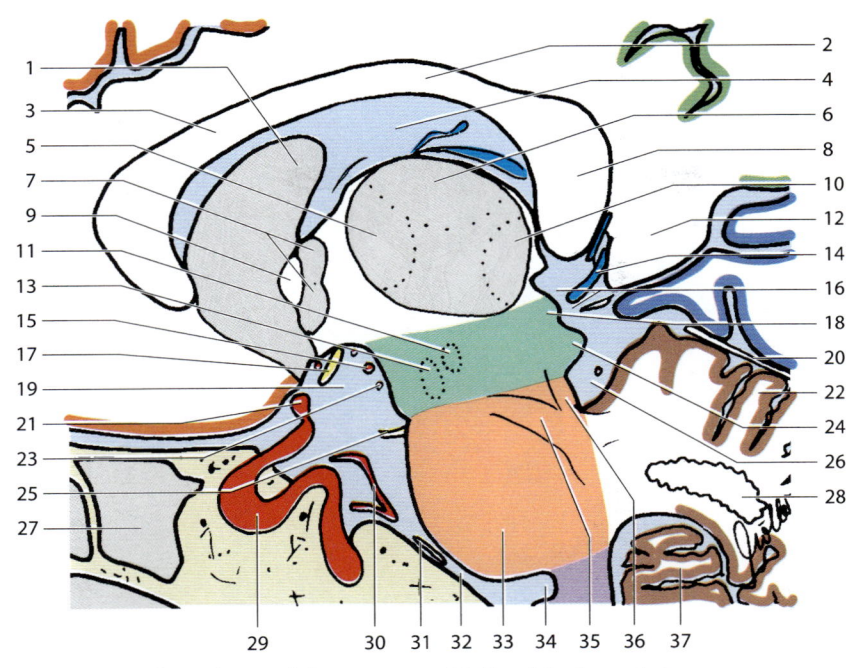

1 Cabeça do núcleo caudado
2 Corpo caloso (tronco)
3 Corpo caloso (joelho)
4 Ventrículo lateral
5 Tálamo (complexo lateral ventral)
6 Tálamo (complexo lateral posterior)
7 Globo pálido (segmentos lateral e medial)
8 Corpo caloso (esplênio)
9 Comissura anterior
10 Tálamo (pulvinar)
11 Núcleo vermelho
12 Giro para-hipocampal
13 Substância negra
14 Veia cerebral magna
15 Artéria cerebral posterior
16 Cisterna quadrigêmea
17 Trato óptico
18 Lâmina quadrigêmea (colículo superior)
19 Cisterna interpeduncular
20 Tentório do cerebelo
21 Artéria cerebral anterior
22 Hemisfério do cerebelo (lobo anterior)
23 Artéria cerebelar superior
24 Lâmina quadrigêmea (colículo posterior)
25 Nervo trigêmeo (V)
26 Cisterna ambiente
27 Seio esfenoidal
28 Núcleo denteado
29 Artéria carótida interna
30 Artéria comunicante posterior
31 Nervo abducente (VI)
32 Cisterna pontocerebelar
33 Ponte
34 Quarto ventrículo (abertura lateral)
35 Pedúnculo cerebelar
36 Lemnisco lateral
37 Tonsila do cerebelo

128　MRI do Crânio

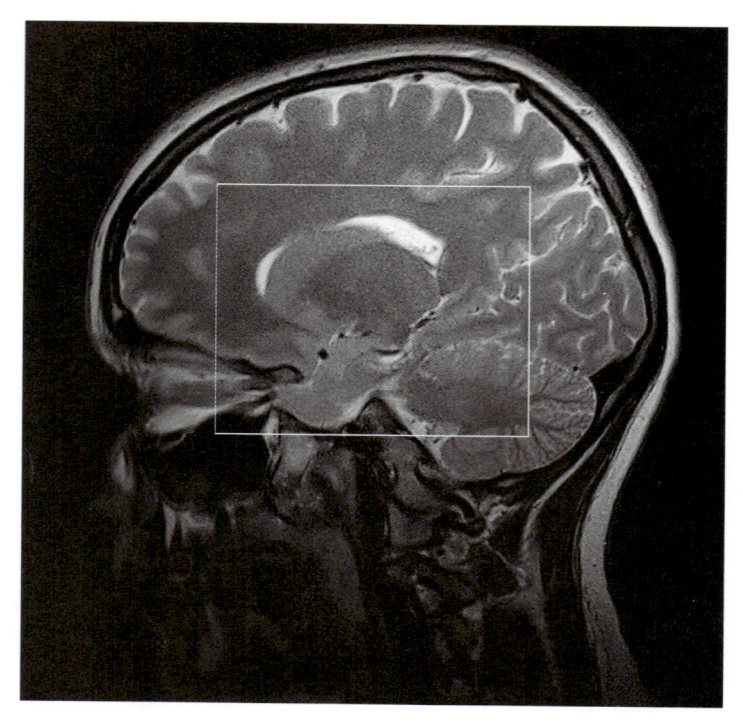

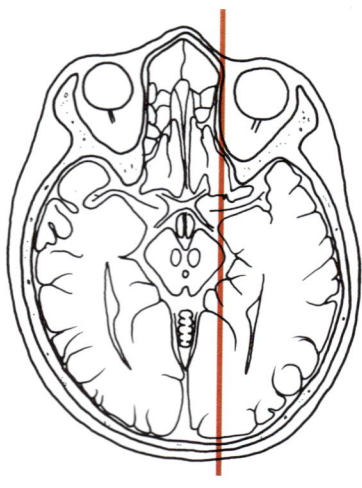

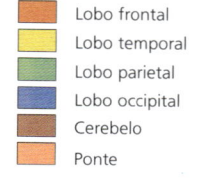

- Lobo frontal
- Lobo temporal
- Lobo parietal
- Lobo occipital
- Cerebelo
- Ponte

1　Osso frontal e sutura coronal
2　Osso parietal
3　Giro frontal superior
4　Giro pré-central
5　Corpo caloso
6　Giro pós-central
7　Núcleo caudado (corpo)
8　Sulco central

Sagital

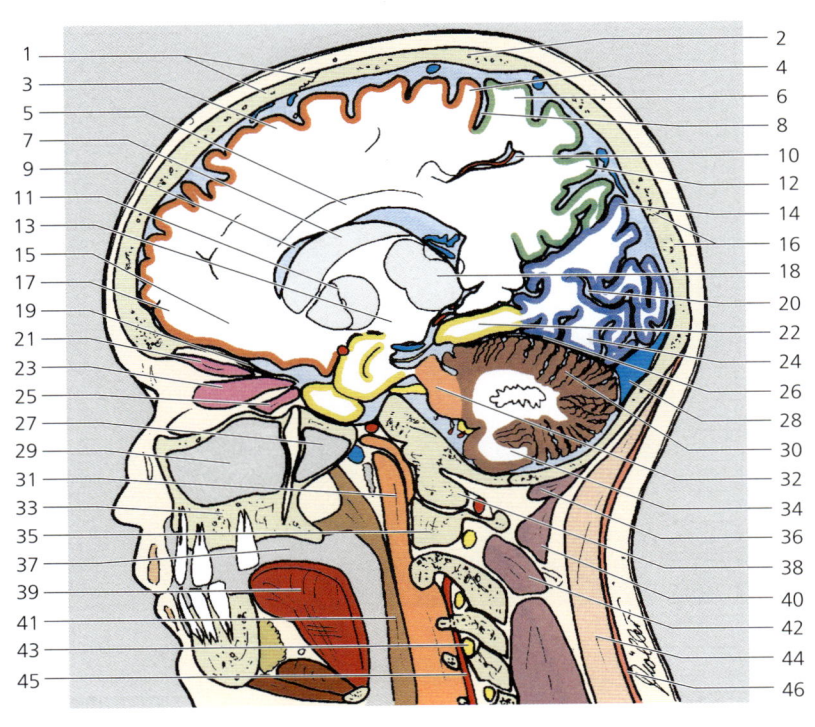

9 Ventrículo lateral (corno frontal)
10 Sulco pós-central
11 Núcleo basal
12 Pré-cúneo
13 Pedúnculo cerebral
14 Cúneo
15 Giro orbital
16 Osso occipital e sutura lambdóidea
17 Giro frontal inferior
18 Tálamo
19 Teto da órbita
20 Sulco calcarino
21 Músculo reto superior
22 Giro para-hipocampal
23 Músculo reto medial
24 Giro occipitotemporal medial
25 Músculo reto inferior
26 Tentório do cerebelo
27 Seio esfenoidal
28 Seio transverso
29 Seio maxilar
30 Lobo cerebelar superior
31 Músculo longo da cabeça
32 Pedúnculo cerebral médio
33 Maxila
34 Lobo cerebelar inferior
35 Atlas, massa lateral
36 Músculo reto posterior menor da cabeça
37 Orofaringe
38 Côndilo occipital
39 Língua
40 Músculo reto posterior maior da cabeça
41 Músculo constritor médio da faringe
42 Músculo oblíquo inferior da cabeça
43 Raiz do nervo espinal C4
44 Músculo esplênio da cabeça
45 Artéria vertebral
46 Músculo trapézio

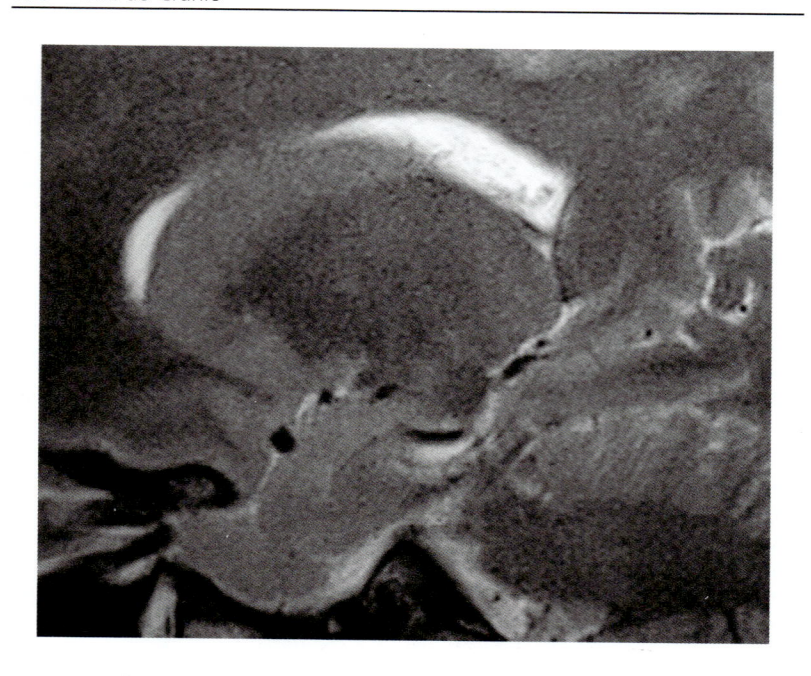

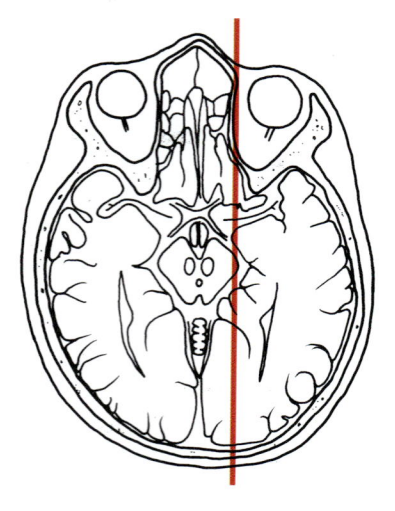

Lobo frontal
Lobo temporal
Lobo parietal
Lobo occipital
Cerebelo
Ponte

Sagital

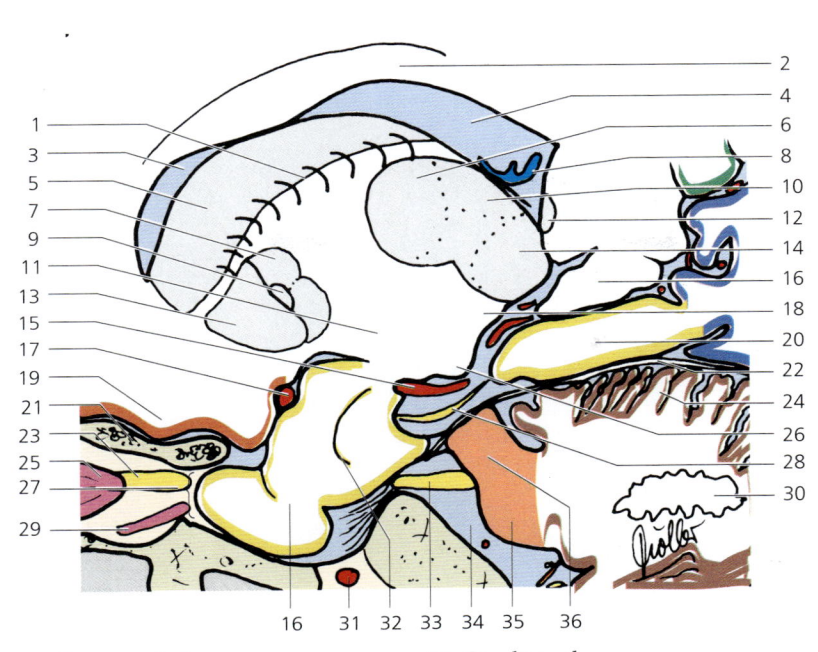

1 Corpo estriado
2 Corpo caloso (tronco)
3 Ventrículo lateral (corno frontal)
4 Ventrículo lateral
5 Núcleo caudado (cabeça)
6 Tálamo (complexo lateral ventral)
7 Globo pálido
8 Plexo corióideo
9 Comissura anterior
10 Tálamo (complexo lateral posterior)
11 Cápsula interna
12 Fórnix (pilar)
13 Putâmen
14 Tálamo (pulvinar)
15 Artéria cerebral posterior
16 Giro para-hipocampal
17 Artéria cerebral média
18 Corpo geniculado medial
19 Giro orbital
20 Giro lingual
21 Esfenoide (asa menor)
22 Tentório do cerebelo
23 Nervo óptico (II)
24 Hemisfério do cerebelo (lobo anterior)
25 Músculo reto medial
26 Corpo geniculado lateral
27 Fissura orbital superior
28 Nervo troclear (IV)
29 Nervo oculomotor (III)
30 Núcleo denteado
31 Artéria carótida interna
32 Ventrículo lateral (corno temporal)
33 Nervo trigêmeo (V)
34 Cisterna pontocerebelar
35 Ponte
36 Pedúnculo cerebelar médio

132 MRI do Crânio

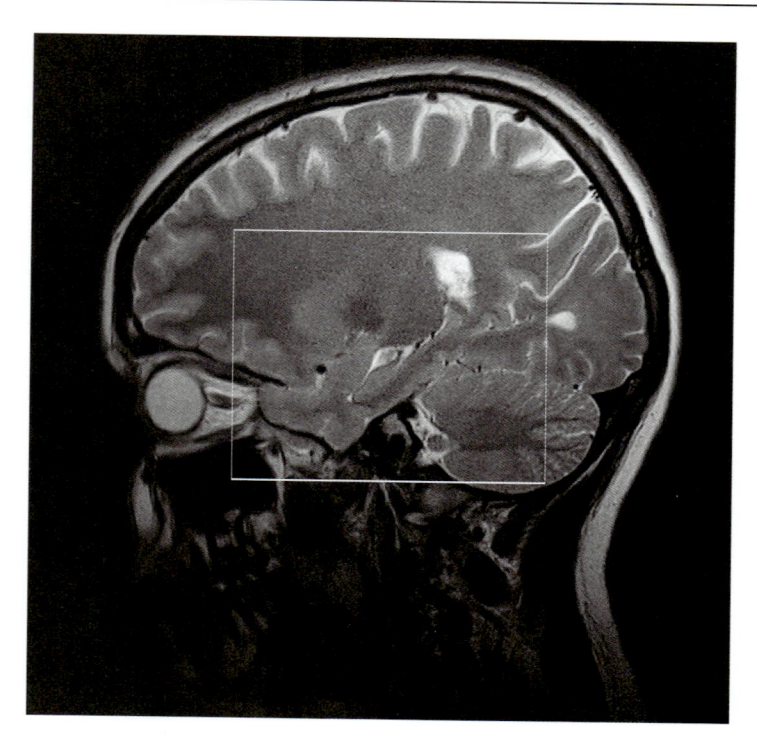

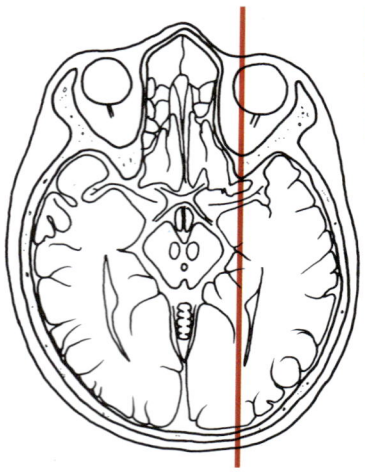

☐ Lobo frontal
☐ Lobo temporal
☐ Lobo parietal
☐ Lobo occipital
☐ Cerebelo

1 Osso frontal e sutura coronal
2 Osso parietal
3 Giro frontal superior
4 Giro pós-central
5 Núcleo caudado (corpo)
6 Giro pré-central
7 Tálamo
8 Sulco central

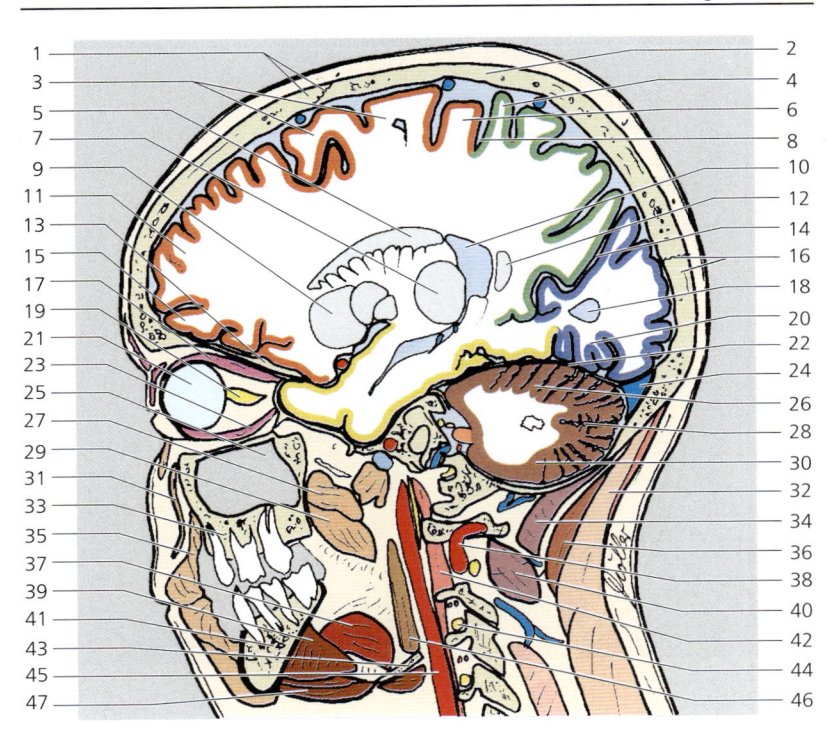

9 Núcleos basais
10 Ventrículo lateral
11 Giro frontal médio
12 Corpo caloso (fórceps maior)
13 Teto da órbita
14 Sulco parietoccipital
15 Giro orbital
16 Osso occipital e sutura lambdóidea
17 Músculo reto superior
18 Ventrículo lateral (corno occipital)
19 Nervo óptico (II)
20 Giro occipitotemporal medial
21 Globo ocular
22 Tentório do cerebelo
23 Músculo reto inferior
24 Seio transverso
25 Seio maxilar
26 Lobo anterior do cerebelo
27 Músculo levantador do véu palatino
28 Fissura horizontal
29 Músculo pterigóideo medial
30 Lobo posterior do cerebelo
31 Músculo levantador do lábio superior
32 Músculo esplênio da cabeça
33 Maxila
34 Músculo reto posterior maior da cabeça
35 Músculo orbicular da boca
36 Músculo semiespinal da cabeça
37 Músculo hipoglosso
38 Artéria vertebral
39 Músculo milo-hióideo
40 Músculo oblíquo inferior da cabeça
41 Mandíbula
42 Músculo longo da cabeça
43 Osso hioide
44 Raiz do nervo espinal C3
45 Artéria carótida interna
46 Músculo constritor médio da faringe
47 Músculo digástrico

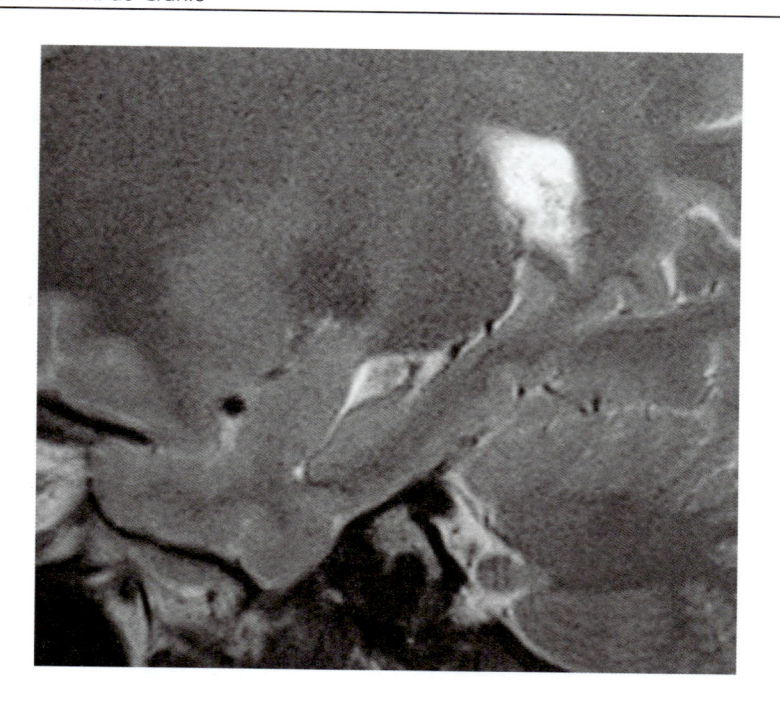

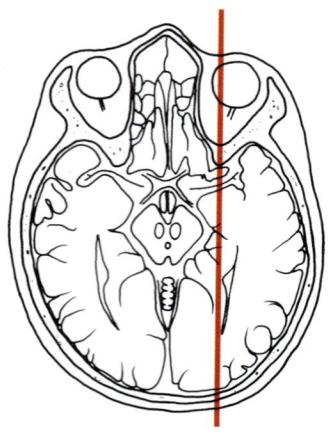

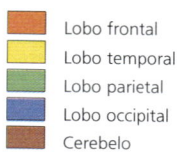

Lobo frontal
Lobo temporal
Lobo parietal
Lobo occipital
Cerebelo

Sagital

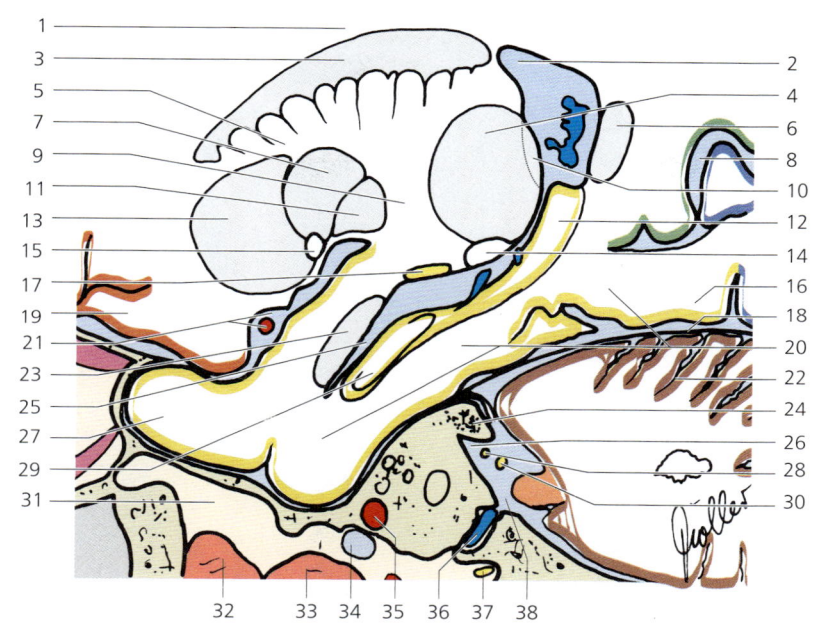

1 Corpo caloso (tronco)
2 Ventrículo lateral (parte central)
3 Núcleo caudado (corpo)
4 Tálamo (pulvinar)
5 Cápsula interna (ramo anterior)
6 Corpo caloso (fórceps maior)
7 Globo pálido (segmento lateral)
8 Sulco parietoccipital
9 Cápsula interna (ramo posterior)
10 Fórnix (pilar)
11 Globo pálido (segmento medial)
12 Corpo geniculado lateral
13 Putâmen
14 Subículo do hipocampo
15 Comissura anterior
16 Giro occipitotemporal medial
17 Trato óptico
18 Tentório do cerebelo
19 Giro orbital
20 Giro para-hipocampal
21 Artéria cerebral média na cisterna de fossa lateral do cérebro
22 Hemisfério do cerebelo (lobo anterior)
23 Núcleo amigdaloide
24 Pirâmide petrosa
25 Ventrículo lateral (corno temporal)
26 Meato acústico interno
27 Polo temporal
28 Nervo facial (VII)
29 Giro denteado
30 Nervo vestibulococlear (acústico) (VIII)
31 Fossa infratemporal
32 Músculo pterigóideo medial
33 Músculo levantador do palato mole
34 Tuba auditiva
35 Artéria carótida interna (parte petrosa)
36 Veia jugular interna no forame jugular
37 Nervo hipoglosso (XII) no canal hipoglosso
38 Cisterna pontocerebelar

136 MRI do Crânio

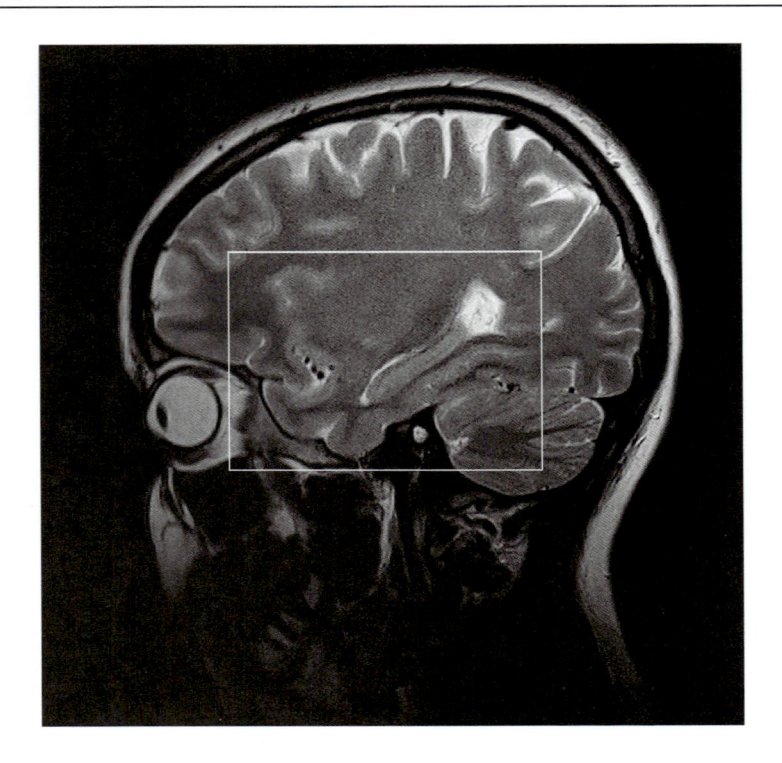

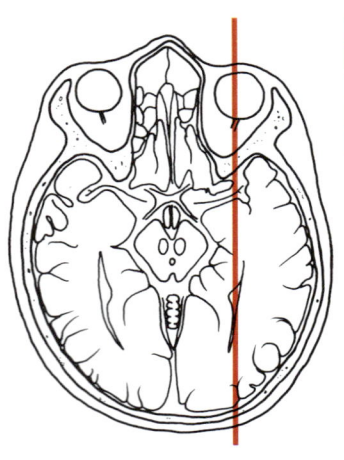

Lobo frontal
Lobo temporal
Lobo parietal
Lobo occipital
Cerebelo

1 Osso frontal e sutura coronal
2 Osso parietal
3 Substância branca cerebral (centro semioval)
4 Giro pré-central
5 Giro frontal superior
6 Giro pós-central
7 Gânglios basais ▶

Sagital

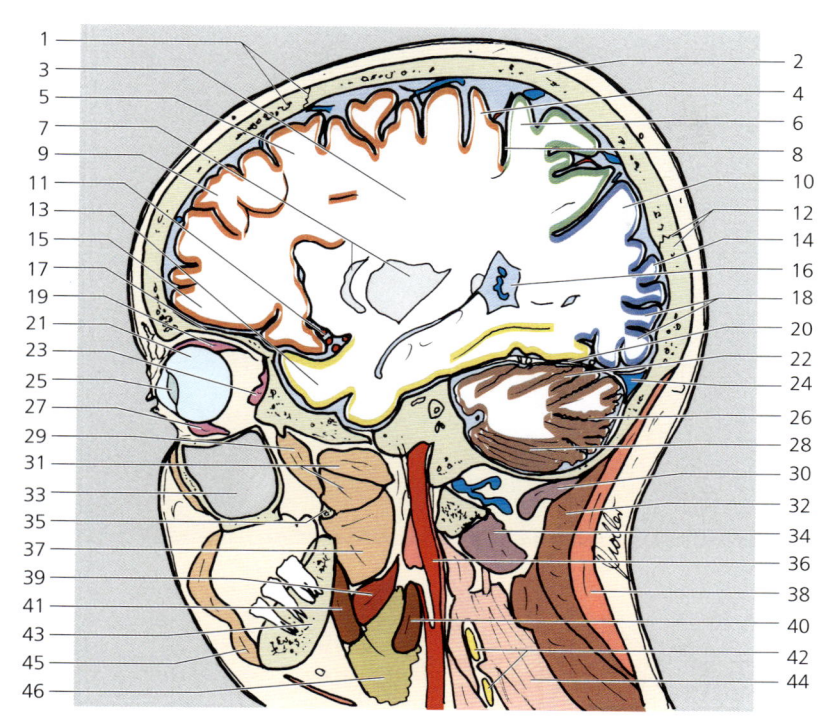

8 Sulco central
9 Giro frontal médio
10 Pré-cunha
11 Artérias insulares
12 Osso occipital e sutura lambdóidea
13 Polo temporal
14 Cunha
15 Giro orbital
16 Ventrículo lateral (corno occipital)
17 Teto da órbita
18 Giros occipitais
19 Músculo reto superior
20 Tentório do cerebelo
21 Globo ocular
22 Lobo anterior do cerebelo
23 Músculo reto lateral
24 Seio transverso
25 Cristalino
26 Fissura horizontal
27 Músculo reto inferior
28 Lobo posterior do cerebelo
29 Músculo temporal
30 Músculo reto posterior maior da cabeça
31 Músculo pterigóideo lateral
32 Músculo semiespinal da cabeça
33 Seio maxilar
34 Músculo oblíquo inferior da cabeça
35 Processo pterigoide, placa lateral
36 Artéria carótida interna
37 Músculo pterigóideo medial
38 Músculo trapézio
39 Músculo estiloglosso
40 Músculo digástrico
41 Músculo milo-hióideo
42 Raízes do nervo espinal (plexo cervical)
43 Mandíbula
44 Músculo levantador da escápula
45 Músculo orbicular da boca
46 Glândula submandibular

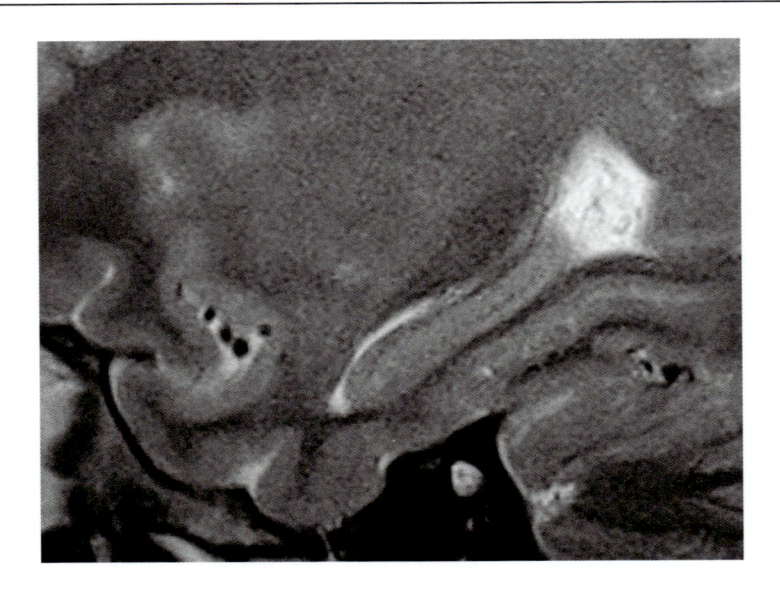

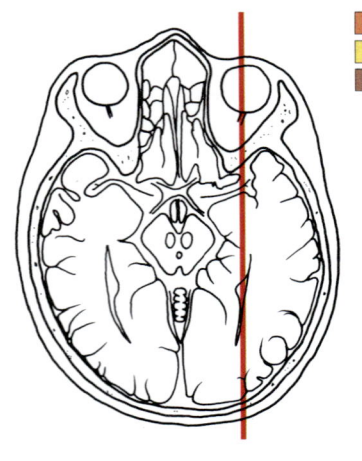

Lobo frontal
Lobo temporal
Cerebelo

Sagital

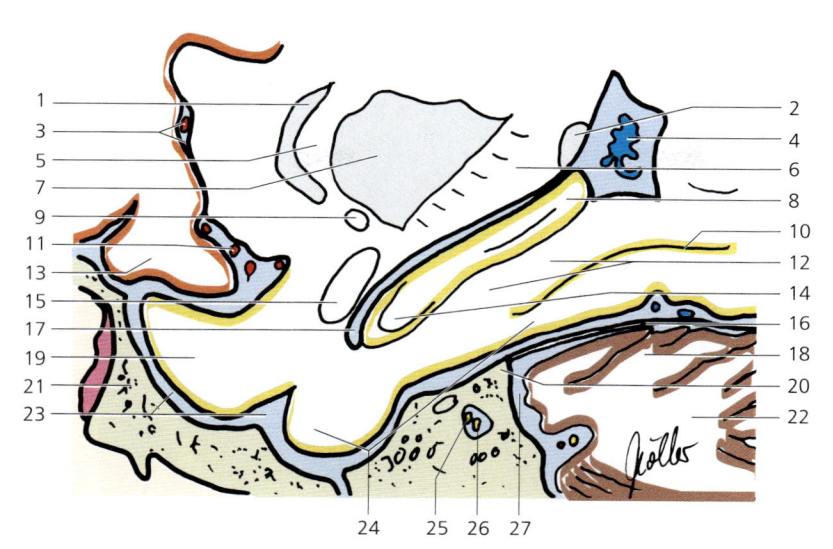

1 Claustro
2 Núcleo caudado (cauda)
3 Artérias insulares
4 Ventrículo lateral (parte central)
5 Cápsula externa
6 Cápsula interna
7 Putâmen
8 Subículo do hipocampo
9 Comissura anterior
10 Sulco colateral
11 Artéria cerebral média
12 Giro para-hipocampal
13 Giro orbital
14 Giro denteado
15 Núcleo amigdaloide
16 Tentório do cerebelo
17 Ventrículo lateral (corno temporal)
18 Lobo anterior do cerebelo
19 Lobo temporal (polo temporal)
20 Parte petrosa do osso temporal (margem superior)
21 Esfenoide (asa maior)
22 Cerebelo (substância branca cerebelar)
23 Fossa média do crânio
24 Giro occipitotemporal medial
25 Nervo facial (VII) no meato acústico interno
26 Nervo vestibulococlear (acústico) (VIII) no meato acústico interno
27 Cisterna pontocerebelar

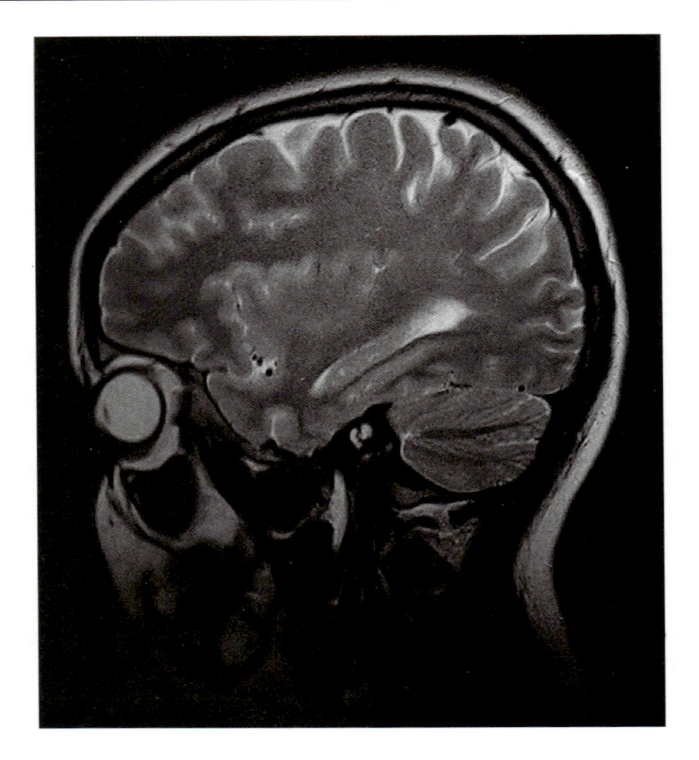

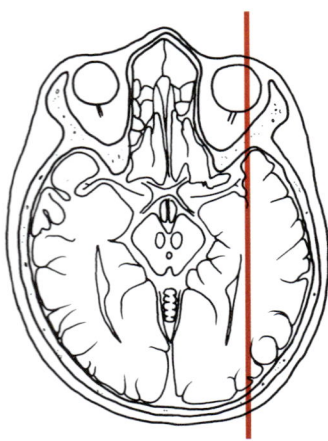

Lobo frontal
Lobo temporal
Lobo parietal
Lobo occipital
Cerebelo

1 Osso frontal e sutura coronal
2 Osso parietal
3 Giro frontal médio
4 Giro pré-central
5 Sulco frontal inferior
6 Giro pós-central
7 Giros insulares
8 Sulco central
9 Giro frontal inferior
10 Opérculo frontal
11 Cisterna da fossa lateral do cérebro (cisterna insular) e artérias insulares
12 Pré-cúneo ▶

Sagital

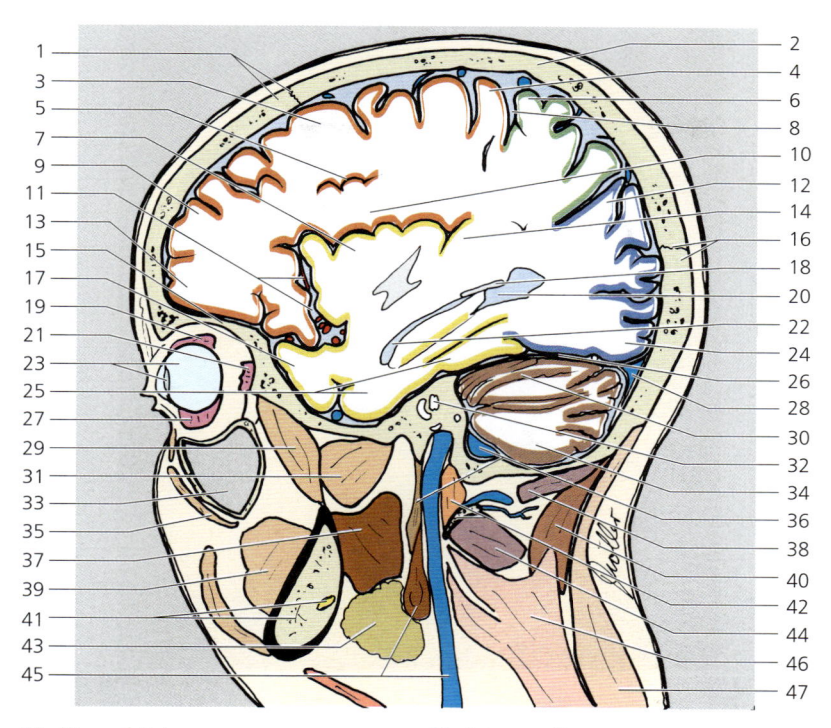

13 Giro orbital
14 Giro temporal transverso
15 Teto da órbita
16 Osso occipital e sutura lambdóidea
17 Polo temporal
18 Núcleo caudado (cauda)
19 Músculo levantador da pálpebra superior
20 Ventrículo lateral (corno occipital)
21 Músculo reto lateral
22 Ventrículo lateral (corno temporal)
23 Globo ocular e lente
24 Giros occipitais
25 Giro occipitotemporal medial
26 Tentório do cerebelo
27 Músculo oblíquo inferior
28 Seio transverso
29 Músculo temporal
30 Lobo anterior do cerebelo
31 Músculo pterigóideo lateral
32 Meato acústico interno
33 Seio maxilar
34 Lobo posterior do cerebelo
35 Músculo orbicular do olho
36 Seio sigmóideo e músculo estilofaríngeo
37 Músculo pterigóideo medial
38 Músculo reto posterior maior da cabeça
39 Músculo bucinador
40 Músculo semiespinal da cabeça
41 Mandíbula e canal mandibular (nervo alveolar inferior)
42 Atlas (processo transverso) e músculo reto lateral da cabeça
43 Glândula submandibular
44 Músculo oblíquo inferior da cabeça
45 Veia jugular interna e músculo digástrico
46 Músculo levantador da escápula
47 Músculo esplênio da cabeça

MRI do Crânio

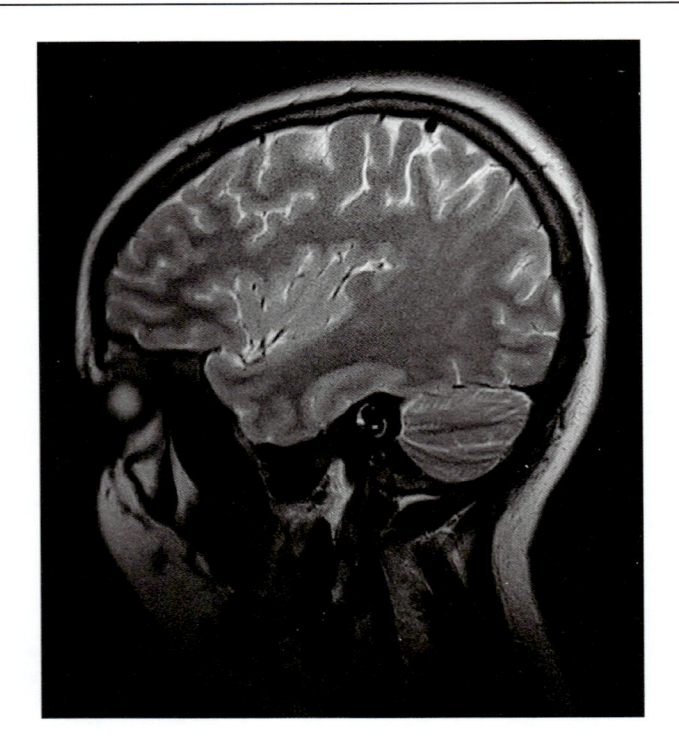

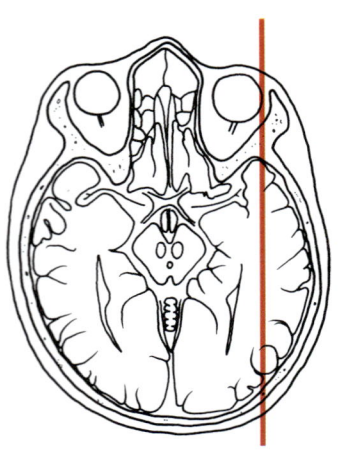

Lobo frontal
Lobo temporal
Lobo parietal
Lobo occipital
Cerebelo

1 Osso frontal e sutura coronal
2 Osso parietal
3 Giro frontal médio
4 Giro pré-central
5 Sulco frontal inferior
6 Giro pós-central e sulco pós-central
7 Giros insulares
8 Sulco central ▶

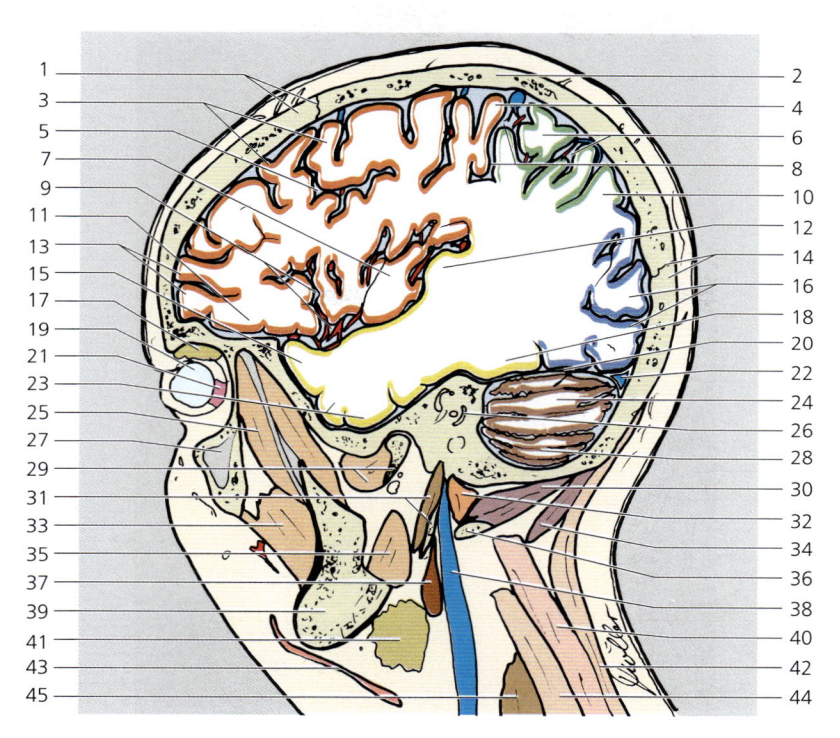

9 Cisterna da fossa lateral do cérebro (cisterna insular) e artérias insulares
10 Giro angular
11 Giro orbital
12 Giro temporal transverso
13 Giro frontal inferior
14 Osso occipital e sutura lambdóidea
15 Giro temporal superior
16 Giros occipitais
17 Glândula lacrimal
18 Giro temporal inferior
19 Globo ocular
20 Tentório do cerebelo
21 Músculo reto lateral
22 Seio transverso
23 Polo temporal e giro temporal médio
24 Lobo anterior do cerebelo
25 Músculo temporal
26 Canal semicircular posterior
27 Seio maxilar
28 Lobo posterior do cerebelo
29 Músculo pterigóideo lateral e cabeça da mandíbula
30 Músculo oblíquo superior da cabeça
31 Músculo estilóideo e processo estiloide
32 Músculo reto lateral da cabeça
33 Músculo bucinador
34 Músculo semiespinal da cabeça
35 Músculo pterigóideo medial
36 Atlas, processo transverso
37 Músculo digástrico, ventre posterior
38 Veia jugular interna
39 Mandíbula
40 Músculo levantador da escápula
41 Glândula submandibular
42 Músculo esplênio da cabeça
43 Platisma
44 Músculo esplênio do pescoço
45 Músculo escaleno posterior

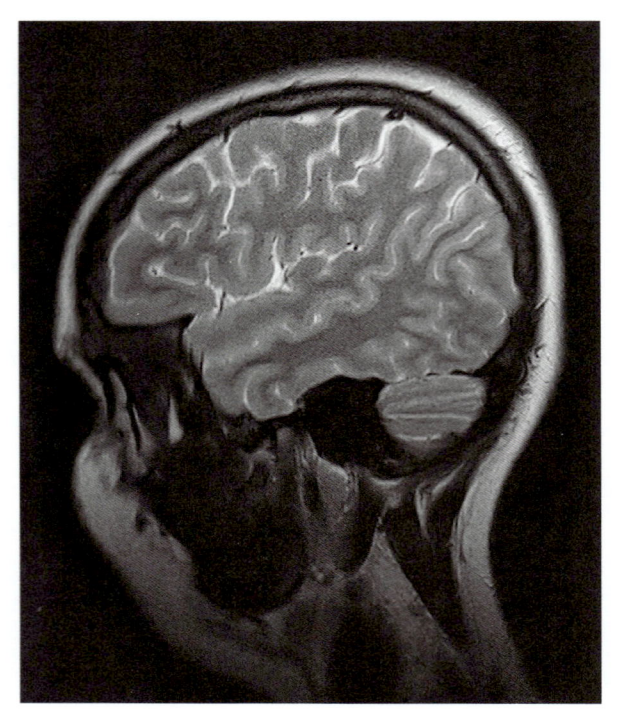

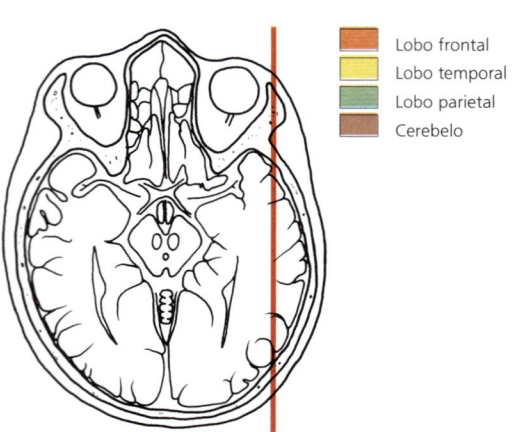

Lobo frontal
Lobo temporal
Lobo parietal
Cerebelo

1 Osso frontal e sutura coronal
2 Osso parietal
3 Giro frontal médio
4 Giro pré-central
5 Sulco frontal inferior
6 Giro pós-central e sulco pós-central

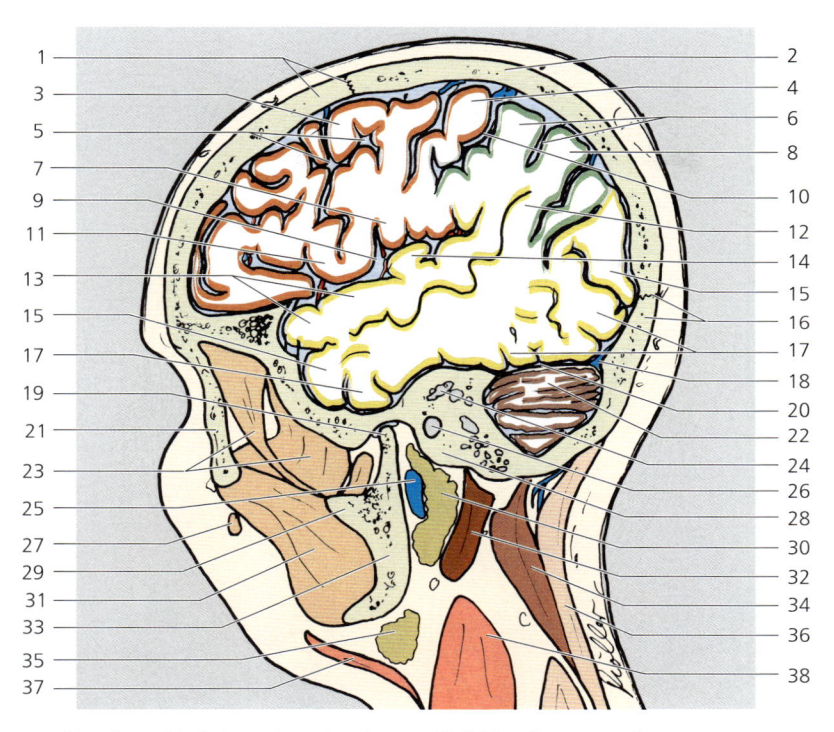

7 Giro frontal inferior, córtex insular
8 Giro supramarginal
9 Sulco lateral
10 Sulco central
11 Giro frontal inferior, parte opercular
12 Giro angular
13 Giro temporal superior
14 Giro temporal transverso
15 Giro temporal médio
16 Osso occipital e sutura lambdóidea
17 Giro temporal inferior
18 Seio transverso
19 Cabeça da mandíbula
20 Tentório do cerebelo
21 Osso zigomático
22 Lobo posterior do cerebelo
23 Músculo temporal
24 Antro mastóideo
25 Veia retromandibular
26 Meato acústico externo
27 Músculo zigomático
28 Processo mastoide
29 Processo coronoide
30 Glândula parótida
31 Músculo masseter
32 Músculo digástrico, ventre posterior
33 Mandíbula (ramo)
34 Músculo semiespinal da cabeça
35 Glândula submandibular
36 Músculo esplênio da cabeça
37 Platisma
38 Músculo esternoclidomastóideo

146   MRI do Crânio

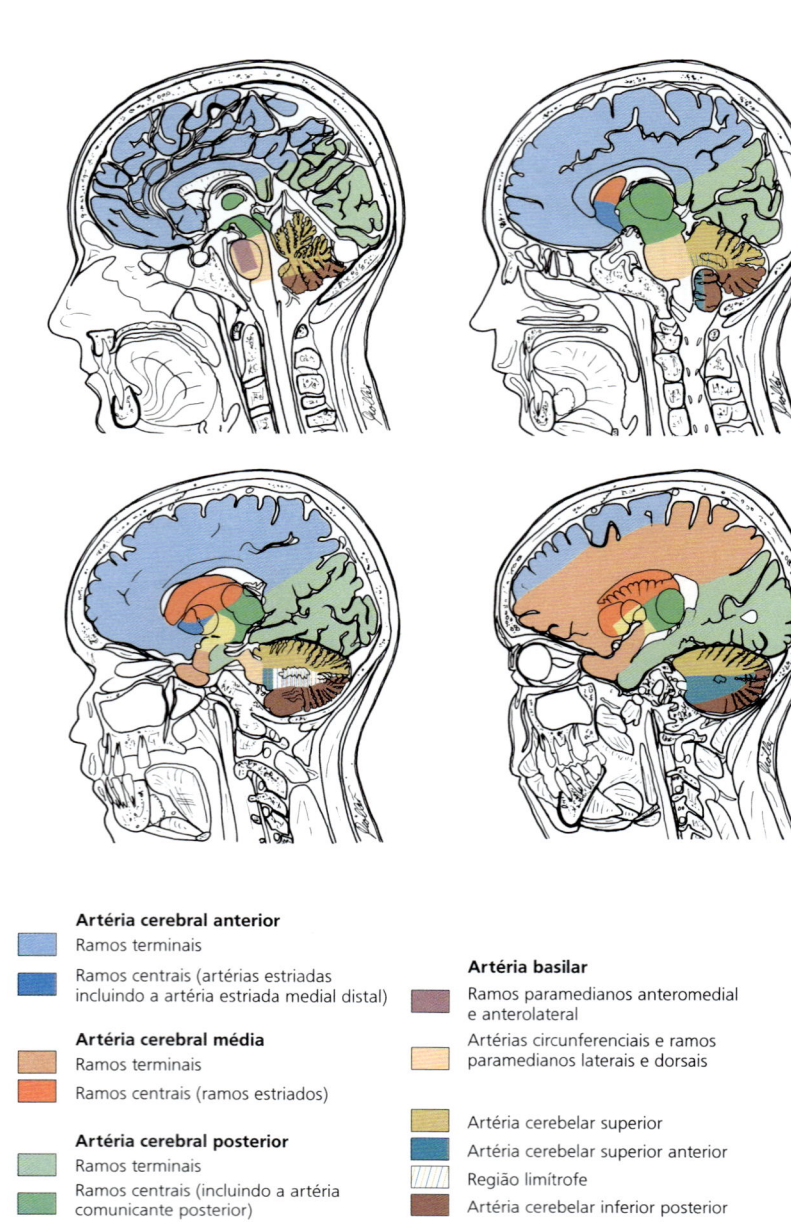

Artéria cerebral anterior
- Ramos terminais
- Ramos centrais (artérias estriadas incluindo a artéria estriada medial distal)

Artéria cerebral média
- Ramos terminais
- Ramos centrais (ramos estriados)

Artéria cerebral posterior
- Ramos terminais
- Ramos centrais (incluindo a artéria comunicante posterior)

Artéria basilar
- Ramos paramedianos anteromedial e anterolateral
- Artérias circunferenciais e ramos paramedianos laterais e dorsais

- Artéria cerebelar superior
- Artéria cerebelar superior anterior
- Região limítrofe
- Artéria cerebelar inferior posterior

Territórios Vasculares (Sagital)

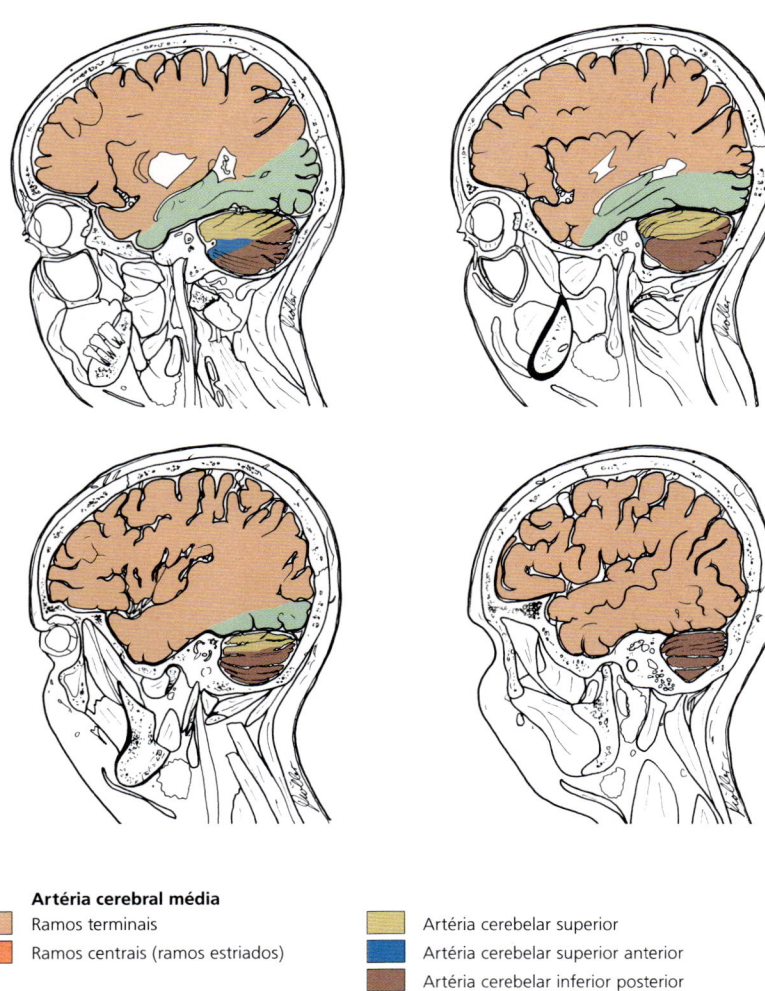

Artéria cerebral média
Ramos terminais
Ramos centrais (ramos estriados)

Artéria cerebral posterior
Ramos terminais

Artéria corióidea anterior

Artéria cerebelar superior
Artéria cerebelar superior anterior
Artéria cerebelar inferior posterior

MRI do Crânio

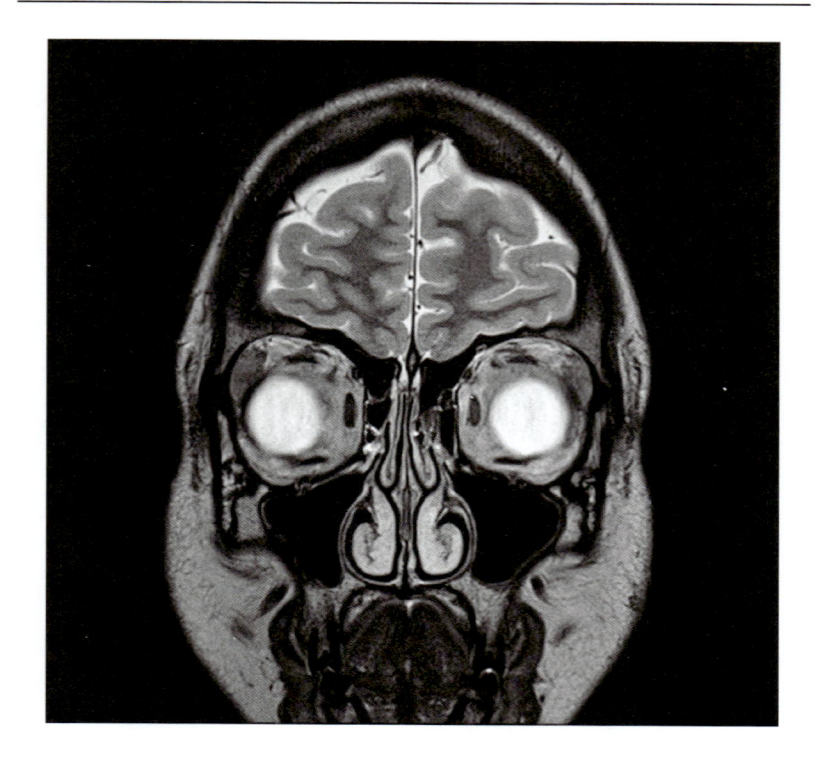

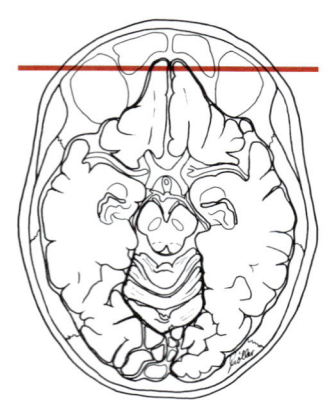

Lobo frontal

1 Osso frontal
2 Seio sagital superior
3 Giro frontal superior
4 Foice do cérebro
5 Giro reto
6 Teto da órbita
7 Giro frontal médio ▶

Coronal

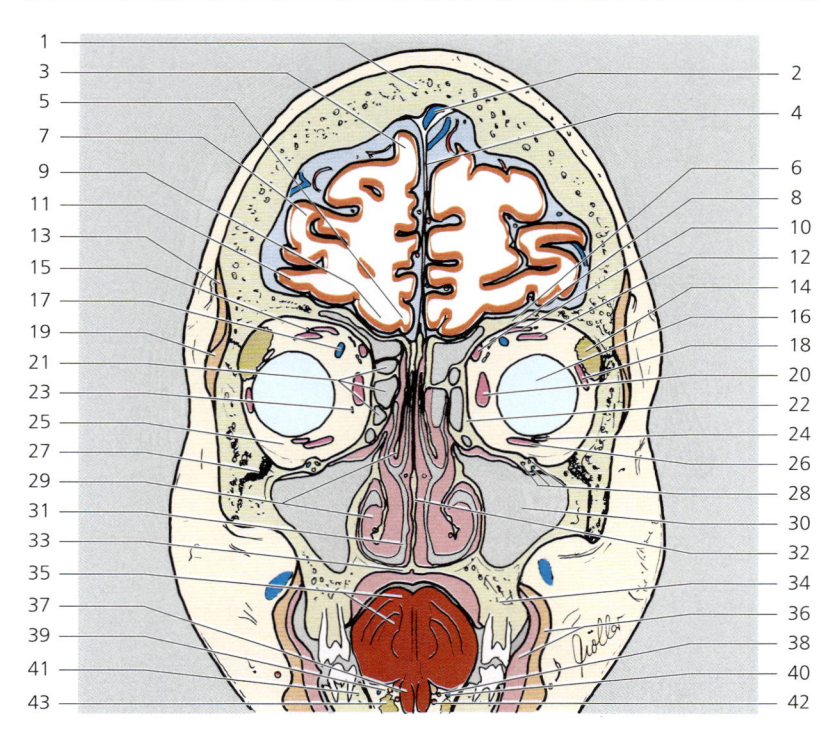

8 Músculo oblíquo superior
9 Giros orbitais
10 Músculo levantador da pálpebra superior
11 Giro frontal inferior
12 Músculo reto superior
13 Músculo temporal
14 Glândula lacrimal
15 Nervo supraorbital (ramo do nervo oftálmico, V_1)
16 Globo ocular
17 Veia oftálmica superior
18 Músculo reto lateral
19 Músculo orbicular do olho
20 Músculo reto medial
21 Células etmoidais
22 Lâmina orbital do etmoide
23 Artéria oftálmica
24 Músculo reto inferior
25 Órbita (gordura periorbital)
26 Músculo oblíquo inferior
27 Músculo zigomático (origem)
28 Artéria, veia e nervo infraorbitais (ramo do nervo maxilar, V_2)
29 Conchas nasais média e inferior
30 Seio maxilar
31 Cavidade nasal
32 Septo nasal
33 Palato duro
34 Maxila (processo alveolar)
35 Língua com músculos intrínsecos (músculos longitudinal, transverso e vertical)
36 Músculo bucinador e mucosa bucal
37 Músculo genioglosso
38 Nervo glossofaríngeo (IX)
39 Espaço sublingual
40 Ducto submandibular
41 Corpo da mandíbula
42 Artéria lingual
43 Glândula sublingual

Lobo frontal

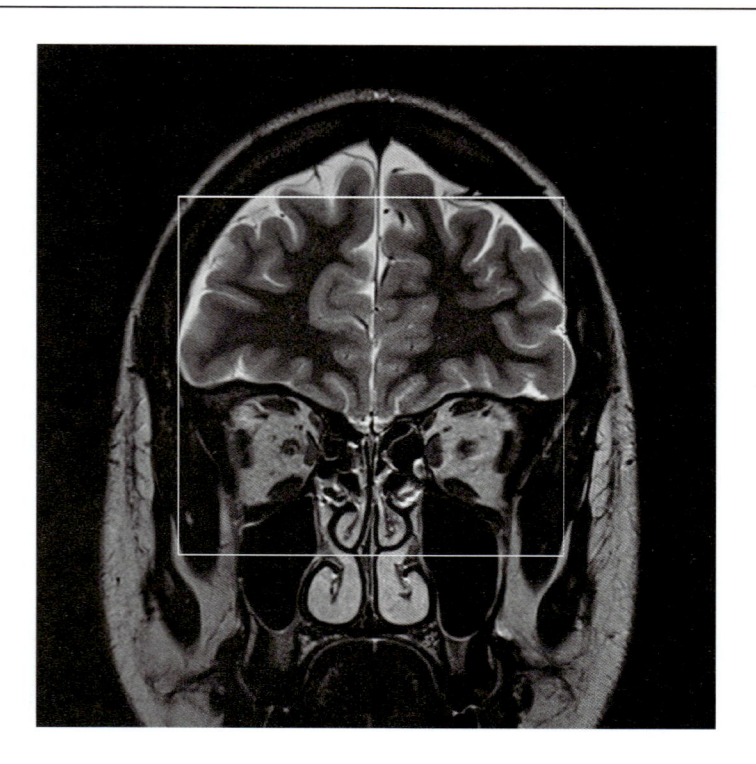

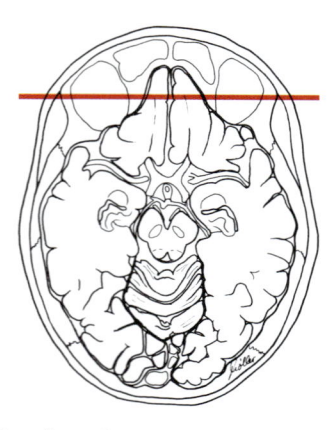

1 Osso frontal
2 Seio sagital superior
3 Giro frontal superior
4 Foice do cérebro
5 Giro do cíngulo
6 Fissura inter-hemisférica
7 Giro frontal médio
8 Músculo oblíquo superior
9 Giro reto

Coronal

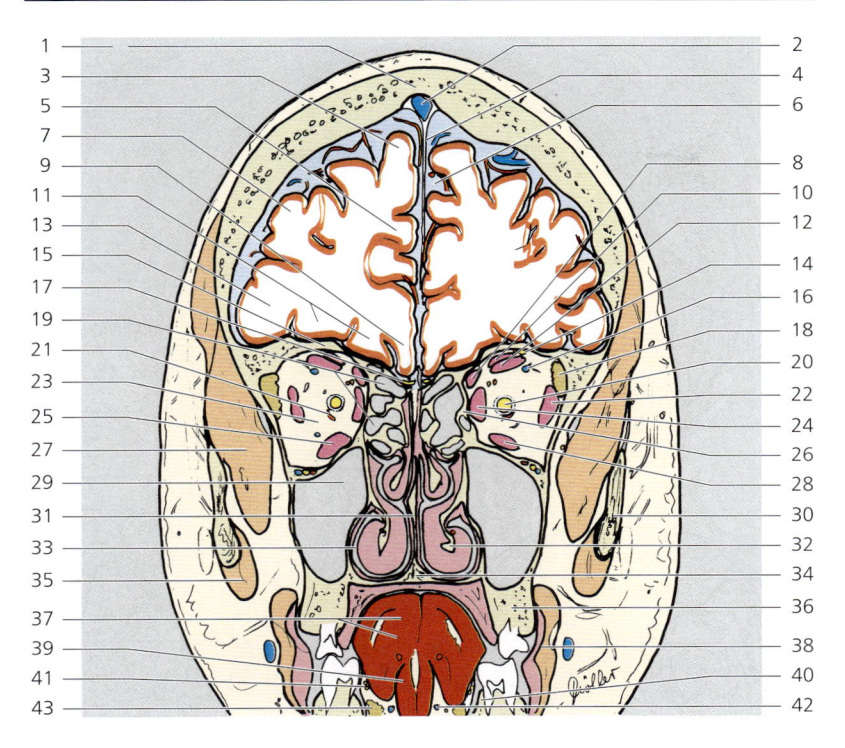

10 Músculo levantador da pálpebra superior
11 Giros orbitais
12 Músculo reto superior
13 Giro frontal inferior
14 Nervo supraorbital (o maior ramo do nervo frontal, que se origina do nervo oftálmico, V_1)
15 Teto da órbita
16 Veia oftálmica superior
17 Bulbo olfatório
18 Glândula lacrimal
19 Células etmoidais
20 Nervo óptico (II)
21 Artéria oftálmica
22 Músculo reto lateral
23 Órbita (gordura retrobulbar)
24 Músculo reto medial
25 Artéria, veia e nervo infraorbitais (ramo do nervo maxilar, V_2)
26 Lâmina orbital do etmoide
27 Músculo temporal
28 Músculo reto inferior
29 Seio maxilar
30 Osso zigomático
31 Septo nasal
32 Concha nasal inferior
33 Cavidade nasal
34 Palato duro
35 Músculo masseter
36 Maxila (processo alveolar)
37 Língua com músculos intrínsecos (músculos longitudinal, transverso e vertical)
38 Músculo bucinador e mucosa bucal
39 Músculo genioglosso
40 Corpo da mandíbula
41 Nervo lingual (ramo do nervo mandibular, V_3) e nervo hipoglosso (XII)
42 Ducto submandibular
43 Glândula submandibular

Lobo frontal

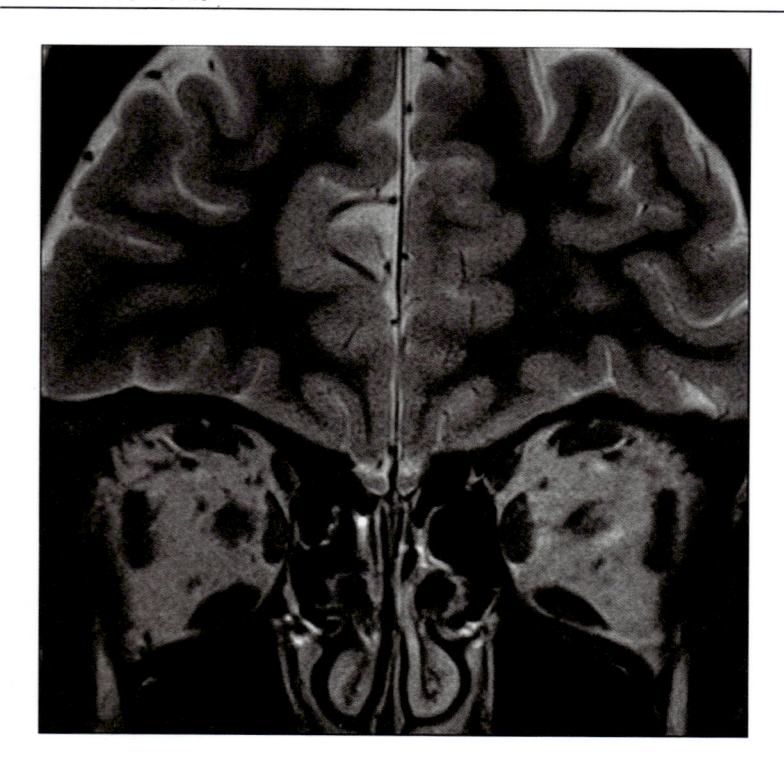

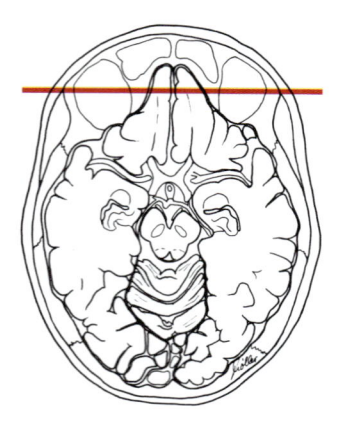

Coronal

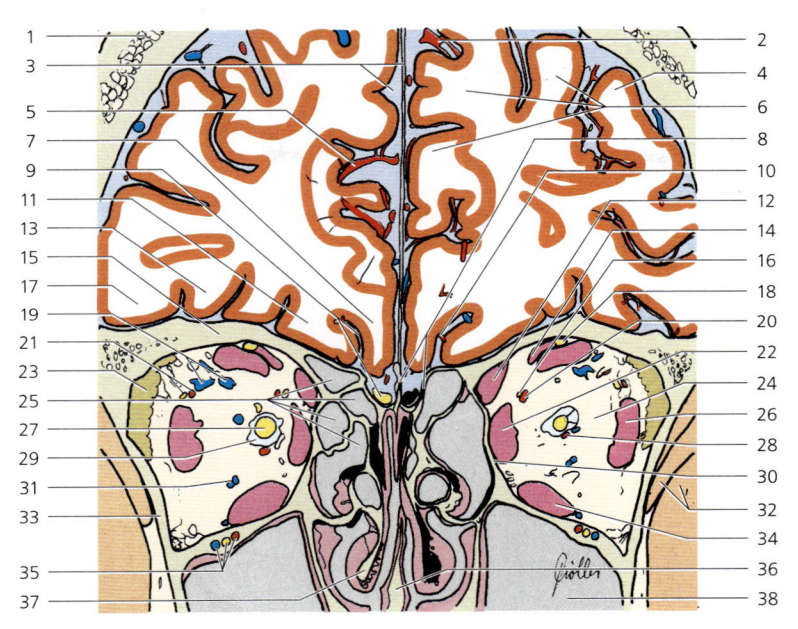

1 Osso frontal
2 Artéria frontal (ramo mediomedial)
3 Foice do cérebro na fissura inter-hemisférica
4 Giro frontal médio
5 Artéria frontal (ramo anteromedial)
6 Giro frontal superior
7 Giro reto
8 Crista etmoidal e fóvea etmoidal
9 Trato olfatório (I) e sulco olfatório
10 Artéria frontobasal medial
11 Giro fronto-orbital medial
12 Músculo oblíquo superior
13 Giro fronto-orbital anterior
14 Músculo levantador da pálpebra superior
15 Teto da órbita
16 Nervo nasociliar (ramo do nervo oftálmico, V_1)
17 Giro fronto-orbital lateral
18 Nervo supraorbital (o maior ramo do nervo frontal, que se origina do nervo oftálmico, V_1)
19 Veia oftálmica superior
20 Artéria oftálmica
21 Artéria e nervo lacrimais (ramo do nervo oftálmico, V_1)
22 Músculo reto medial
23 Glândula lacrimal
24 Órbita (gordura retrobulbar)
25 Células etmoidais posteriores
26 Músculo reto lateral
27 Nervo óptico (II)
28 Artéria oftálmica
29 Bainha do nervo óptico
30 Lâmina orbital, parede medial da órbita
31 Veia oftálmica inferior
32 Músculo temporal
33 Parede lateral da órbita
34 Músculo reto inferior
35 Artéria, veia e nervo infraorbitais (ramo do nervo maxilar, V_2)
36 Septo nasal
37 Concha nasal inferior
38 Seio maxilar esquerdo

Lobo frontal

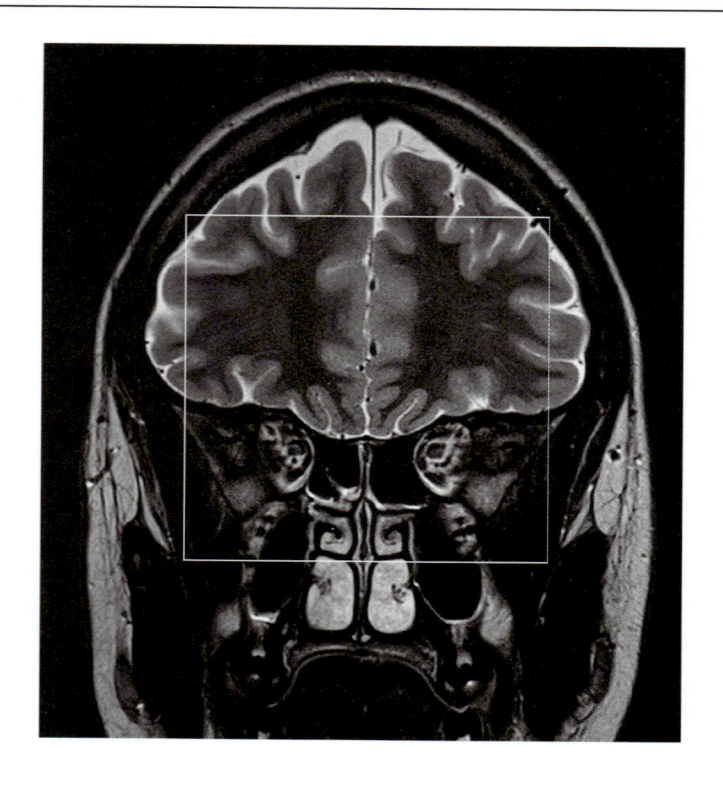

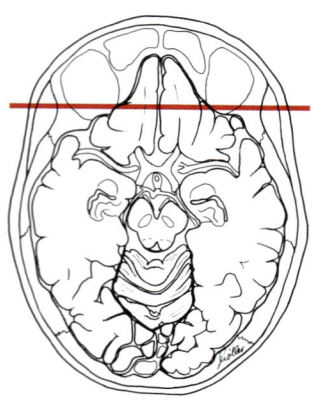

1 Osso frontal
2 Seio sagital superior
3 Giro frontal superior
4 Foice do cérebro na fissura inter-hemisférica
5 Giro frontal médio
6 Artéria calosomarginal
7 Giro do cíngulo
8 Giro reto

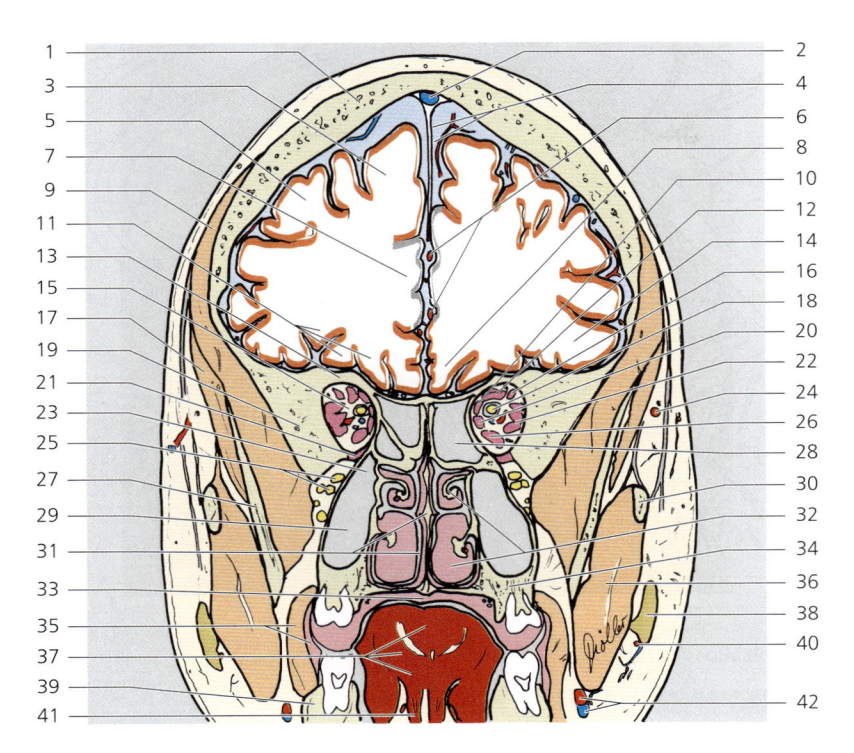

9 Músculo temporal
10 Músculo oblíquo superior
11 Giros orbitais
12 Músculo levantador da pálpebra superior e músculo reto superior
13 Teto da órbita
14 Giro frontal inferior
15 Órbita
16 Veia oftálmica superior
17 Músculo temporal, cabeça acessória
18 Nervo óptico (II)
19 Esfenoide (asa maior)
20 Músculo reto medial
21 Músculo orbital
22 Músculo reto lateral
23 Fossa pterigopalatina
24 Artéria temporal superficial
25 Nervo maxilar (V_2)
26 Músculo reto inferior
27 Ramo da mandíbula
28 Seio esfenoidal
29 Seio maxilar
30 Arco zigomático
31 Septo nasal e cavidade nasal
32 Conchas nasais média e inferior
33 Palato mole
34 Maxila (processo alveolar)
35 Músculo bucinador e mucosa bucal
36 Músculo masseter
37 Língua com músculos intrínsecos (músculos longitudinal, transverso e vertical)
38 Glândula parótida
39 Corpo da mandíbula
40 Ducto parotídeo
41 Músculo genioglosso
42 Artéria e veia faciais

Lobo frontal

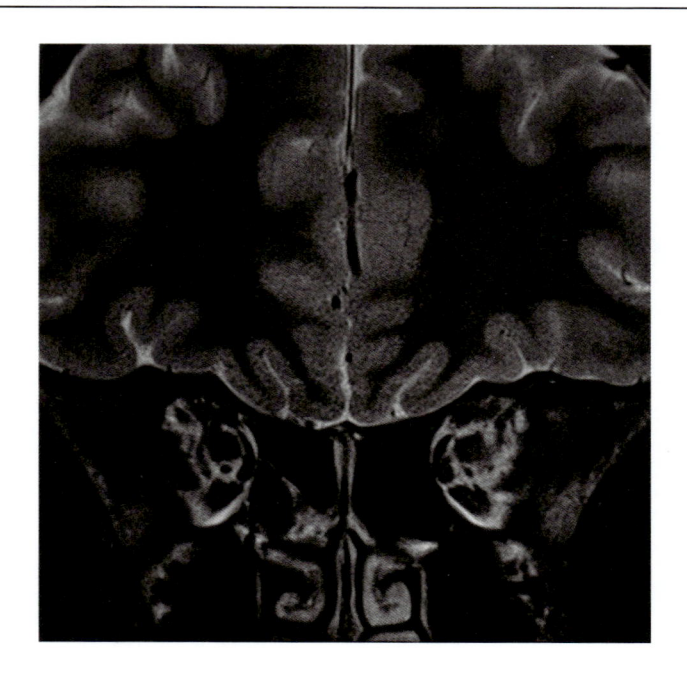

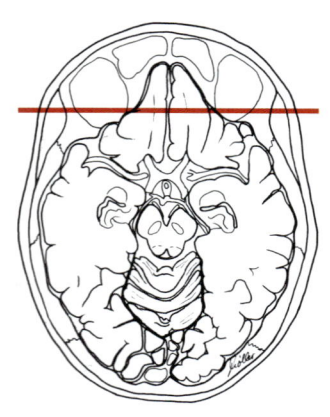

1 Giro do cíngulo
2 Foice do cérebro na fissura inter-hemisférica
3 Artéria frontal (ramo mediomedial)
4 Trato olfatório (I)
5 Giro do cíngulo

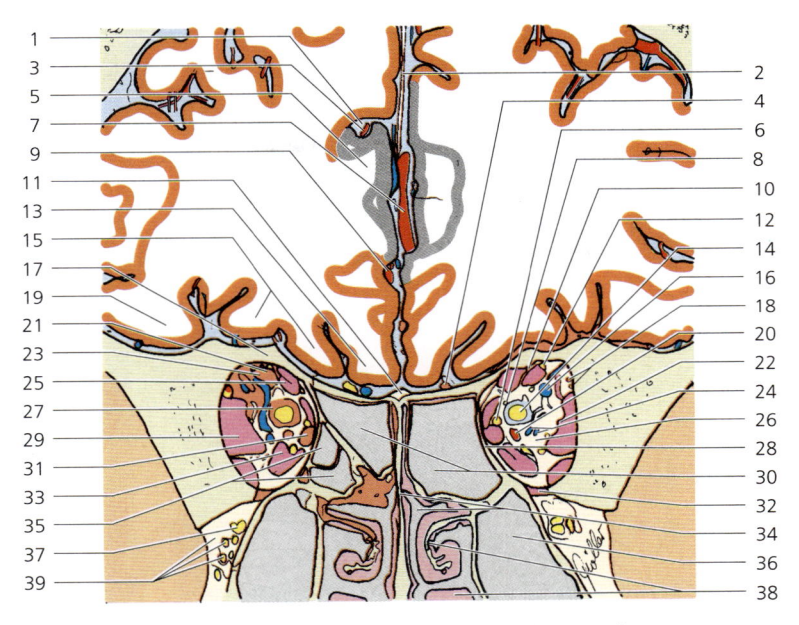

6 Nervo oculomotor, ramo inferior (III)
7 Artéria calosomarginal
8 Nervo nasociliar (ramo do nervo oftálmico, V_1)
9 Artéria polar frontal
10 Nervo troclear (IV)
11 Crista etmoidal (*crista galli*)
12 Nervo frontal (ramo do nervo oftálmico, V_1)
13 Giro reto
14 Nervo óptico (II)
15 Giro fronto-orbital medial
16 Veia oftálmica superior
17 Teto da órbita
18 Artéria e nervo lacrimais (ramo do nervo oftálmico, V_1)
19 Giro fronto-orbital lateral
20 Artéria oftálmica
21 Músculo levantador da pálpebra superior
22 Nervo abducente (VI)
23 Músculo reto superior
24 Veia oftálmica inferior
25 Músculo oblíquo superior
26 Gordura retro-orbital no cone orbital
27 Bainha nervosa dural com líquido subaracnóideo ao redor do nervo óptico
28 Lâmina orbital do etmoide
29 Músculo reto lateral
30 Seio esfenoidal
31 Músculo reto medial
32 Fissura orbitária inferior com músculo orbital
33 Músculo reto inferior
34 Septo e cavidade nasais
35 Células etmoidais
36 Seio maxilar
37 Nervo infraorbital (ramo do nervo maxilar, V_2)
38 Conchas nasais média e inferior
39 Fossa pterigopalatina e gânglio pterigopalatino

158 MRI do Crânio

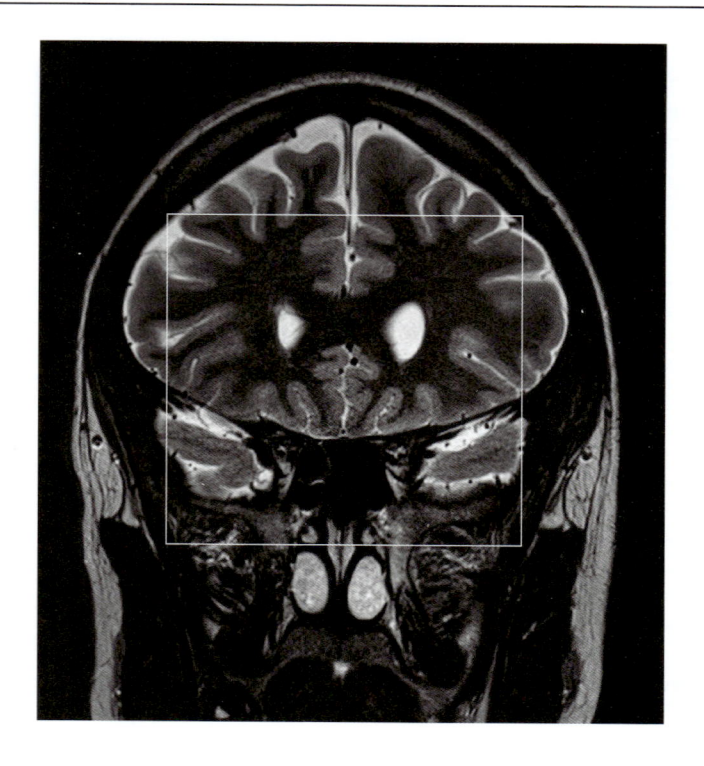

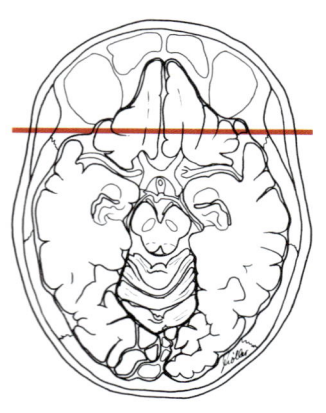

Lobo frontal
Lobo temporal

1 Osso frontal
2 Seio sagital superior
3 Giro frontal superior
4 Foice do cérebro na fissura inter-hemisférica

Coronal

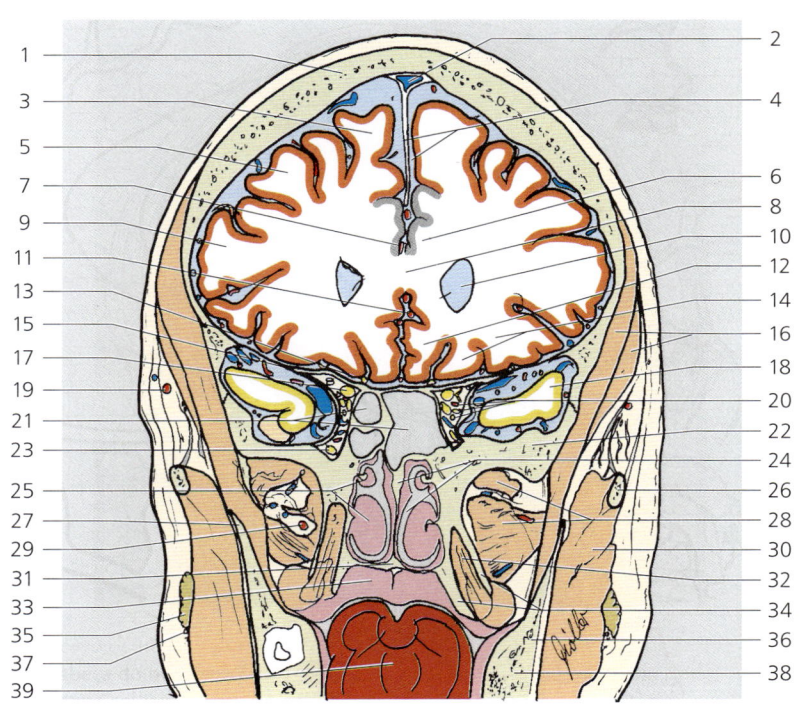

5 Giro frontal médio
6 Giro do cíngulo
7 Artéria pericalosa
8 Corpo caloso (joelho)
9 Giro frontal inferior
10 Ventrículo lateral (corno frontal)
11 Artéria calosomarginal
12 Giro reto
13 Trato olfatório
14 Giros orbitais
15 Esfenoide (asa)
16 Músculo temporal
17 Nervo óptico (II)
18 Lobo temporal (polo)
19 Artéria temporal superficial
20 Nervo oftálmico (V_1), nervo oculomotor (III), nervo abducente (VI)
21 Células etmoidais
22 Osso temporal
23 Nervo maxilar (V_2)
24 Septo e cavidade nasais
25 Conchas nasais média e inferior
26 Arco zigomático
27 Processo coronoide
28 Músculo pterigóideo lateral
29 Artéria maxilar
30 Músculo masseter
31 Maxila (palato duro)
32 Músculo pterigóideo medial
33 Palato mole
34 Processo pterigoide (lâminas medial e lateral)
35 Glândula parótida
36 Artéria, veia e nervo alveolar inferior (ramo do nervo mandibular, V_3) no canal mandibular
37 Ducto parotídeo
38 Ramo da mandíbula
39 Língua

Lobo frontal
Lobo temporal

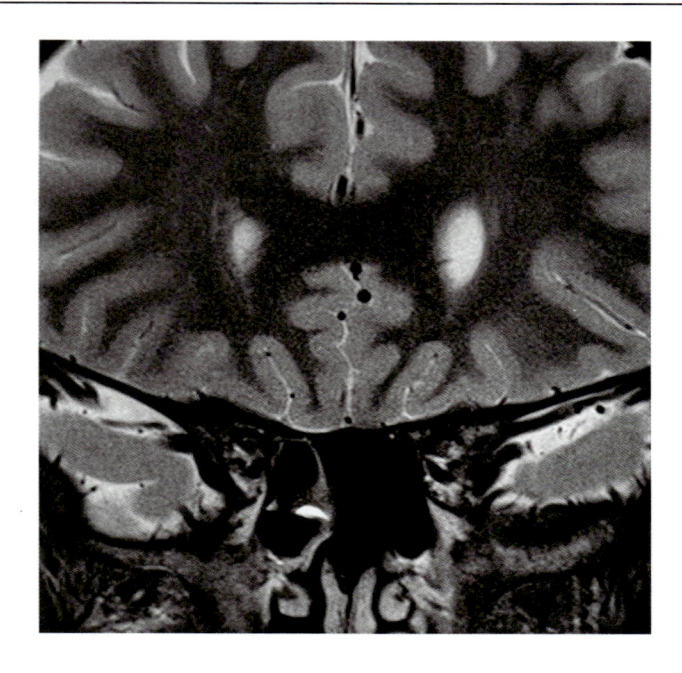

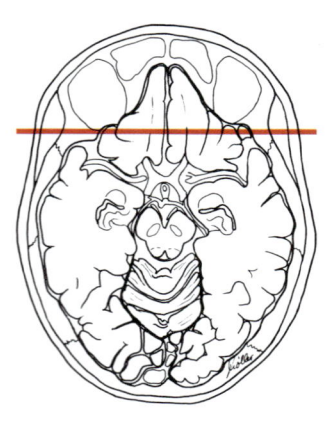

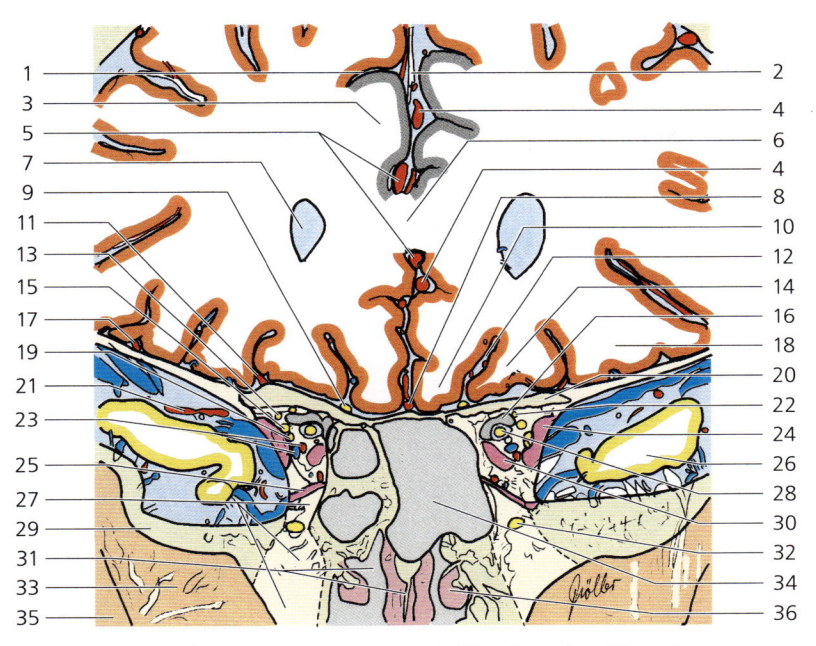

1 Sulco do cíngulo
2 Foice do cérebro na fissura inter-hemisférica
3 Giro do cíngulo
4 Artéria calosomarginal
5 Artéria pericalosa
6 Corpo caloso (joelho)
7 Ventrículo lateral (corno frontal)
8 Artéria polar frontal
9 Trato olfatório
10 Giro reto
11 Artéria frontobasal medial
12 Sulco olfatório
13 Nervo oftálmico (V_1)
14 Giro frontobasal medial
15 Nervo oculomotor (III)
16 Músculo levantador da pálpebra superior e músculo reto superior (inserção do tendão)
17 Artéria frontobasal lateral
18 Giro frontobasal lateral
19 Nervo abducente (VI)
20 Esfenoide (asa menor)
21 Artéria e veia polares temporais
22 Nervo troclear (IV)
23 Artéria e veia oftálmicas
24 Músculo reto lateral
25 Músculo orbital
26 Lobo temporal (polo)
27 Fossa pterigopalatina
28 Nervo óptico (II)
29 Osso temporal
30 Músculo reto medial
31 Septo e cavidade nasais
32 Nervo maxilar (segunda divisão do nervo trigêmeo, V_2)
33 Músculo pterigóideo lateral
34 Seio esfenoidal
35 Músculo temporal
36 Concha nasal média

Lobo frontal
Lobo temporal

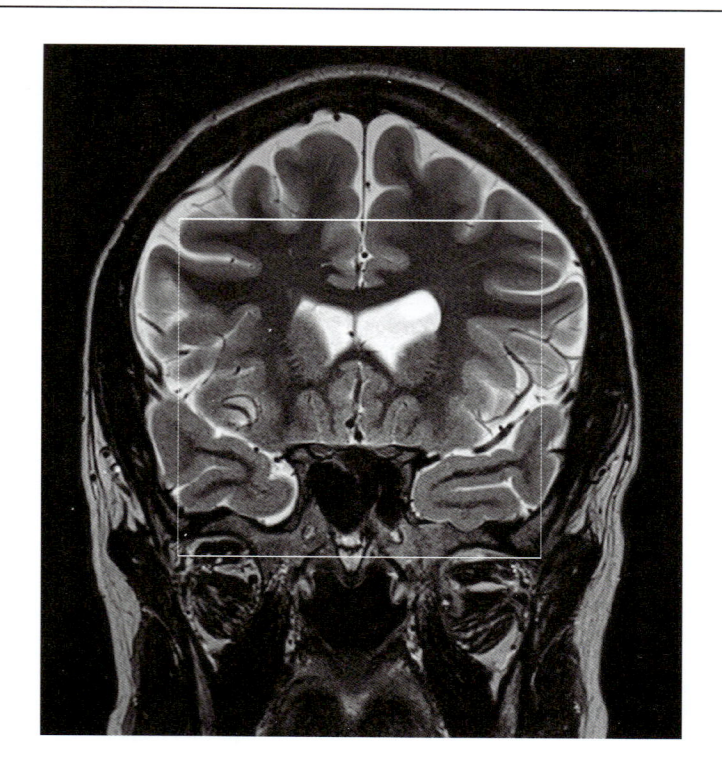

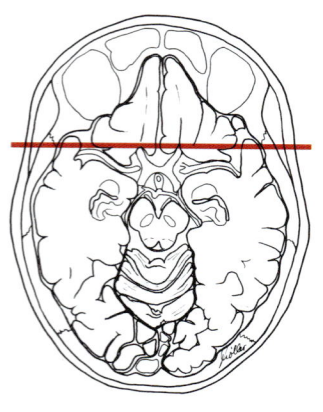

1 Osso frontal
2 Seio sagital superior
3 Giro frontal superior
4 Foice do cérebro na fissura inter-hemisférica
5 Giro frontal médio
6 Artéria calosomarginal ▶

Coronal

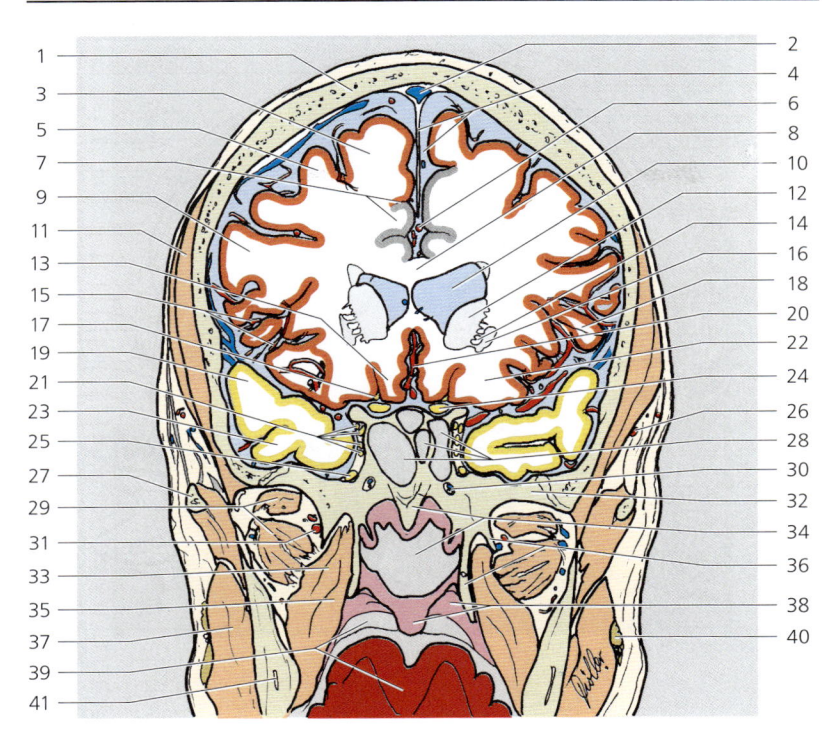

7 Sulco e giro do cíngulo
8 Corpo caloso (tronco)
9 Giro frontal inferior
10 Ventrículo lateral (corno frontal)
11 Músculo temporal
12 Cabeça do núcleo caudado
13 Giro reto
14 Cápsula interna (pilar anterior)
15 Artérias insulares
16 Putame
17 Trato olfatório (I)
18 Opérculo frontal
19 Giro temporal superior
20 Artéria cerebral anterior
21 Nervo troclear (IV), nervo oculomotor (III), nervo oftálmico (V_1), nervo abducente (VI)
22 Giros orbitais
23 Giro temporal médio
24 Nervo óptico (II)
25 Nervo maxilar (V_2)
26 Artéria temporal superficial
27 Arco zigomático
28 Seio esfenoidal
29 Músculo pterigóideo lateral na fossa infratemporal
30 Canal pterigóideo (vidiano)
31 Artéria maxilar
32 Osso temporal
33 Músculo pterigóideo medial
34 Vômer e nasofaringe
35 Músculo tensor do véu palatino
36 Processo pterigoide (lâminas medial e lateral)
37 Músculo masseter
38 Úvula e palato mole
39 Língua e cavidade oral
40 Glândula parótida e ducto parotídeo
41 Ramo da mandíbula com artéria, veia e nervo alveolar inferior (ramo do nervo mandibular, V_3) no canal mandibular

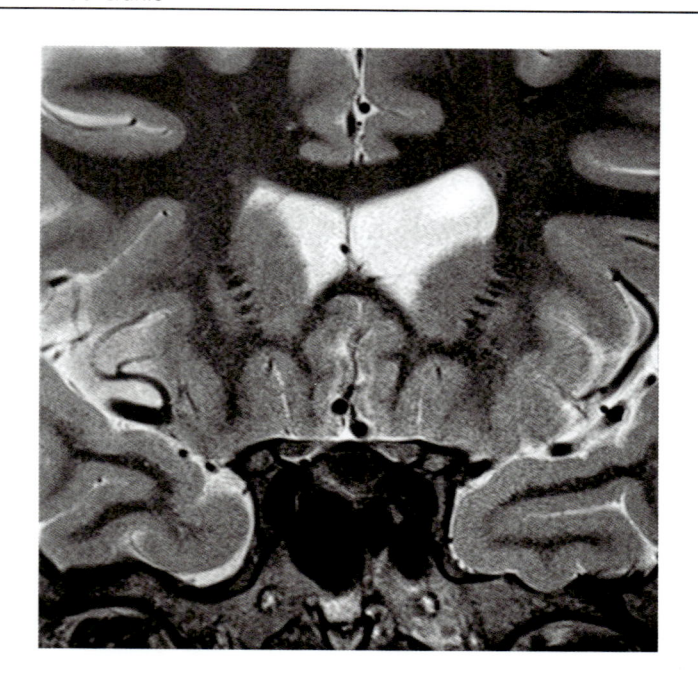

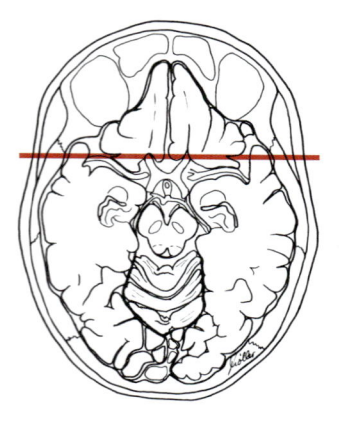

Lobo frontal
Lobo temporal

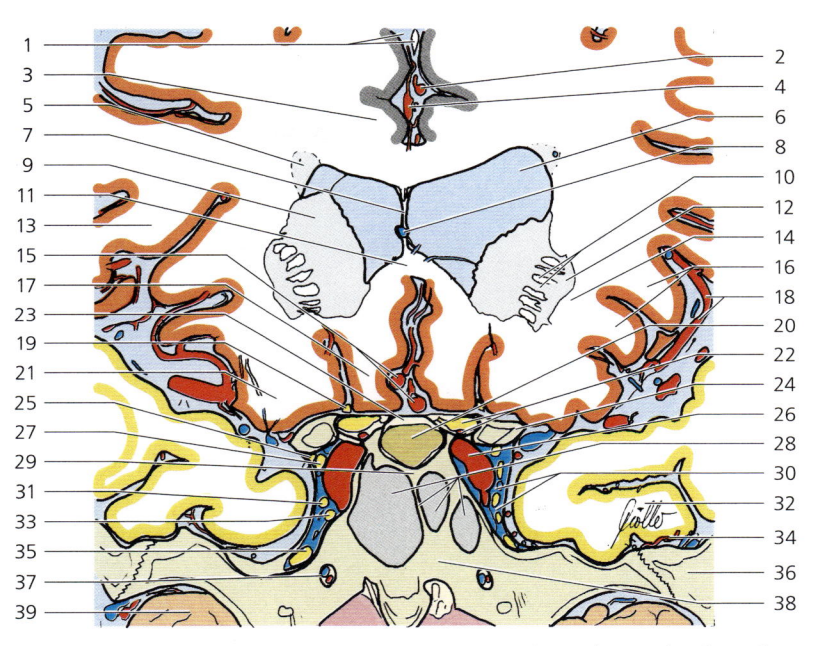

1 Foice do cérebro na fissura inter-hemisférica
2 Artéria calosomarginal
3 Giro do cíngulo
4 Artéria pericalosa
5 Camada subependimária
6 Ventrículo lateral (corno frontal)
7 Septo pelúcido
8 Veia talamoestriada superior
9 Cabeça do núcleo caudado
10 Cápsula interna (pilar anterior com pontes cinzentas)
11 Corpo caloso (joelho)
12 Putâmen
13 Giro frontal inferior (opérculo frontal)
14 Cápsula externa
15 Artéria cerebral anterior, segmento A2
16 Ínsula
17 Giro reto
18 Artérias insulares
19 Trato olfatório (I)
20 Hipófise
21 Giros orbitais (giro orbitofrontal posterior)
22 Nervo óptico (II) com artéria oftálmica no canal óptico
23 Diafragma da sela
24 Processo clinoide anterior
25 Nervo troclear (IV)
26 Artéria carótida interna (sifão)
27 Nervo oculomotor (III)
28 Seio e septo esfenoidais
29 Assoalho da sela (esfenoide)
30 Seio cavernoso
31 Nervo oftálmico (V_1)
32 Giro temporal médio
33 Nervo abducente (VI)
34 Artéria cerebral média (ramo temporal)
35 Nervo maxilar (V_2)
36 Osso parietal
37 Canal pterigóideo (vidiano) com artéria e veia do canal pterigóideo (artéria e veia vidianas)
38 Esfenoide (corpo)
39 Músculo pterigóideo lateral na fossa infratemporal

Lobo frontal
Lobo temporal

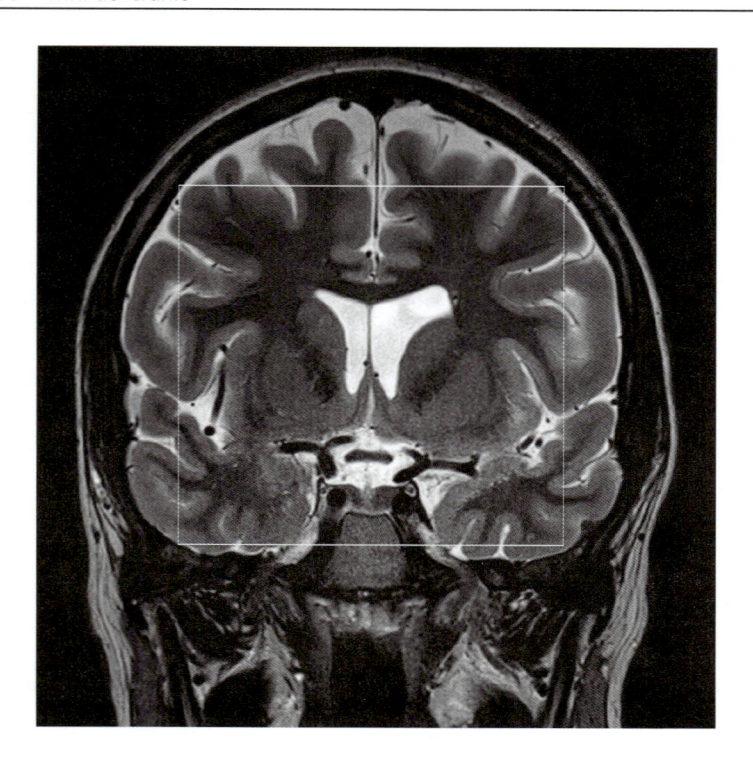

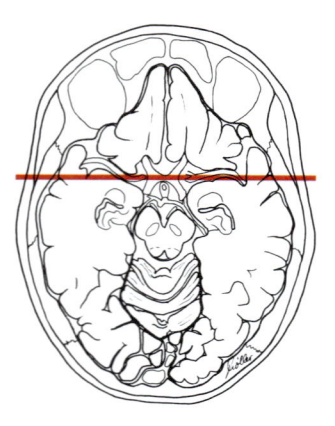

1 Osso frontal
2 Seio sagital superior
3 Foice do cérebro na fissura inter-hemisférica
4 Giro frontal superior
5 Artéria pericalosa e artéria calosomarginal (ramo frontal anteromedial)
6 Giro do cíngulo
7 Corpo caloso (joelho)
8 Giro frontal médio
9 Ventrículo lateral (corno frontal)
10 Septo pelúcido ▶

Coronal

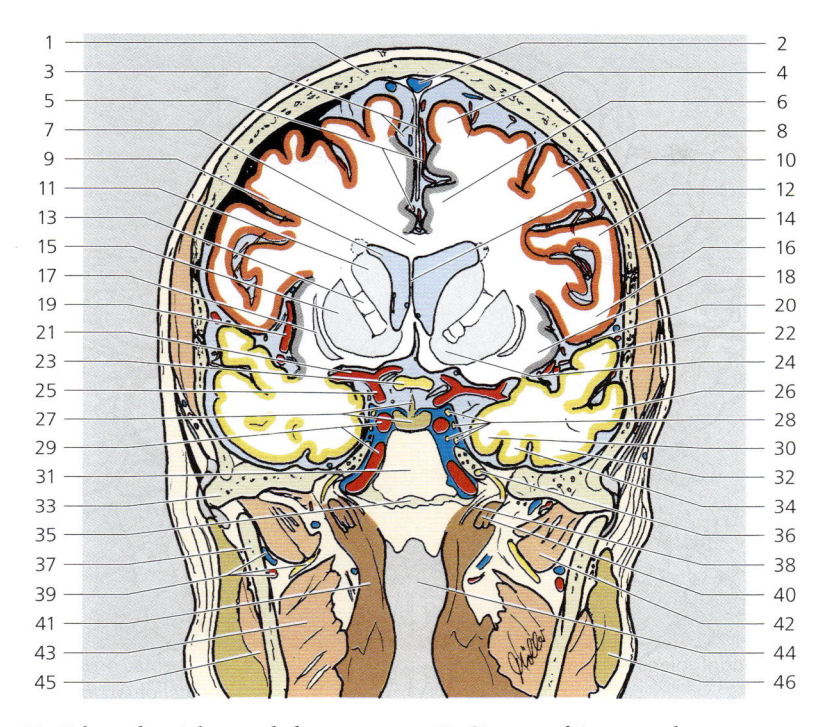

11 Cabeça do núcleo caudado
12 Giro frontal inferior
13 Cápsula interna (pilar anterior)
14 Músculo temporal
15 Putâmen
16 Opérculo temporal
17 Claustro
18 Ínsula
19 Artérias insulares
20 Sulco lateral
21 Artéria cerebral média
22 Giro temporal superior
23 Quiasma óptico
24 *Nucleus accumbens*
25 Artéria carótida interna
26 Giro temporal médio
27 Hipófise com pedículo
28 Nervo troclear (IV), nervo oculomotor (III), nervo oftálmico (V_1), nervo abducente (VI)
29 Artéria carótida interna (sifão)
30 Giro para-hipocampal
31 Clivo
32 Giro temporal inferior
33 Osso temporal (processo zigomático)
34 Giro occipitotemporal lateral
35 Esfenoide (corpo)
36 Gânglio trigêmeo (V) no cavo trigeminal
37 Mandíbula
38 Tuba auditiva (de Eustáquio)
39 Artéria, veia e nervo mandibulares (V_3)
40 Músculo levantador do véu palatino
41 Músculo constritor da faringe
42 Músculo pterigóideo lateral
43 Músculo pterigóideo medial
44 Faringe
45 Músculo masseter
46 Glândula parótida

Lobo frontal
Lobo temporal

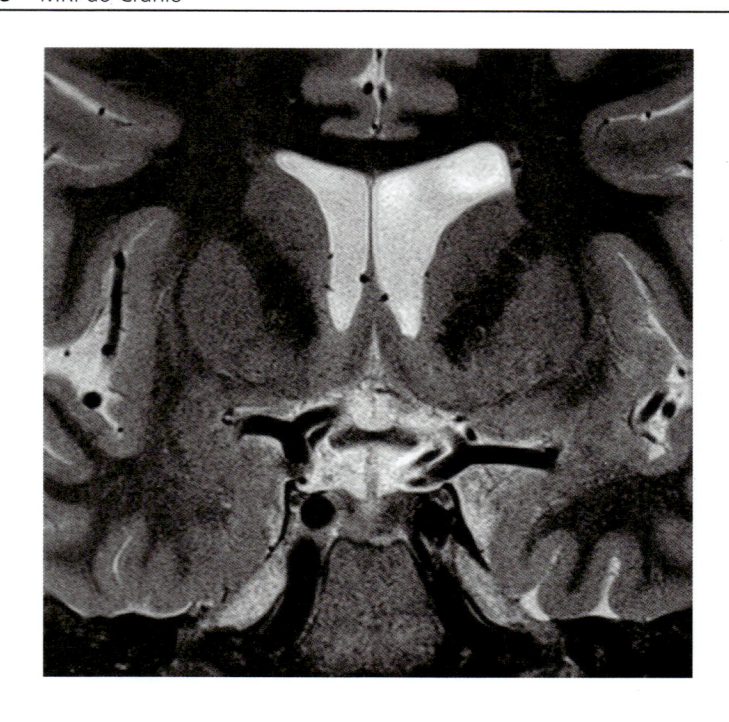

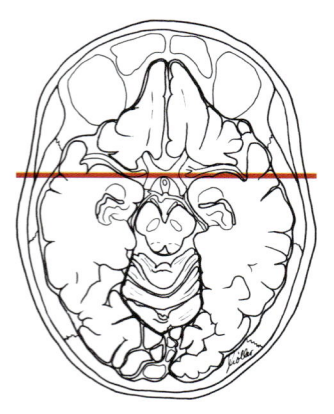

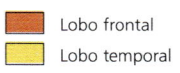

Coronal

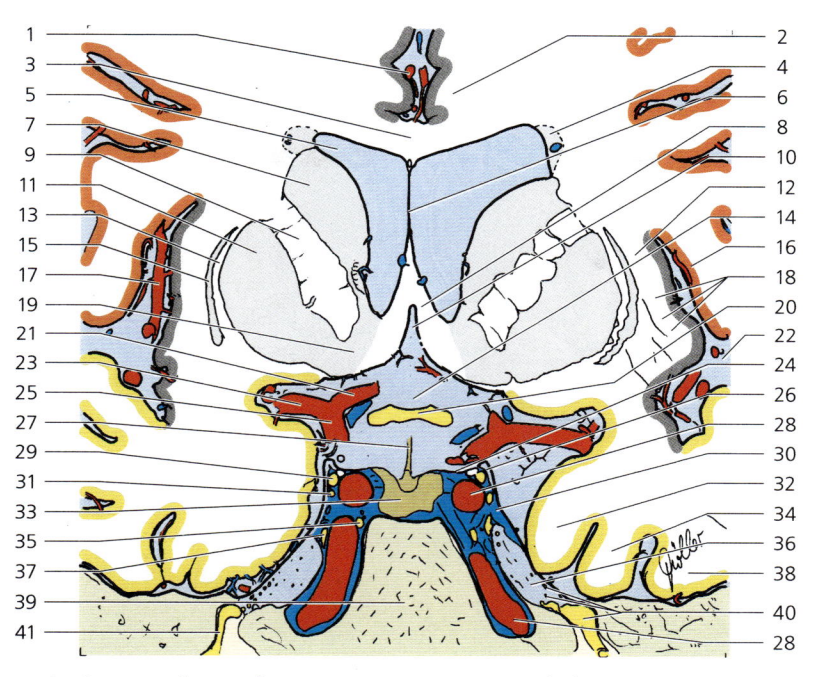

1. Artéria pericalosa na fissura inter-hemisférica
2. Giro do cíngulo
3. Corpo caloso (tronco)
4. Camada subependimária
5. Ventrículo lateral (corno frontal)
6. Septo pelúcido
7. Cabeça do núcleo caudado
8. Fórnix pré-comissural
9. Cápsula interna (pilar anterior)
10. Fissura inter-hemisférica (cisterna da lâmina terminal)
11. Putâmen
12. Cápsula extrema
13. Cápsula externa
14. Cisterna quiasmática
15. Claustro
16. Opérculo frontal
17. Artérias insulares
18. Ínsula
19. *Nucleus accumbens*
20. Quiasma óptico
21. Artéria cerebral anterior, segmento A1
22. Cisterna da fossa cerebral lateral
23. Artéria cerebral média, segmento M1
24. Diafragma da sela
25. Artéria carótida interna
26. Processo clinoide posterior
27. Infundíbulo
28. Artéria carótida interna (sifão)
29. Nervo oculomotor (III)
30. Seio cavernoso
31. Nervo troclear (IV)
32. Giro para-hipocampal
33. Hipófise
34. Giro occipitotemporal lateral
35. Nervo oftálmico (V_1)
36. Cavo trigeminal (de Meckel)
37. Nervo abducente (VI)
38. Giro temporal inferior
39. Clivo
40. Gânglio trigêmeo (V_1, de Gasser) com fascículos
41. Nervo mandibular (V_3) no forame oval

Lobo frontal
Lobo temporal
Ponte

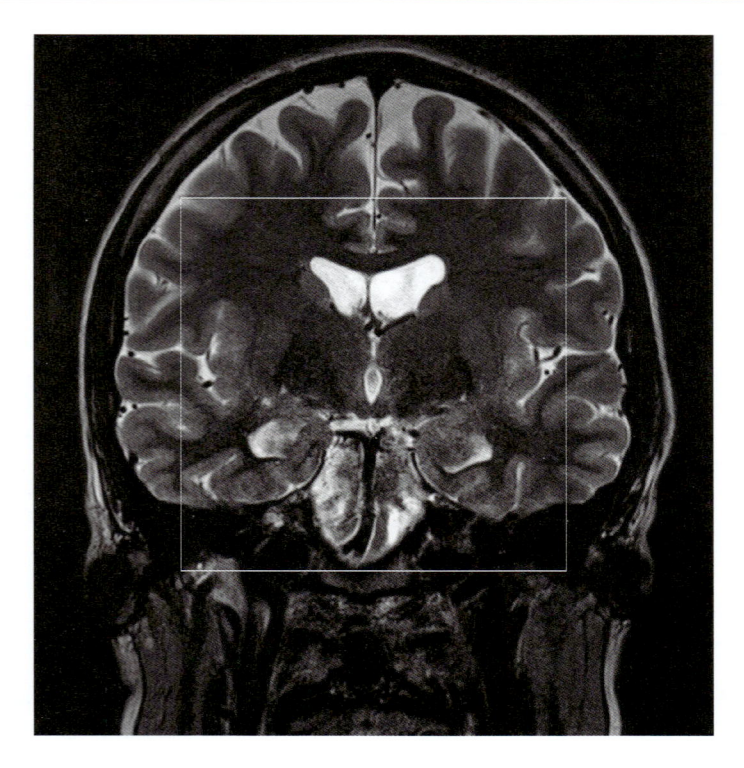

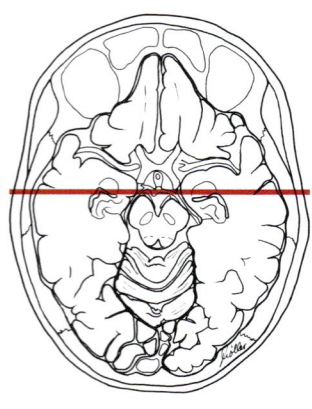

1 Osso parietal e sutura sagital
2 Seio sagital superior
3 Foice do cérebro na fissura inter-hemisférica
4 Giro frontal superior
5 Giro do cíngulo
6 Giro frontal médio
7 Corpo caloso (tronco)
8 Centro semioval
9 Corpo do núcleo caudado
10 Ventrículo lateral (corno frontal)
11 Forame interventricular (Monro) ▶

Coronal

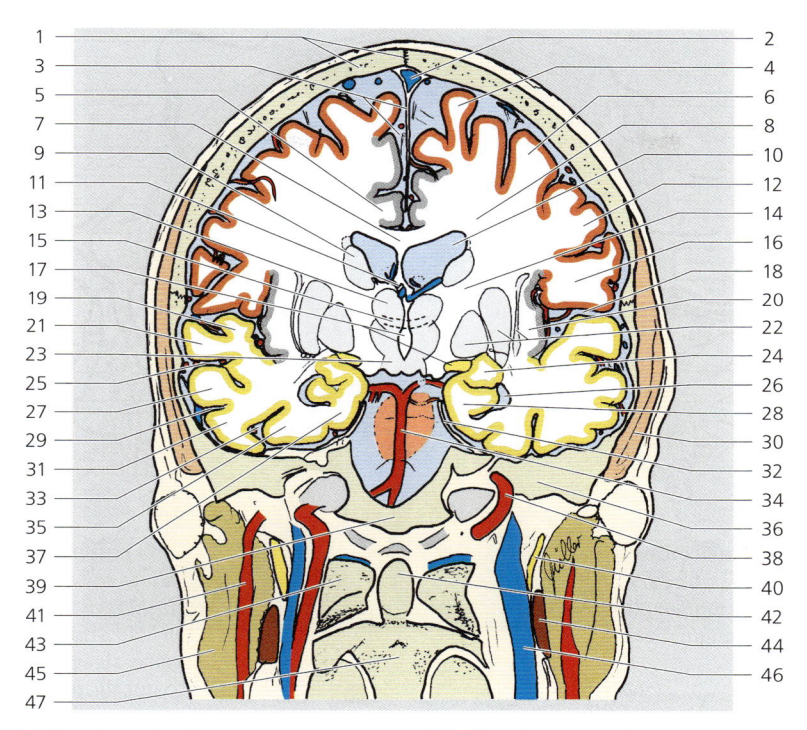

12 Giro frontal inferior
13 Tálamo
14 Cápsula interna (joelho)
15 Comissura anterior
16 Opérculo frontal
17 Terceiro ventrículo e trato óptico
18 Sulco lateral
19 Giro temporal transverso (de Heschl)
20 Ínsula
21 Giro temporal superior
22 Gânglios basais (núcleo lentiforme)
23 Corpo mamilar e hipotálamo
24 Tonsila
25 Sulco temporal superior
26 Ventrículo lateral (corno temporal)
27 Giro temporal médio
28 Hipocampo
29 Sulco temporal inferior
30 Músculo temporal
31 Giro temporal inferior
32 Tentório do cerebelo
33 Sulco occipitotemporal
34 Artéria basilar
35 Giro occipitotemporal lateral
36 Osso temporal
37 Giro para-hipocampal
38 Artéria carótida interna (sifão)
39 Osso occipital (parte basilar), clivo
40 Processo estiloide
41 Artéria carótida externa
42 Dente do áxis
43 Atlas (massa lateral)
44 Músculo digástrico (ventre posterior)
45 Glândula parótida
46 Veia jugular interna
47 Áxis

172 MRI do Crânio

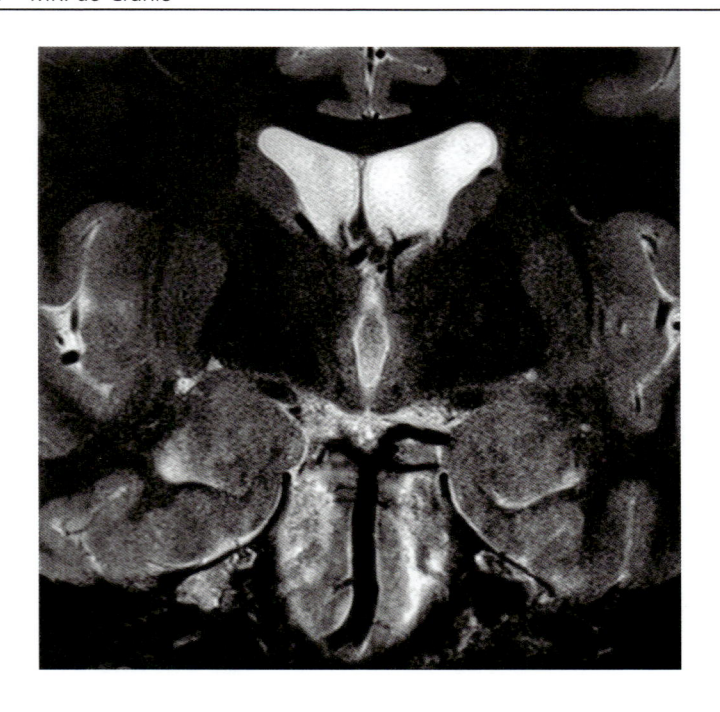

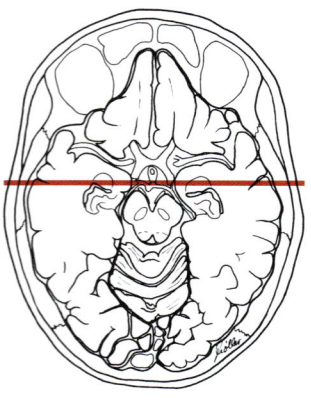

Lobo frontal
Lobo temporal

1 Giro do cíngulo
2 Fissura inter-hemisférica
3 Camada subependimária
4 Artéria pericalosa
5 Ventrículo lateral (corno frontal)
6 Corpo caloso (tronco)
7 Corpo do núcleo caudado
8 Septo pelúcido
9 Veia talamoestriada superior
10 Fórnix

Coronal

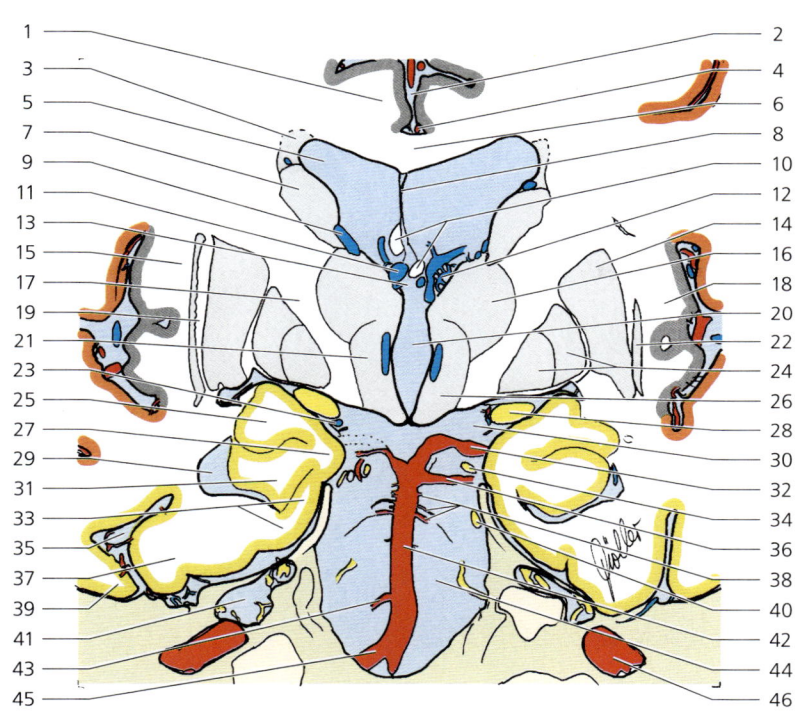

11 Veia cerebral interna
12 Plexo corióideo
13 Forame interventricular (Monro)
14 Putâmen
15 Cápsula extrema
16 Tálamo (núcleo ventral anterior)
17 Cápsula interna (joelho)
18 Ínsula
19 Cápsula externa
20 Terceiro ventrículo e fórnix (coluna)
21 Hipotálamo
22 Claustro
23 Veia basilar
24 Globo pálido, segmentos lateral e medial
25 Corpo amigdaloide
26 Corpo mamilar
27 Unco (giro para-hipocampal)
28 Trato óptico
29 Ventrículo lateral (corno temporal)
30 Cisterna ambiente
31 Pé do hipocampo
32 Artéria cerebral posterior
33 Giro para-hipocampal
34 Nervo oculomotor (III)
35 Sulco occipitotemporal
36 Artéria cerebelar superior
37 Giro occipitotemporal lateral
38 Perfurantes da artéria basilar
39 Giro temporal inferior
40 Nervo troclear (IV)
41 Nervo trigêmeo (gânglio, V) no cavo trigeminal (de Meckel)
42 Artéria basilar
43 Artéria cerebelar inferior anterior (AICA)
44 Cisterna pontina
45 Artéria vertebral
46 Artéria carótida interna (sifão)

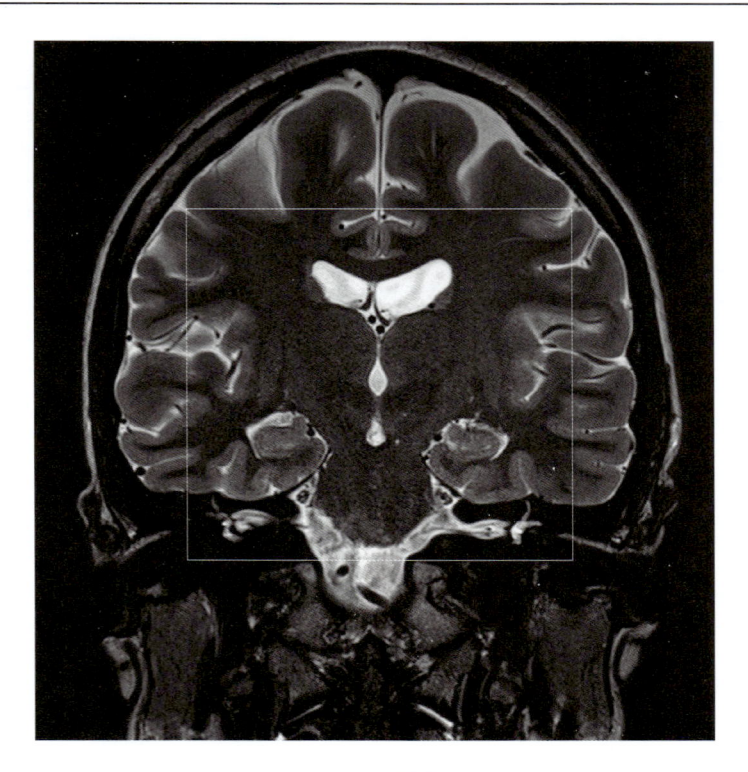

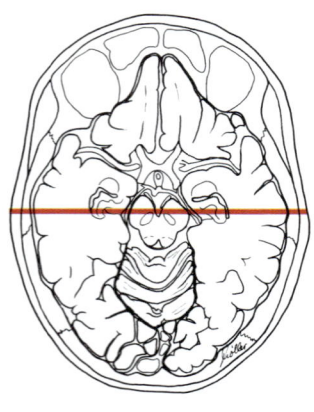

Lobo frontal
Lobo temporal
Lobo parietal
Mesencéfalo
Ponte

1 Osso parietal
2 Seio sagital superior
3 Giro frontal superior
4 Foice do cérebro
5 Giro do cíngulo
6 Giro pré-central
7 Centro semioval
8 Ventrículo lateral
9 Corpo caloso (tronco)
10 Sulco central
11 Núcleo caudado (corpo)

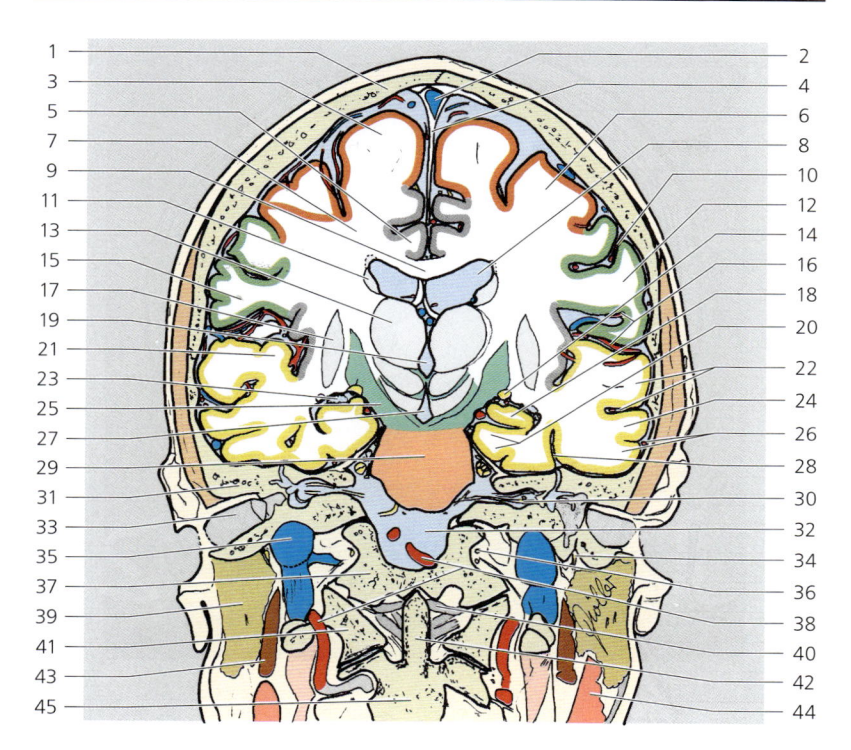

12 Giro pós-central
13 Tálamo
14 Nervo óptico (II)
15 Opérculo parietal
16 Artérias insulares no sulco lateral
17 Gânglios basais (núcleo lentiforme)
18 Tonsila
19 Terceiro ventrículo
20 Hipocampo e giro para-hipocampal
21 Giro temporal transverso (de Heschl)
22 Giro e sulco temporal superior
23 Ventrículo lateral (corno temporal) com plexo corióideo
24 Giro temporal médio
25 Pedúnculo cerebral
26 Giro e sulco temporal inferior
27 Cisterna interpeduncular
28 Sulco occipitotemporal
29 Ponte
30 Nervo vestibulococlear (VIII) e nervo facial (VII) no meato acústico interno
31 Osso temporal
32 Cisterna pré-pontina
33 Meato acústico externo
34 Nervo facial (VII)
35 Veia jugular interna
36 Nervo hipoglosso (XII)
37 Osso occipital (côndilo)
38 Artéria vertebral
39 Glândula parótida
40 Ligamento transverso do atlas
41 Atlas (massa lateral)
42 Dente do áxis
43 Músculo digástrico (ventre posterior)
44 Músculo esternoclidomastóideo
45 Áxis

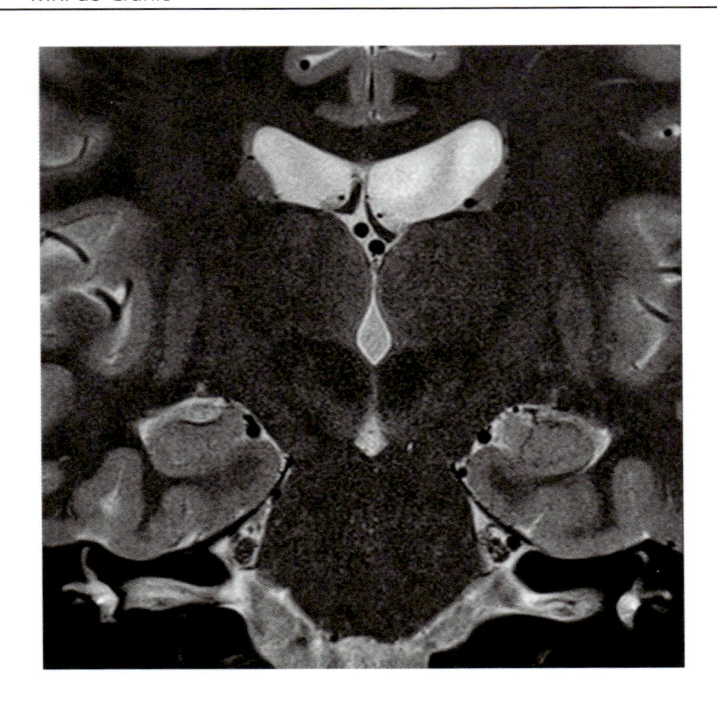

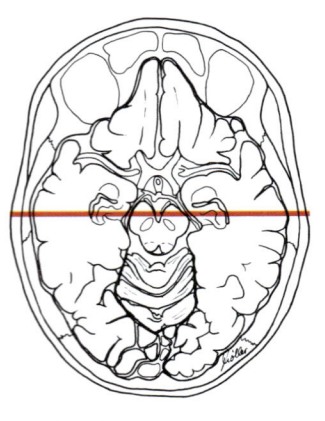

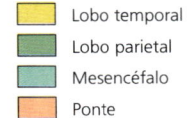

Lobo temporal
Lobo parietal
Mesencéfalo
Ponte

1 Giro do cíngulo
2 Artéria pericalosa
3 Corpo caloso (tronco)
4 Septo pelúcido
5 Fórnix (pilar)
6 Camada subependimária
7 Núcleo caudado (corpo)
8 Ventrículo lateral
9 Veia cerebral interna

Coronal

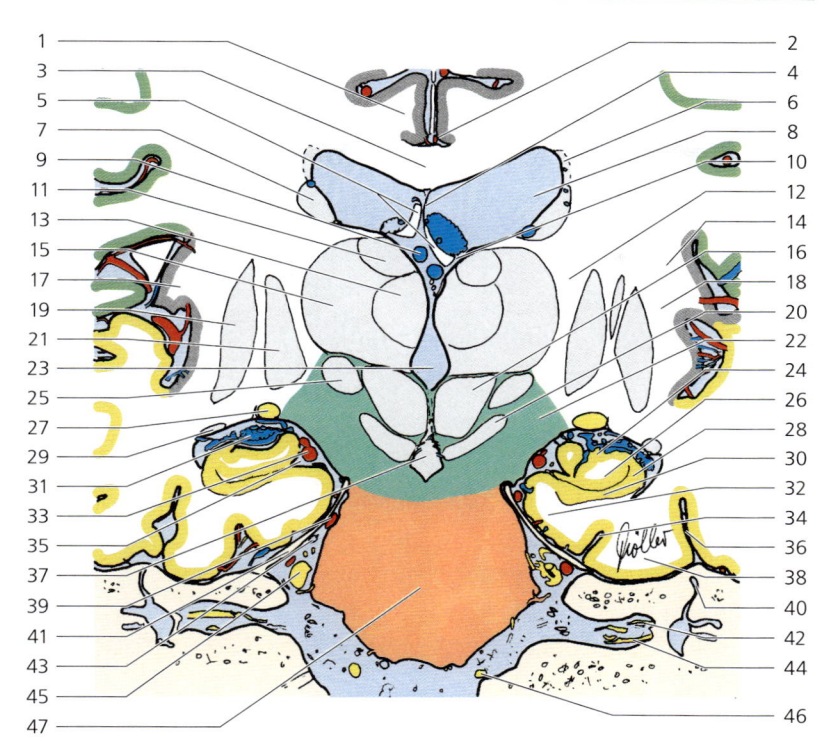

10 Forame interventricular (Monro)
11 Tálamo (núcleo anterior)
12 Cápsula interna (pilar posterior)
13 Tálamo (núcleo medial)
14 Cápsula externa
15 Tálamo (núcleo ventral lateral)
16 Núcleo vermelho
17 Ínsula
18 Cápsula extrema
19 Claustro
20 Substância negra
21 Putâmen
22 Pedúnculo cerebral
23 Terceiro ventrículo
24 Hipocampo (corno de Ammon)
25 Núcleo subtalâmico
26 Giro denteado
27 Trato óptico (I)
28 Hipocampo (álveo)
29 Núcleo caudado (cauda)
30 Subículo
31 Ventrículo lateral (corno temporal)
32 Giro para-hipocampal
33 Artéria cerebral posterior
34 Sulco colateral
35 Sulco hipocampal
36 Sulco occipitotemporal
37 Cisterna interpeduncular
38 Giro occipitotemporal lateral
39 Artéria cerebelar superior
40 Canal semicircular superior
41 Tentório do cerebelo
42 Nervo facial (VII)
43 Nervo troclear (IV)
44 Nervo vestibulotroclear (VIII) no meato acústico interno
45 Nervo trigêmeo (V)
46 Nervo abducente (VI)
47 Ponte

178 MRI do Crânio

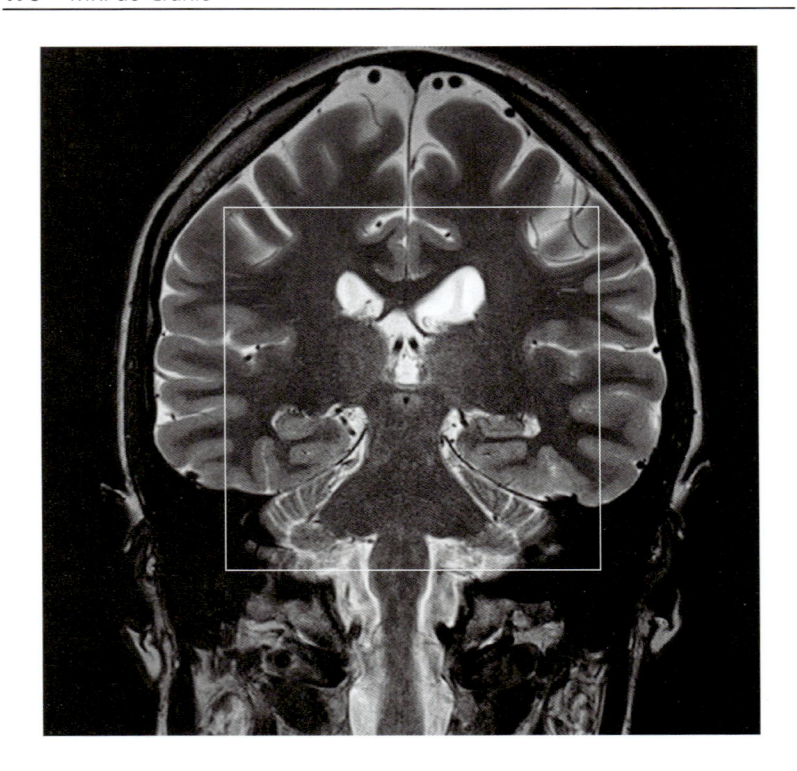

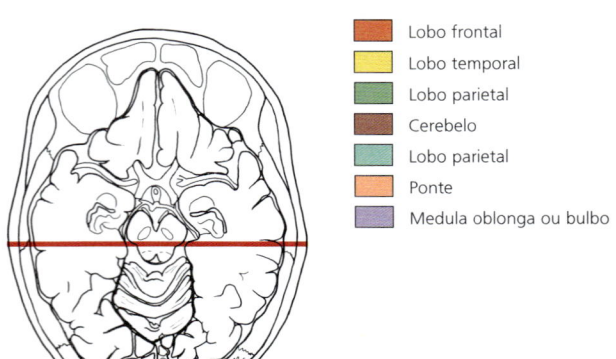

Lobo frontal
Lobo temporal
Lobo parietal
Cerebelo
Lobo parietal
Ponte
Medula oblonga ou bulbo

1 Osso parietal
2 Seio sagital superior
3 Giro frontal superior
4 Fissura inter-hemisférica e foice do cérebro
5 Lobo paracentral
6 Giro do cíngulo
7 Giro pré-central ▶

Coronal

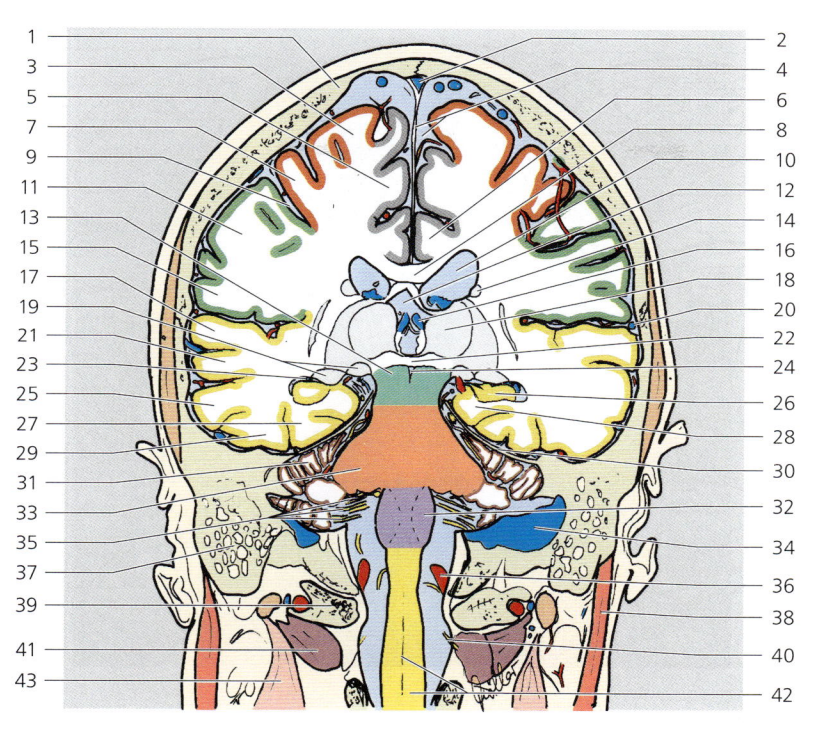

8 Corpo caloso
9 Sulco central
10 Ventrículo lateral
11 Giro pós-central
12 Terceiro ventrículo
13 Pilar do cérebro
14 Núcleo caudado
15 Giro frontal inferior
16 Veia cerebral interna
17 Giro temporal transverso
18 Tálamo
19 Corpos geniculados medial e lateral
20 Sulco lateral do cérebro (fissura de Silvio)
21 Giro temporal superior
22 Comissura anterior
23 Ventrículo lateral (corno temporal)
24 Cisterna interpeduncular
25 Giro temporal medial
26 Hipocampo
27 Giro occipitotemporal lateral
28 Giro para-hipocampal
29 Giro temporal inferior
30 Tentório do cerebelo
31 Lobo anterior do cerebelo
32 Núcleo olivar inferior
33 Pedúnculo cerebelar médio
34 Seio sigmóideo
35 Nervo facial (VII), nervo vestibulotroclear (VIII), nervo glossofaríngeo (IX)
36 Artéria e veia vertebral
37 Processo mastoide com células mastóideas
38 Músculo esternoclidomastóideo
39 Atlas (massa lateral)
40 Gânglio espinal (C2)
41 Músculo oblíquo inferior da cabeça
42 Medula espinal com fissura mediana
43 Músculo levantador da escápula

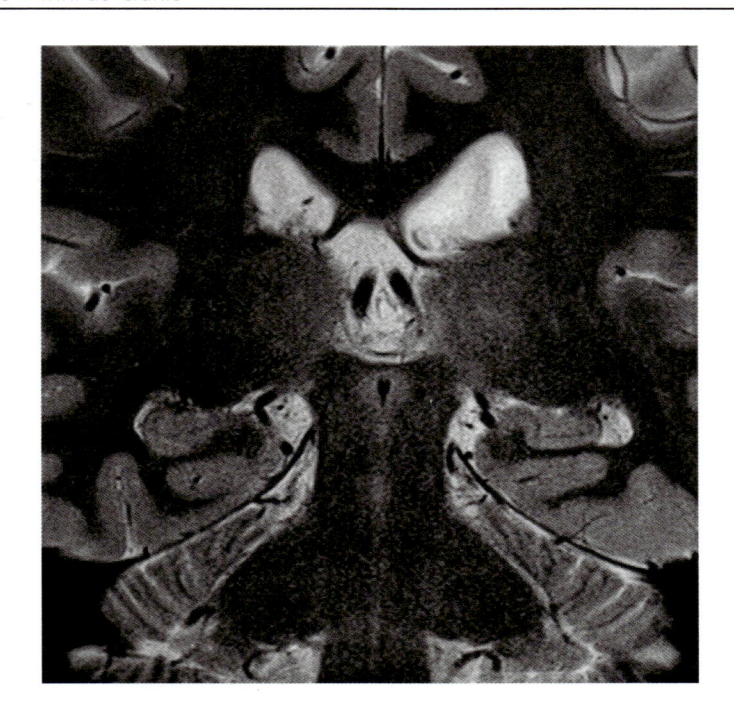

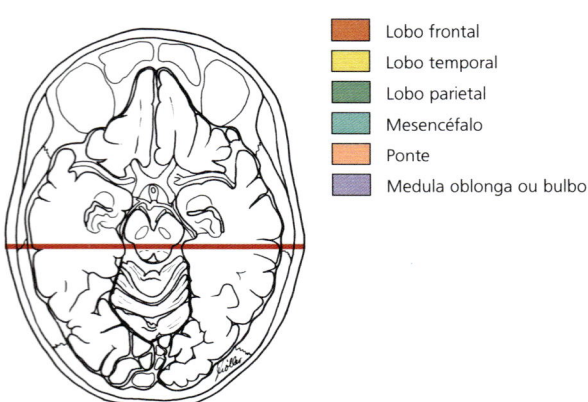

Lobo frontal
Lobo temporal
Lobo parietal
Mesencéfalo
Ponte
Medula oblonga ou bulbo

1 Giro do cíngulo
2 Artéria pré-cuneal no sulco do cíngulo
3 Corpo caloso (tronco)
4 Ventrículo lateral
5 Fórnix (pilar)
6 Terceiro ventrículo
7 Núcleo caudado (corpo)
8 Veia cerebral interna
9 Tálamo (núcleo medial)
10 Recesso suprapineal
11 Tálamo (núcleos ventrais)
12 Glândula pineal

Coronal

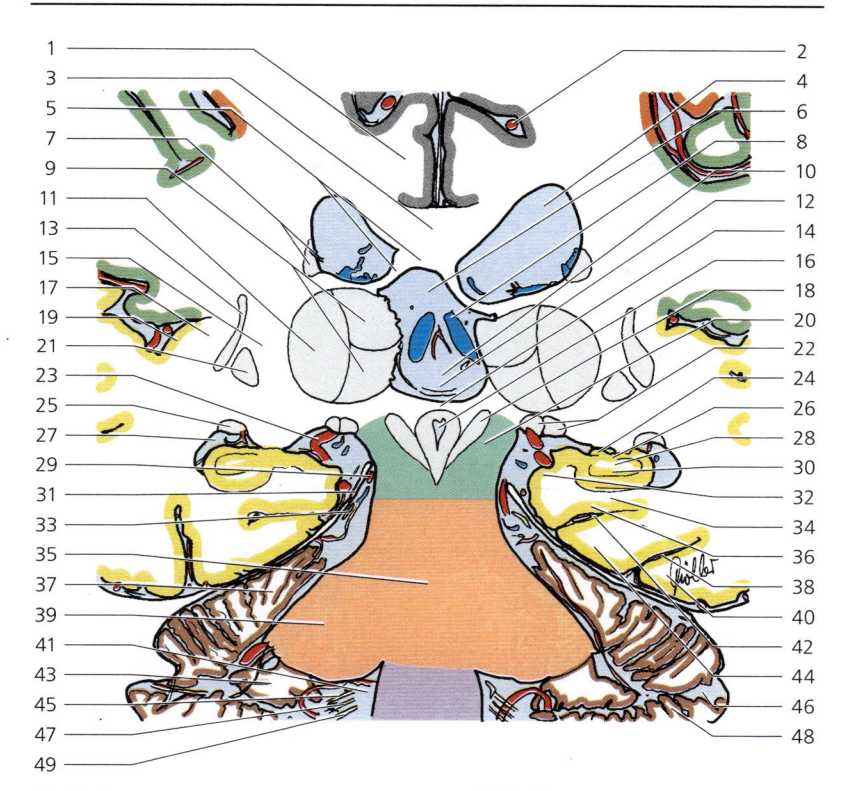

13 Putâmen
14 Comissura posterior
15 Cápsula interna (pilar posterior)
16 Aqueduto do mesencéfalo (ádito)
17 Cápsula externa
18 Substância negra
19 Ínsula
20 Pedúnculo cerebral
21 Globo pálido
22 Corpos geniculados medial e lateral
23 Artéria cerebral posterior na cisterna ambiente
24 Hipocampo (fímbria)
25 Núcleo caudado (cauda)
26 Hipocampo (álveo)
27 Ventrículo lateral (corno temporal)
28 Hipocampo (corno de Ammon)
29 Artéria cerebelar superior
30 Giro denteado
31 Tentório do cerebelo
32 Subículo
33 Nervo troclear (IV)
34 Substância branca colateral
35 Ponte
36 Giro para-hipocampal
37 Lobo anterior do cerebelo
38 Sulco occipitotemporal
39 Pedúnculo cerebelar médio
40 Giro temporal inferior
41 Cisterna pontocerebelar
42 Sulco colateral
43 Flóculo
44 Giro occipitotemporal lateral
45 Nervo facial (VII) com nervo intermediário
46 Fissura horizontal
47 Nervo vestibulococlear (VIII)
48 Lobo caudal (posterior) do cerebelo
49 Nervo glossofaríngeo (IX) e nervo vago (X)

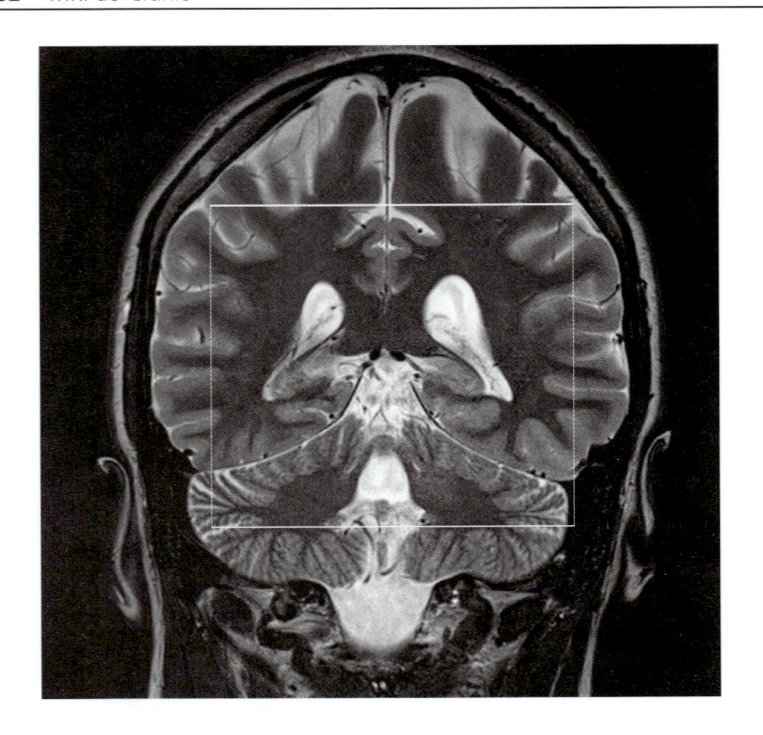

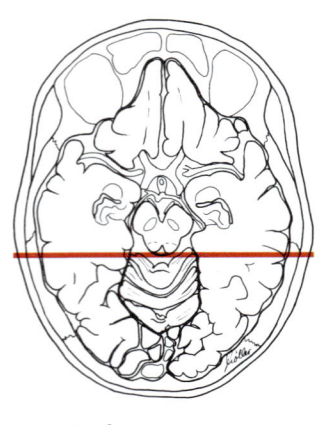

Lobo frontal
Lobo temporal
Lobo parietal
Lobo occipital
Cerebelo

1 Osso parietal
2 Seio sagital superior e sutura sagital
3 Giro frontal superior
4 Lobo paracentral
5 Fissura inter-hemisférica e foice do cérebro
6 Giro pré-central
7 Pré-cúneo
8 Sulco central
9 Corpo caloso
10 Giro pós-central
11 Veia cerebral interna
12 Giro supramarginal
13 Glândula pineal

Coronal

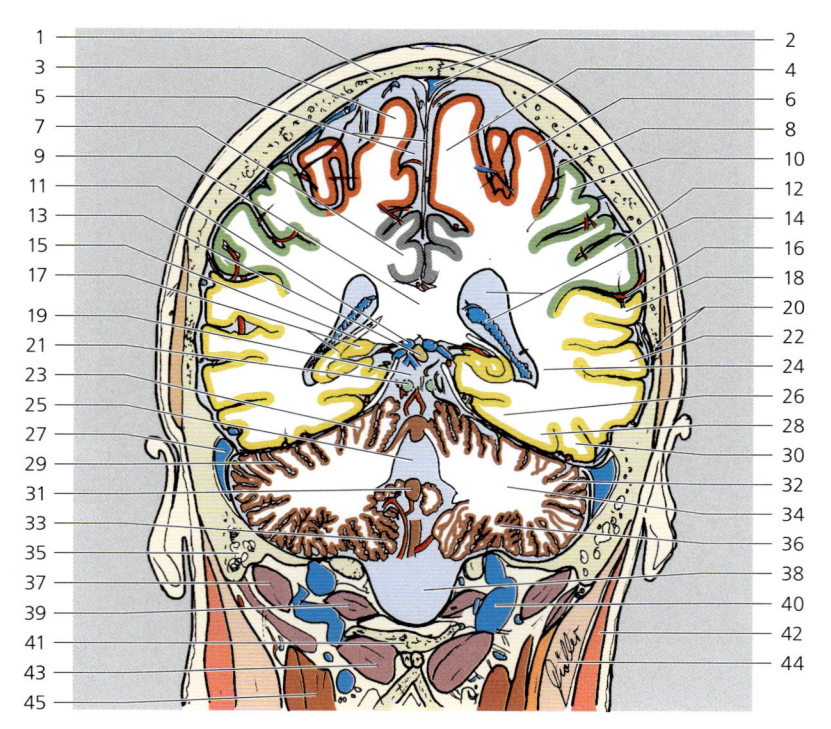

14 Ventrículo lateral (trígono) com plexo corióideo
15 Fórnix
16 Sulco lateral
17 Hipocampo
18 Giro temporal superior
19 Cisterna quadrigêmea
20 Músculo temporal e sutura escamosa
21 Colículo superior da lâmina quadrigêmea
22 Giro temporal médio
23 Cerebelo (lobo anterior, lóbulo quadrangular)
24 Radiação óptica
25 Quarto ventrículo
26 Giro occipitotemporal medial
27 Seio transverso
28 Giro occipitotemporal lateral
29 Fissura superior posterior
30 Giro temporal inferior
31 Verme cerebelar (superior)
32 Cerebelo (lobo posterior, lóbulo semilunar superior)
33 Tonsila cerebelar
34 Substância branca do cerebelo
35 Osso temporal (processo mastoide com células mastóideas)
36 Cerebelo (lobo posterior, lóbulo semilunar inferior)
37 Músculo oblíquo superior da cabeça
38 Cisterna cerebelobulbar (cisterna magna)
39 Músculo reto maior posterior da cabeça
40 Veia cervical profunda
41 Atlas (arco posterior)
42 Músculo esternoclidomastóideo
43 Músculo oblíquo inferior da cabeça
44 Músculo esplênio da cabeça
45 Músculo semiespinal da cabeça

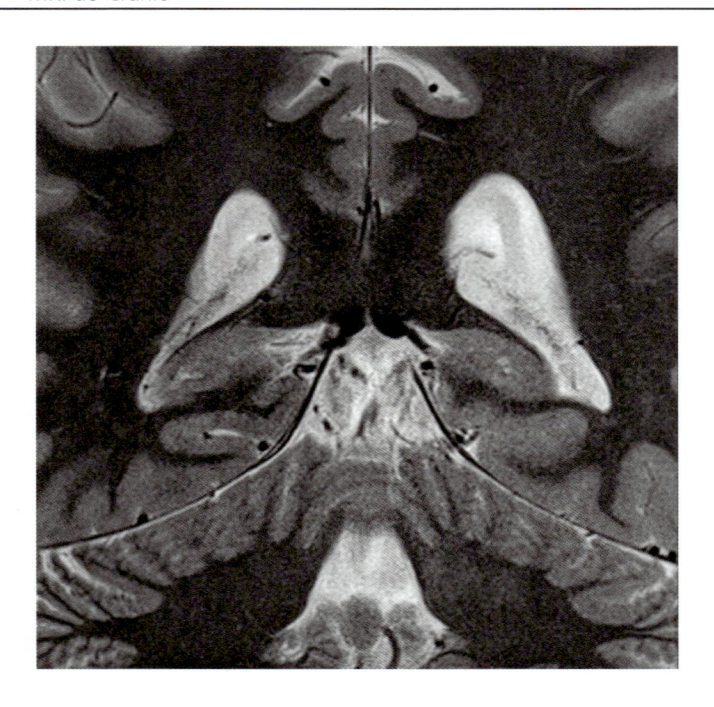

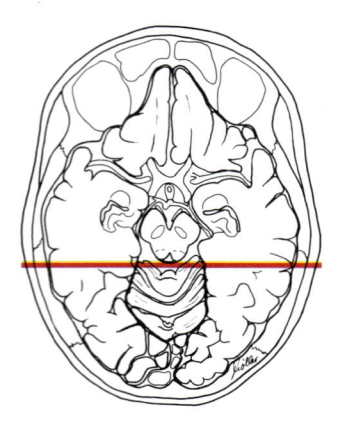

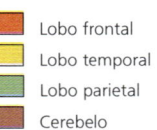

Lobo frontal
Lobo temporal
Lobo parietal
Cerebelo

Coronal

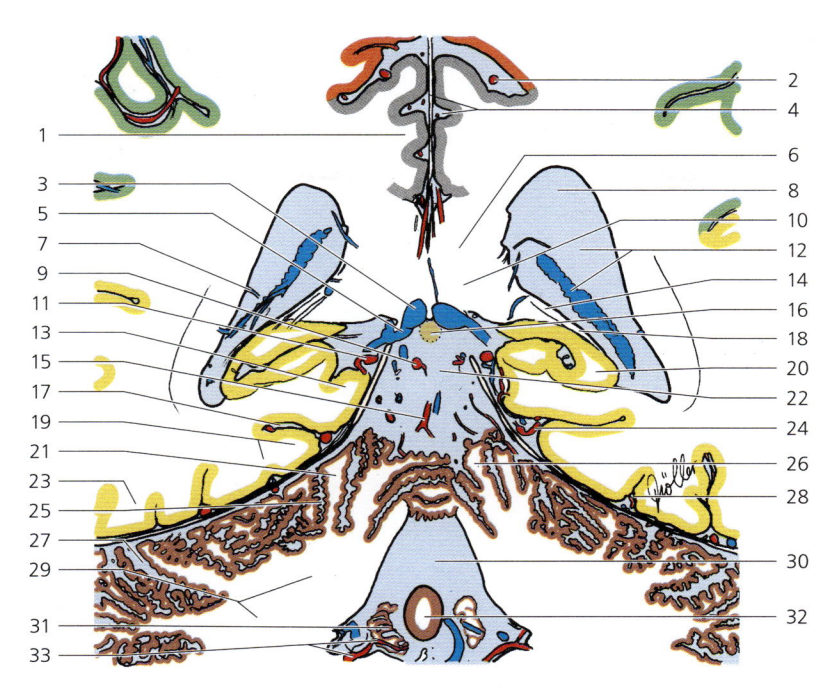

1 Giro do cíngulo
2 Artéria pré-cuneal no sulco do cíngulo
3 Veia cerebral interna
4 Fissura inter-hemisférica e foice do cérebro
5 Veia basal (de Rosenthal)
6 Corpo caloso (esplênio)
7 Veia talamoestriada superior
8 Ventrículo lateral (trígono)
9 Artéria cerebelar superior
10 Comissura (do hipocampo)
11 Artéria occipital medial
12 Plexo corióideo no ventrículo lateral
13 Giro para-hipocampal
14 Fórnix (pilar)
15 Artéria cerebelar superior
16 Glândula pineal
17 Sulco colateral
18 Hipocampo (fímbria)
19 Giro occipitotemporal lateral
20 Hipocampo (cauda)
21 Lobo anterior do cerebelo (lóbulo quadrangular)
22 Cisterna da lâmina do teto do mesencéfalo (quadrigêmea)
23 Giro temporal inferior
24 Artéria occipital lateral
25 Fissura primária
26 Verme do lobo anterior do cerebelo
27 Fissura superior posterior
28 Sulco occipitotemporal
29 Pedúnculo cerebelar médio e substância branca cerebelar
30 Quarto ventrículo
31 Tonsila cerebelar
32 Verme cerebelar (úvula)
33 Artéria cerebelar inferior posterior (PICA)

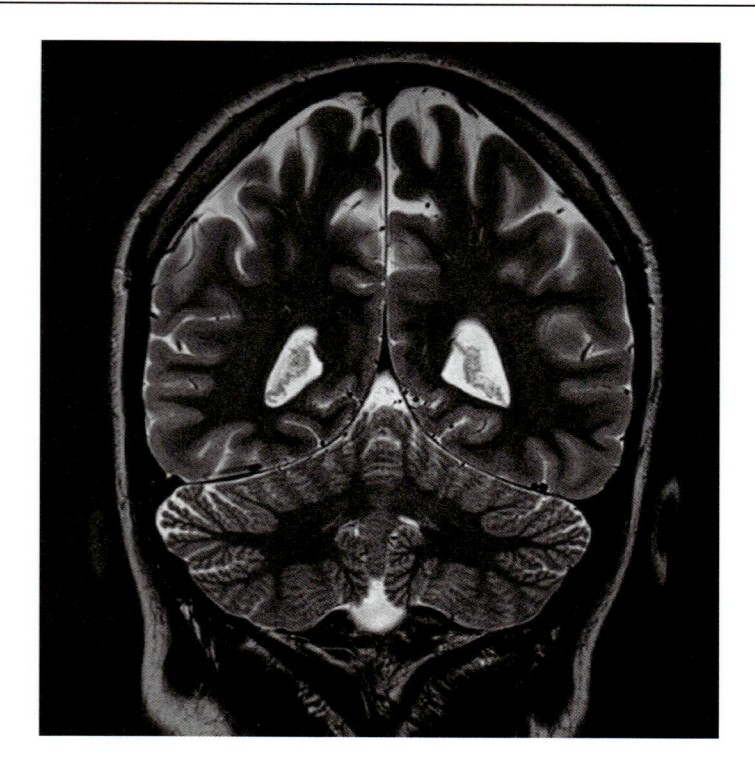

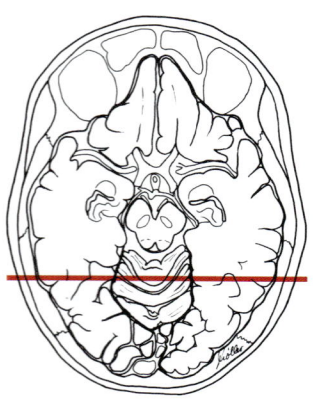

Lobo frontal
Lobo temporal
Lobo parietal
Cerebelo

1 Osso parietal e sutura sagital
2 Seio sagital superior
3 Giro pré-central
4 Foice do cérebro na fissura inter-hemisférica
5 Giro pós-central
6 Giro supramarginal
7 Pré-cúneo
8 Seio reto
9 Cúneo
10 Cisterna cerebelar superior ▶

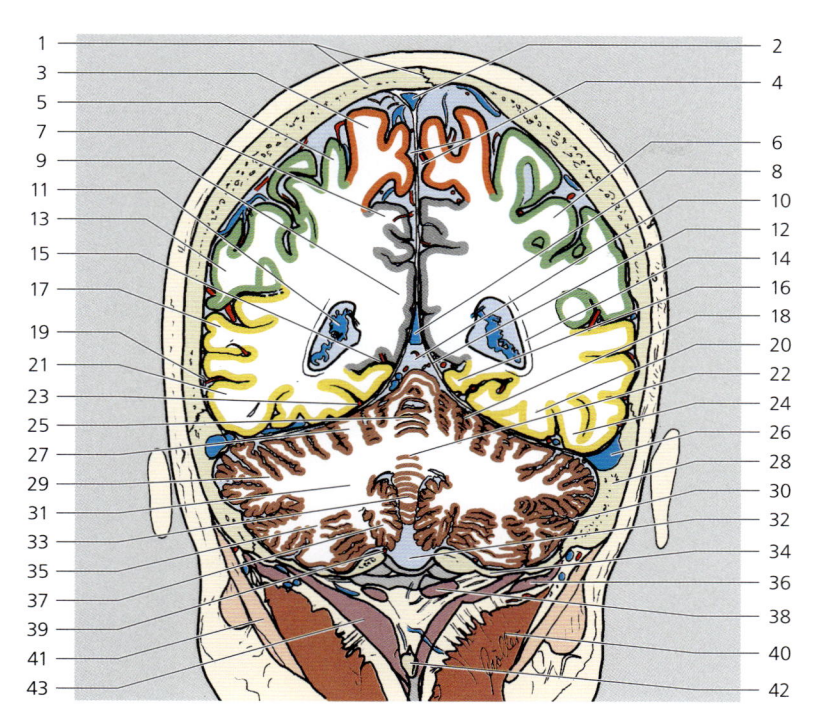

11 Ventrículo lateral (corno occipital) com plexo corióideo
12 Artéria cerebelar superior
13 Opérculo frontoparietal
14 Radiação óptica
15 Sulco calcarino
16 Área estriada
17 Giro temporal médio
18 Incisura prima
19 Verme superior
20 Giro occipitotemporal medial
21 Giro temporal inferior
22 Verme (folha)
23 Tentório do cerebelo
24 Giro occipitotemporal lateral
25 Verme (declive, lobo posterior)
26 Seio transverso
27 Lobo anterior (lóbulo quadrangular) do cerebelo
28 Osso temporal
29 Lobo posterior (lóbulo semilunar superior) do cerebelo
30 Fissura horizontal
31 Cerebelo (substância branca com núcleo denteado)
32 Cisterna cerebelobulbar (cisterna magna)
33 Verme inferior (úvula do verme)
34 Osso occipital
35 Lobo posterior (lóbulo semilunar inferior) do cerebelo
36 Músculo oblíquo superior da cabeça
37 Tonsila cerebelar
38 Músculo reto posterior menor da cabeça
39 Artéria cerebelar inferior posterior
40 Músculo semiespinal da cabeça
41 Músculo esplênio da cabeça
42 Processo espinhoso do áxis
43 Músculo reto posterior maior da cabeça

188 MRI do Crânio

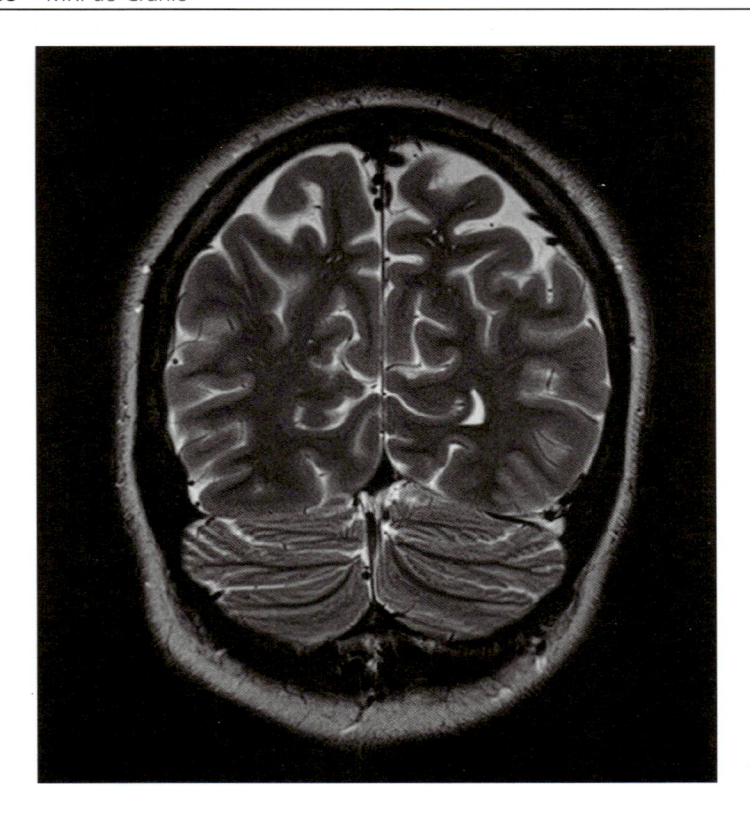

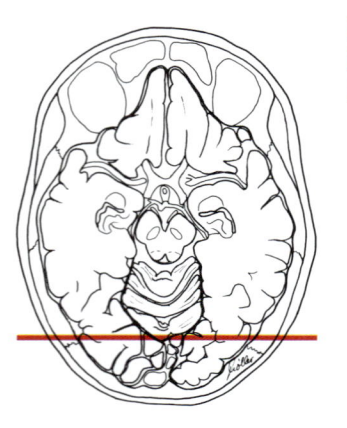

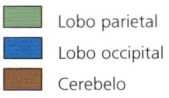

Lobo parietal
Lobo occipital
Cerebelo

Coronal **189**

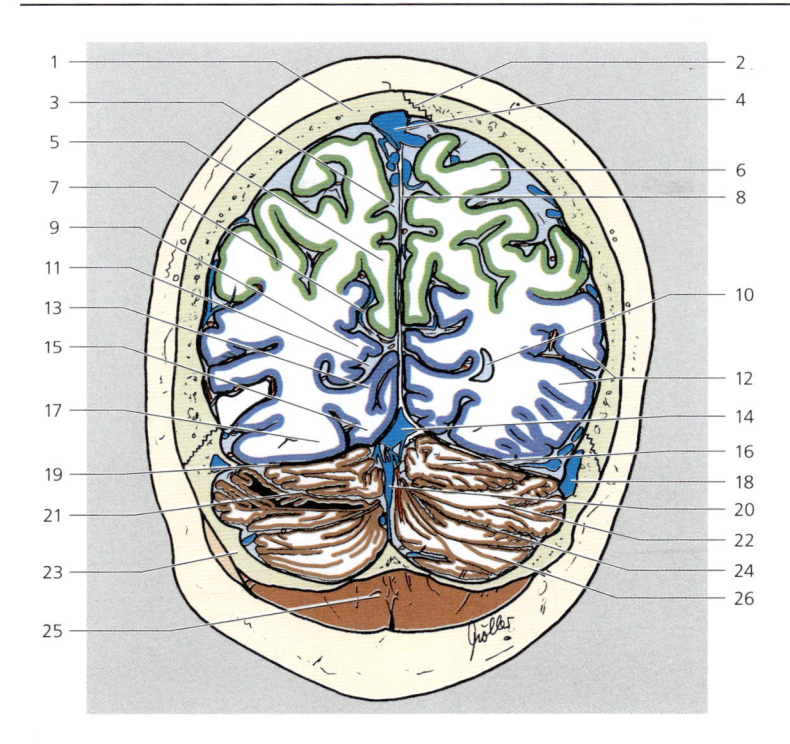

1 Osso parietal
2 Sutura sagital
3 Fissura inter-hemisférica
4 Seio sagital superior
5 Pré-cúneo
6 Giro angular
7 Sulco parietoccipital
8 Foice do cérebro
9 Cúneo
10 Ventrículo lateral (corno occipital)
11 Sulco calcarino
12 Giros occipitais
13 Área estriada
14 Seio reto
15 Giro occipitotemporal medial
16 Lobo anterior do cerebelo
17 Giro occipitotemporal lateral
18 Seio transverso
19 Tentório do cerebelo
20 Seio occipital
21 Fissura superior posterior
22 Lobo posterior do cerebelo (lóbulo semilunar superior)
23 Osso occipital
24 Fissura horizontal
25 Semiespinal da cabeça
26 Lobo posterior do cerebelo (lóbulo semilunar inferior)

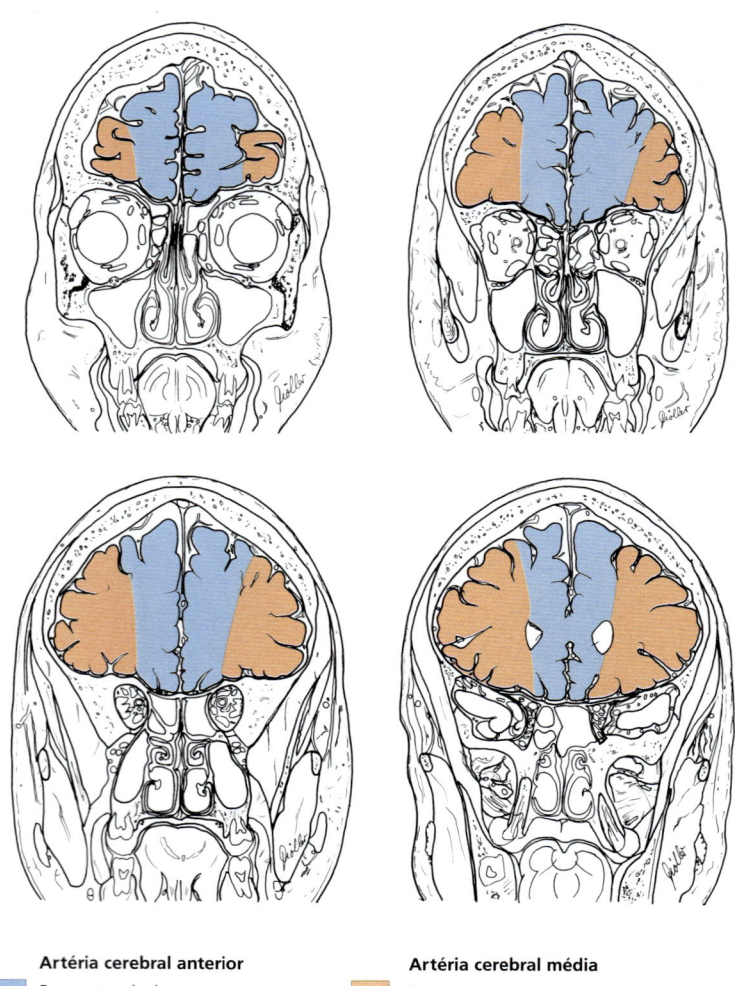

Artéria cerebral anterior
Ramos terminais

Artéria cerebral média
Ramos terminais

Territórios Vasculares (Coronal)

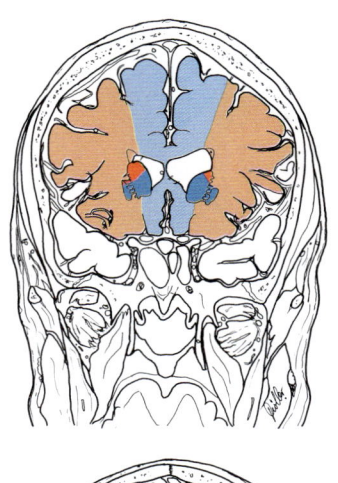

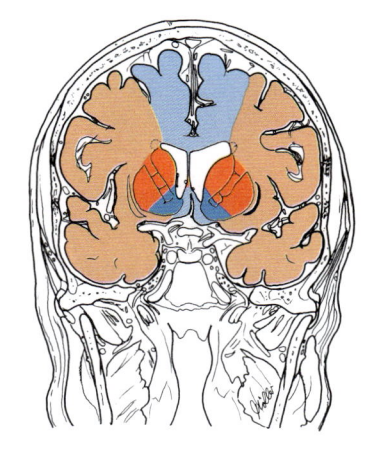

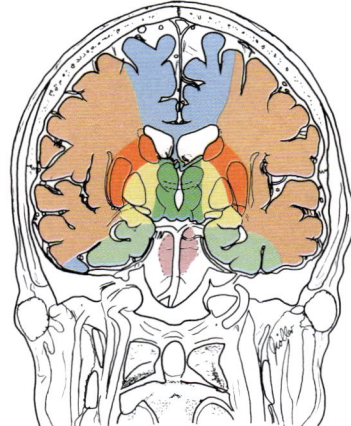

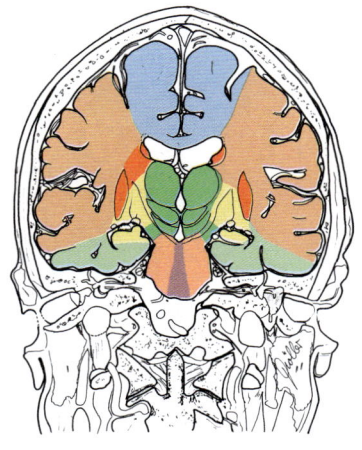

Artéria cerebral anterior
- Ramos terminais
- Ramos centrais (artérias estriadas incluindo a artéria estriada medial distal)

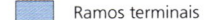

Artéria cerebral média
- Ramos terminais
- Ramos centrais (ramos estriados)

Artéria cerebral posterior
- Ramos terminais
- Ramos centrais (incluindo a artéria comunicante posterior)
- Artéria corióidea anterior

Artéria basilar
- Ramos paramedianos anteromedial e anterolateral
- Artérias circunferenciais e ramos paramedianos laterais e dorsais

Artéria cerebral anterior
Ramos terminais

Artéria cerebral média
Ramos terminais

Artéria cerebral posterior
Ramos terminais
Ramos centrais (incluindo a artéria comunicante posterior)

Artéria carótida interna
Artéria corióidea anterior

Artéria basilar
Artérias circunferenciais e ramos paramedianos laterais e dorsais

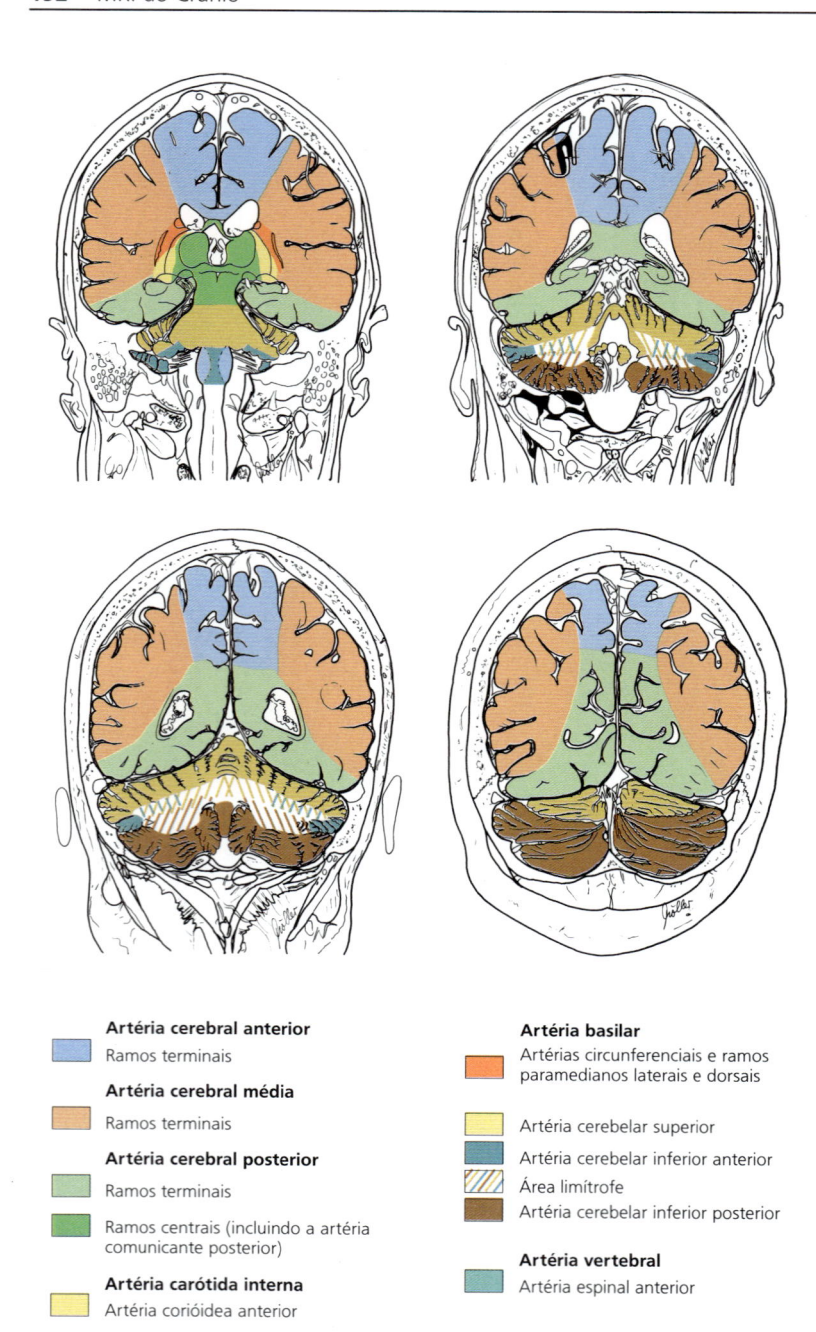

Artéria cerebelar superior
Artéria cerebelar inferior anterior
Área limítrofe
Artéria cerebelar inferior posterior

Artéria vertebral
Artéria espinal anterior

Sistemas Neurofuncionais (Coronal)

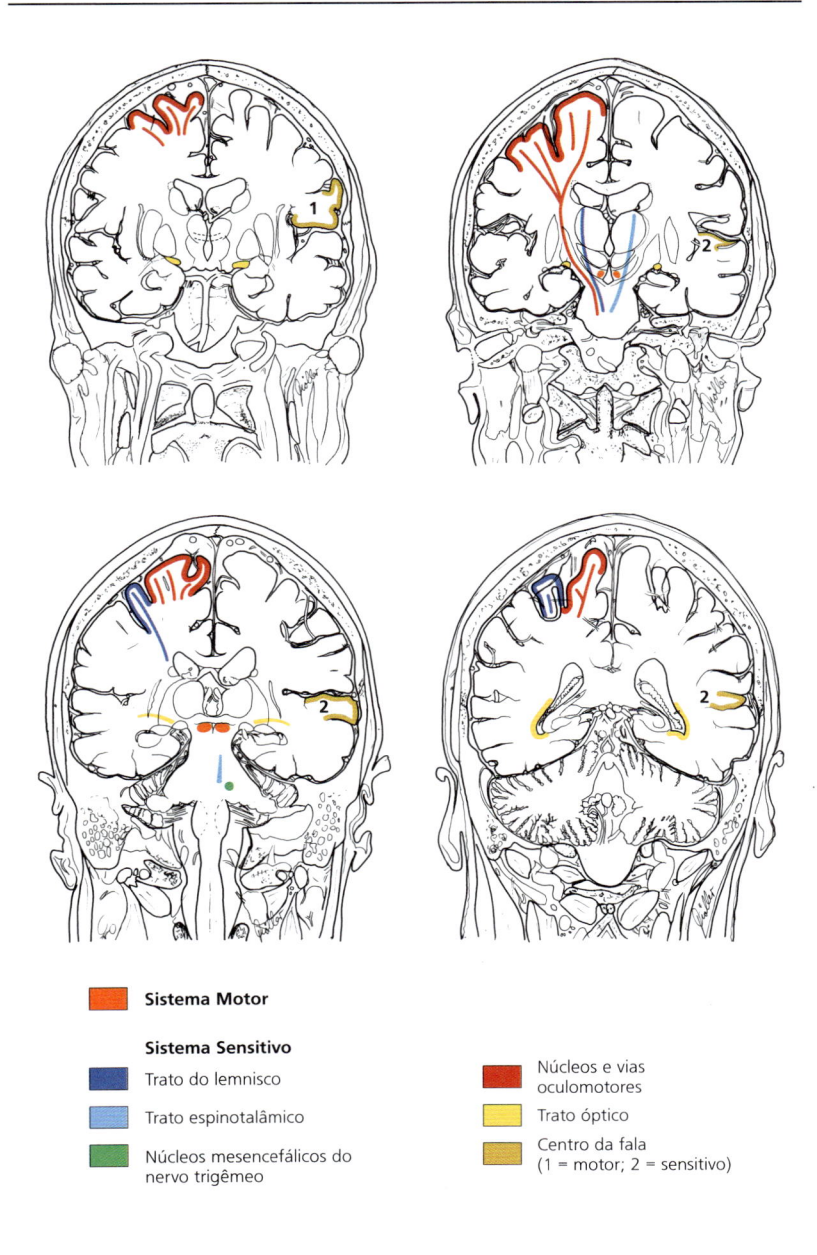

Sistema Motor

Sistema Sensitivo

Trato do lemnisco

Trato espinotalâmico

Núcleos mesencefálicos do nervo trigêmeo

Núcleos e vias oculomotores

Trato óptico

Centro da fala
(1 = motor; 2 = sensitivo)

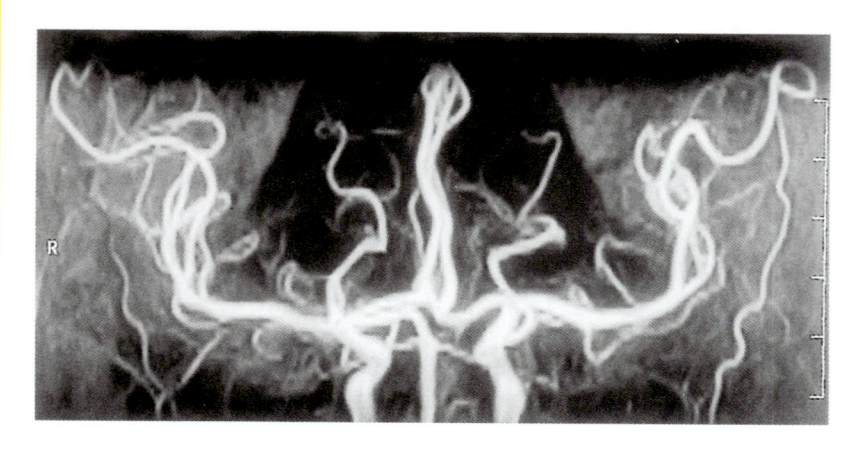

194 Ressonância Magnética (MR) Angiografia do Crânio

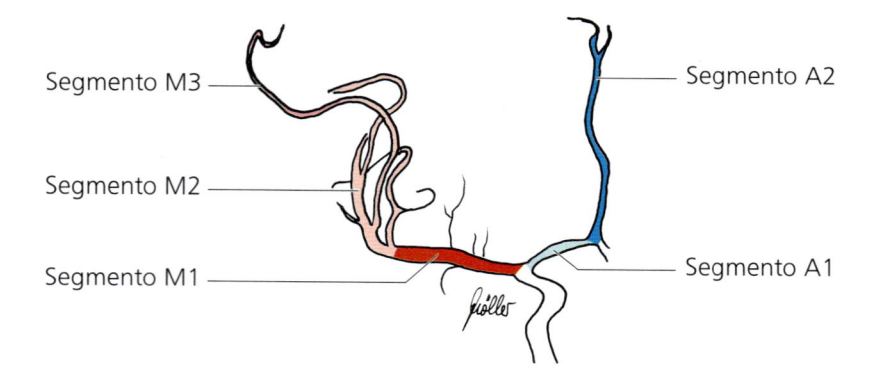

Segmento M3

Segmento M2

Segmento M1

Segmento A2

Segmento A1

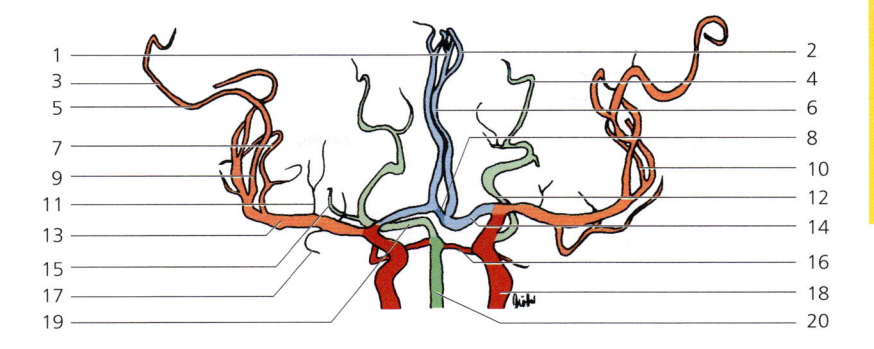

Projeção frontal

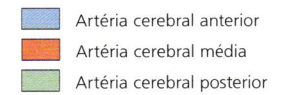

▬ Artéria cerebral anterior
▬ Artéria cerebral média
▬ Artéria cerebral posterior

1 Artéria calosomarginal
2 Artéria pericalosa
3 Artéria parietal superior
4 Artéria cerebral posterior (ramo parietoccipital)
5 Artéria cerebral média (parte opercular, segmento M3)
6 Artéria cerebral anterior (parte pós-comunicante)
7 Artérias insulares
8 Artéria comunicante anterior
9 Artéria cerebral média (parte insular, segmento M2)
10 Artéria temporal anterior e artéria temporal média
11 Artéria estriada
12 Artéria cerebral posterior esquerda (variação a partir da artéria carótida interna)
13 Artéria cerebral média (parte esfenóidea, segmento M1)
14 Artéria cerebral anterior (parte pré-comunicante)
15 Artéria cerebral posterior (ramos temporal e occipitotemporal)
16 Artéria cerebelar superior
17 Artéria polar temporal
18 Artéria carótida interna
19 Artéria cerebral posterior direita
20 Artéria basilar

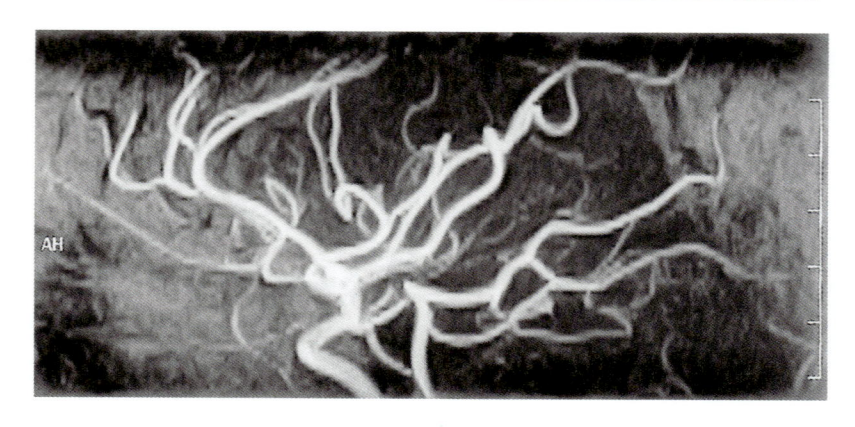

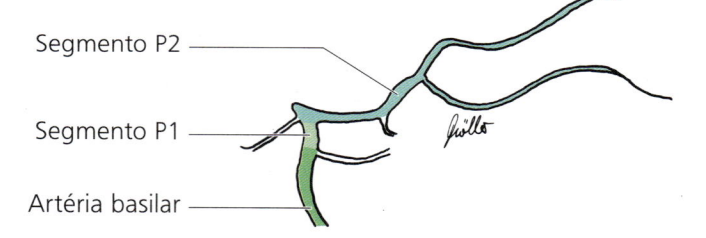

Segmento P2

Segmento P1

Artéria basilar

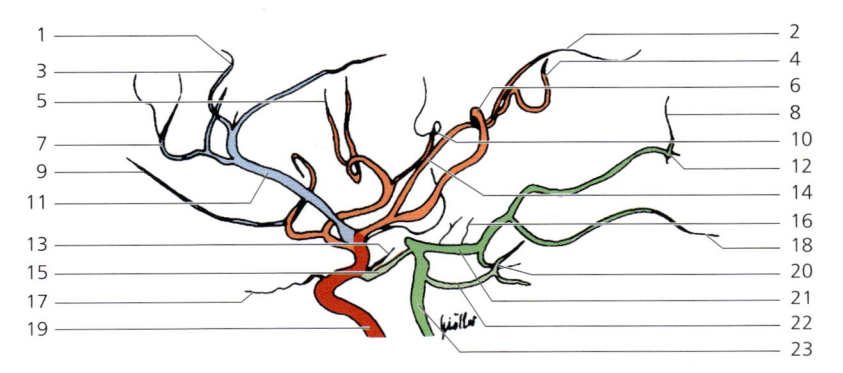

Projeção lateral

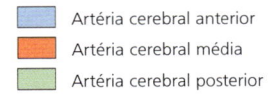

- Artéria cerebral anterior
- Artéria cerebral média
- Artéria cerebral posterior

1 Artéria calosomarginal
2 Artéria parietal
3 Artéria pericalosa
4 Artéria do giro angular
5 Artéria do sulco pré-central
6 Artéria cerebral média (parte opercular)
7 Artéria polar frontal
8 Artéria parietoccipital
9 Artéria frontobasal medial
10 Artéria do sulco central
11 Artéria cerebral anterior (segmento pós-comunicante, segmento A2)
12 Artéria occipital medial
13 Artéria corióidea anterior
14 Artéria cerebral média (segmento M2)
15 Artéria comunicante posterior
16 Artérias centrais posteromediais
17 Artéria oftálmica
18 Ramo occipitotemporal
19 Artéria carótida interna
20 Artéria temporal posterior
21 Artéria cerebral posterior
22 Artéria cerebelar superior
23 Artéria basilar

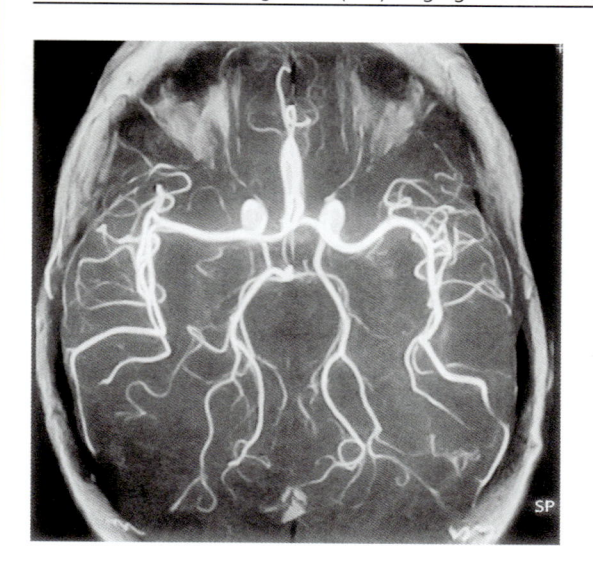

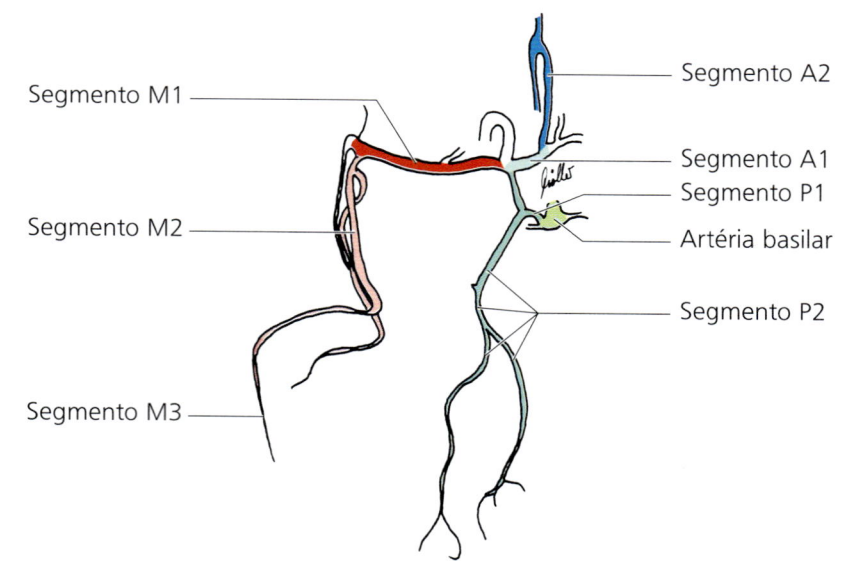

Ressonância Magnética (MR) Angiografia do Crânio

Segmento M1

Segmento M2

Segmento M3

Segmento A2

Segmento A1
Segmento P1
Artéria basilar

Segmento P2

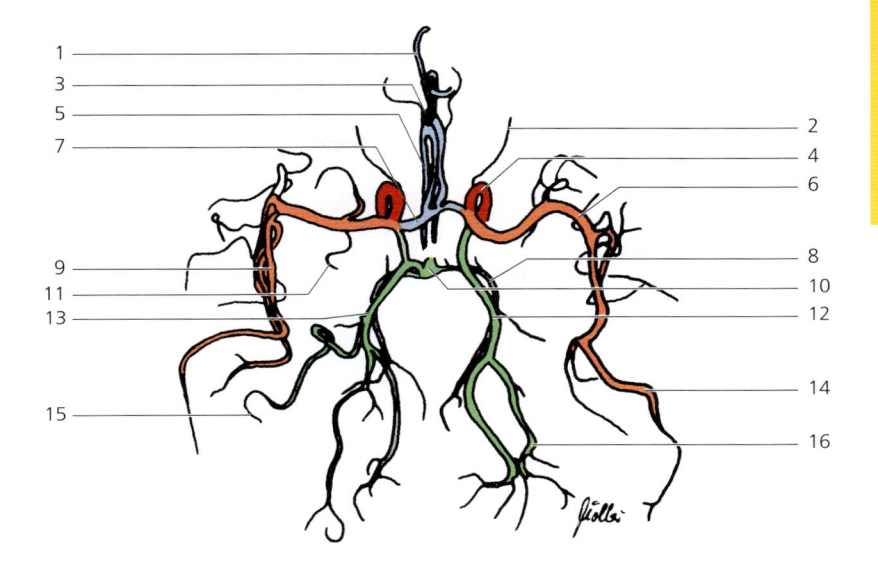

Arterial

Vista craniana

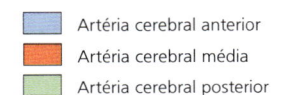

- Artéria cerebral anterior
- Artéria cerebral média
- Artéria cerebral posterior

1. Ramo frontal anteromedial da artéria cerebral anterior
2. Artéria oftálmica
3. Artéria cerebral anterior (parte pós-comunicante)
4. Artéria carótida interna
5. Artéria comunicante anterior
6. Artéria cerebral média (parte esfenóidea)
7. Artéria cerebral anterior (parte pré-comunicante)
8. Artéria cerebelar superior
9. Artéria cerebral média (parte insular)
10. Artéria basilar
11. Artéria corióidea anterior
12. Artéria cerebral posterior esquerda (variação a partir da artéria carótida interna)
13. Artéria cerebral posterior direita
14. Artéria cerebral média (porção opercular)
15. Artéria temporal
16. Artéria parietoccipital

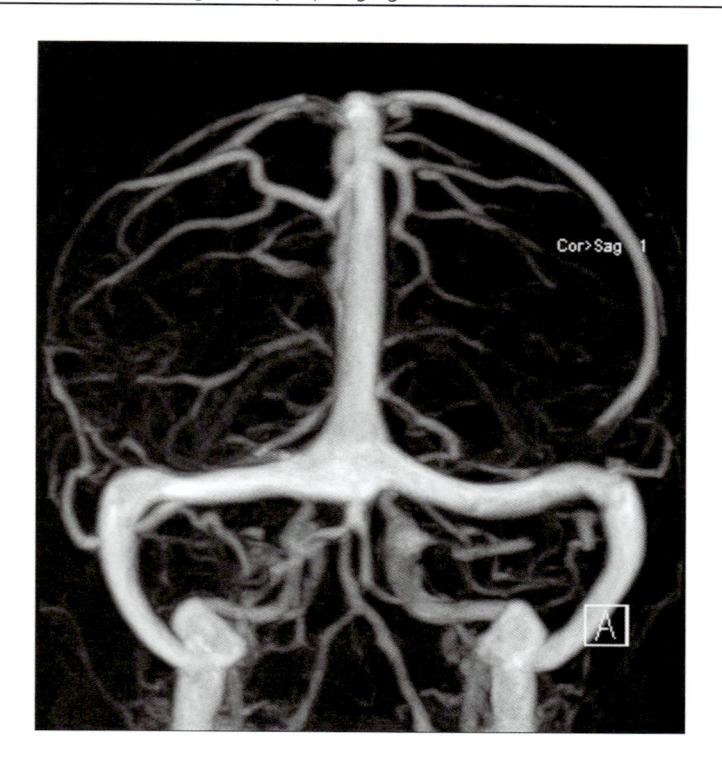

200 Ressonância Magnética (MR) Angiografia do Crânio

Venosa **201**

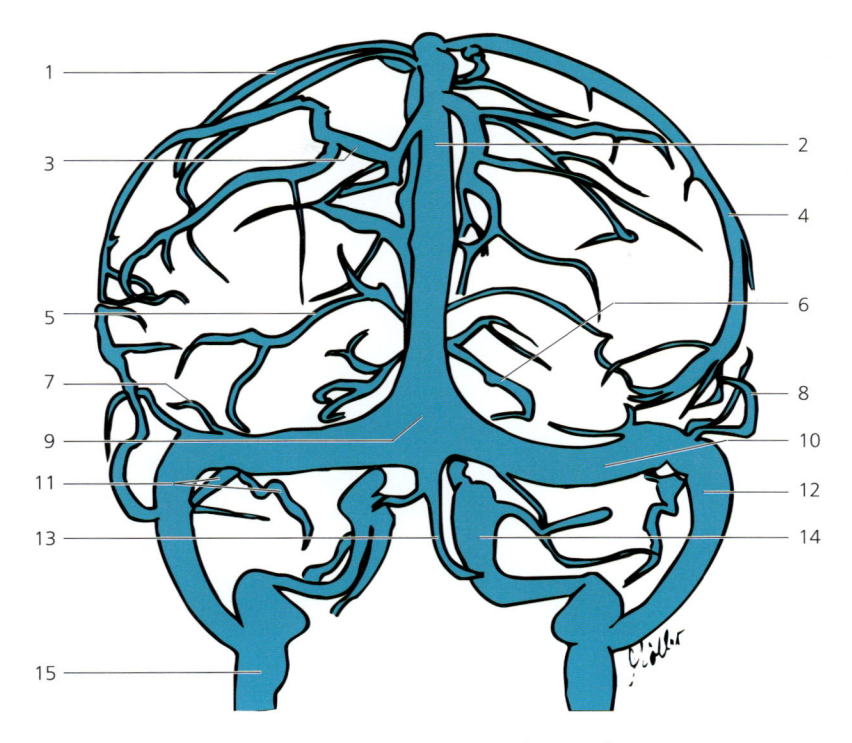

1. Veias cerebrais superiores
2. Seio sagital superior
3. Veias parietais
4. Veia anastomótica superior (de Trolard)
5. Veias frontais
6. Veia basal
7. Veias cerebrais médias (profunda e superficial)
8. Seio esfenoparietal
9. Confluência dos seios
10. Seio transverso
11. Veias superiores do hemisfério cerebelar
12. Seio sigmóideo
13. Veias inferiores do hemisfério cerebelar
14. Seio cavernoso
15. Veia jugular interna

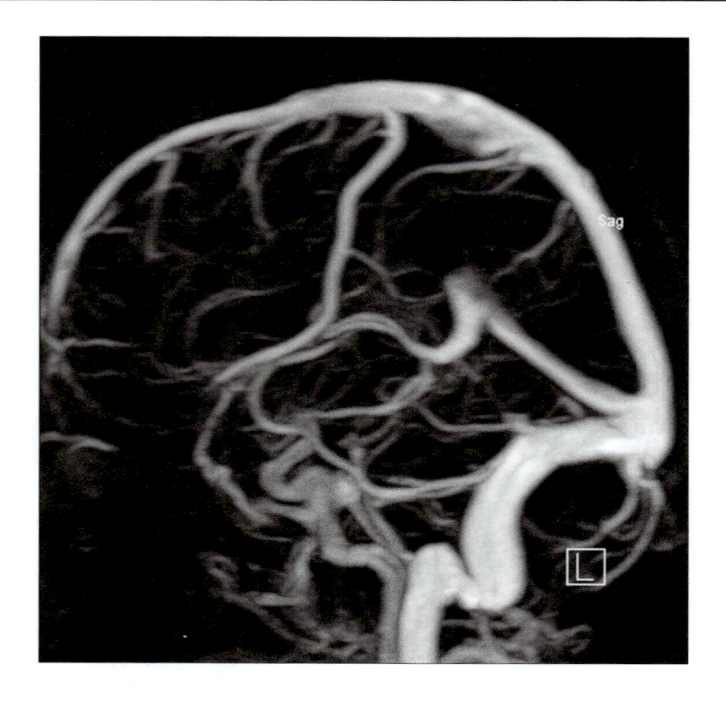

Ressonância Magnética (MR) Angiografia do Crânio

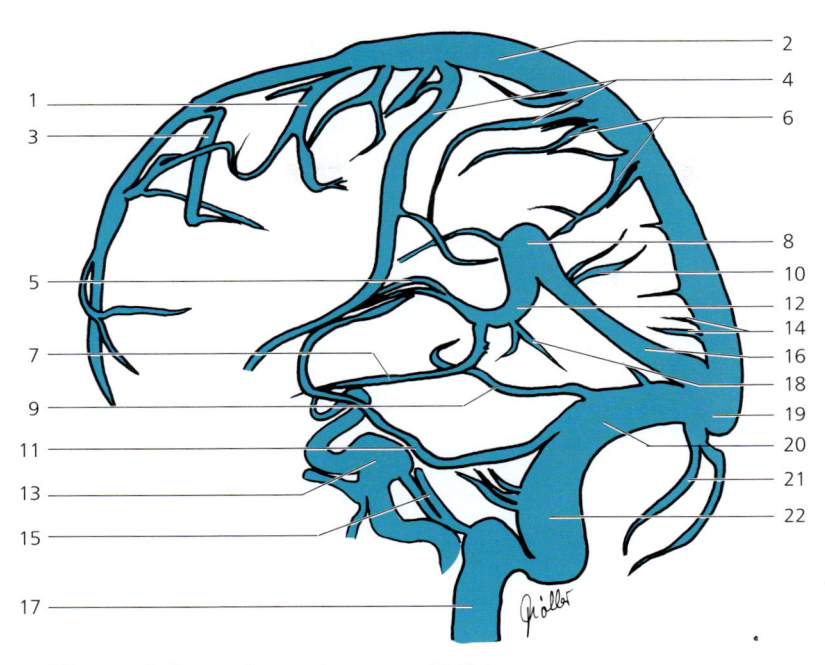

1 Veias cerebelares pré-centrais
2 Seio sagital superior
3 Veias frontais
4 Veias cerebrais superiores
5 Veias cerebrais internas
6 Veias parietais
7 Veia basal
8 Confluência falcitentorial de seios
9 Veia anastomótica inferior (de Labbé)
10 Veia occipital interna
11 Seio petroso superior
12 Veia cerebral magna
13 Seio cavernoso
14 Veias cerebrais posteriores
15 Seio petroso inferior
16 Seio reto
17 Veia jugular interna
18 Veias superiores do hemisfério cerebelar
19 Confluência dos seios
20 Seio transverso
21 Veias inferiores do hemisfério cerebelar
22 Seio sigmóideo

204   Pescoço

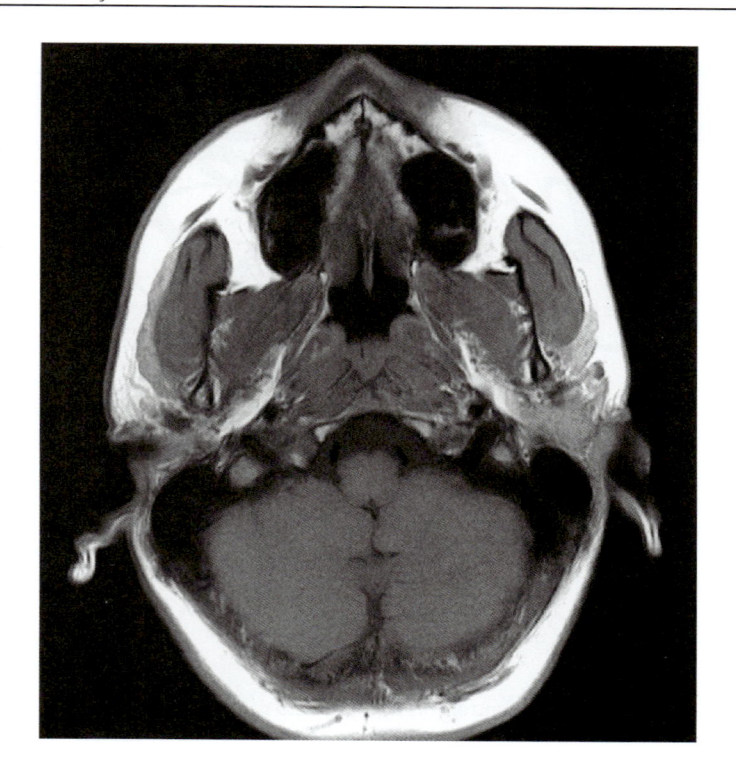

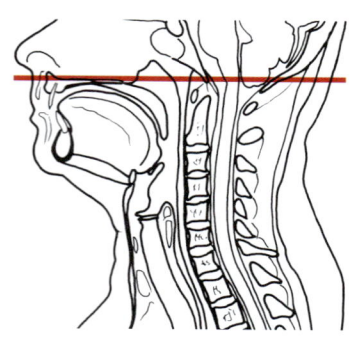

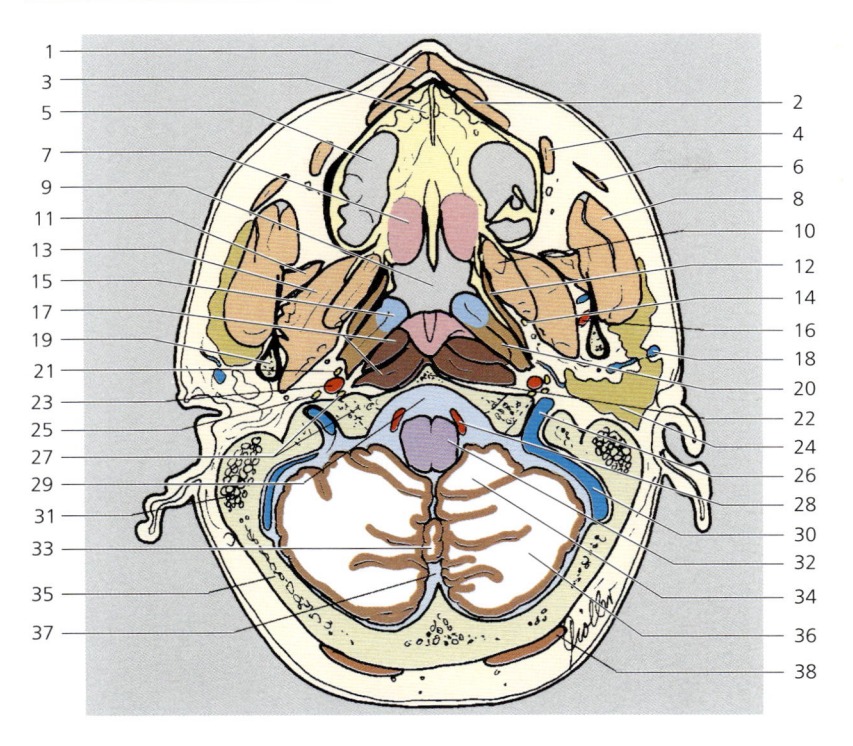

1 Músculo orbicular da boca
2 Músculo levantador do lábio superior
3 Maxila (processo palatino) e canal incisivo
4 Músculo levantador do ângulo da boca
5 Seio maxilar
6 Músculo zigomático maior
7 Palato mole
8 Músculo masseter
9 Nasofaringe
10 Músculo pterigóideo medial
11 Músculo temporal
12 Músculo tensor do véu palatino
13 Músculo pterigóideo lateral
14 Nervo mandibular (V_3)
15 Tuba auditiva (toro do levantador)
16 Artéria maxilar
17 Músculo longo da cabeça
18 Veia retromandibular
19 Ramo da mandíbula
20 Músculo levantador do véu palatino
21 Nervo glossofaríngeo (IX)
22 Osso occipital, porção basilar (basion)
23 Artéria carótida interna
24 Glândula parótida
25 Nervo vago (X)
26 Veia jugular interna (bulbo superior)
27 Nervo hipoglosso (XII)
28 Artéria vertebral
29 Cisterna interpeduncular
30 Seio sigmóideo
31 Células mastóideas
32 Medula oblonga ou bulbo
33 Verme
34 Tonsila do cerebelo
35 Osso occipital
36 Hemisfério cerebelar (lobo posterior)
37 Cisterna magna (cisterna cerebelobulbar posterior)
38 Músculo semiespinal da cabeça

206 Pescoço

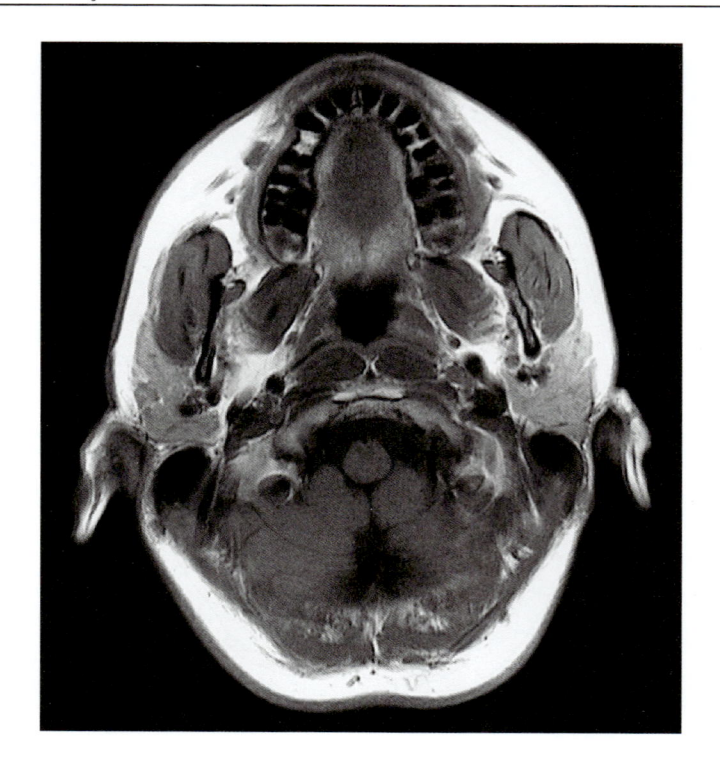

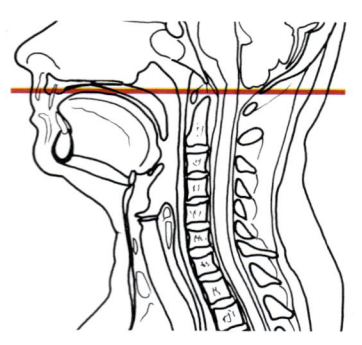

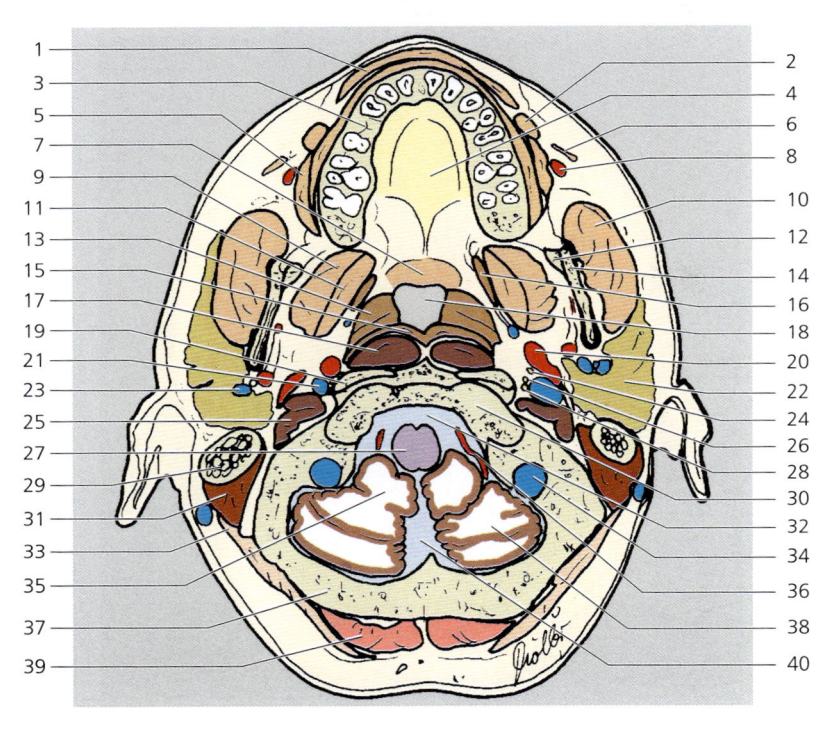

1 Músculo orbicular da boca
2 Músculo levantador do ângulo da boca
3 Maxila (processo alveolar)
4 Palato duro
5 Músculo bucinador
6 Músculo zigomático
7 Palato mole
8 Artéria facial
9 Músculo pterigóideo lateral
10 Músculo masseter
11 Músculo pterigóideo medial
12 Músculo temporal
13 Músculo levantador do véu palatino
14 Ramo da mandíbula
15 Músculo esplênio da cabeça
16 Músculo tensor do véu palatino
17 Músculo longo da cabeça
18 Nasofaringe
19 Arco anterior do atlas
20 Artéria carótida interna
21 Veia jugular interna
22 Glândula parótida
23 Veia retromandibular
24 Nervo vago (X)
25 Músculo reto lateral da cabeça
26 Nervo hipoglosso (XII)
27 Medula oblonga ou bulbo
28 Nervo acessório (XI)
29 Células mastóideas (processo mastoide)
30 Osso occipital, porção basilar (*basion*)
31 Músculo digástrico (ventre posterior)
32 Cisterna interpeduncular
33 Músculo esplênio da cabeça
34 Canal condilar com veias emissárias
35 Tonsila do cerebelo
36 Artéria vertebral
37 Osso occipital
38 Hemisfério cerebelar (lobo posterior)
39 Músculo semiespinal da cabeça
40 Cisterna magna (cisterna cerebelomedular posterior)

Pescoço

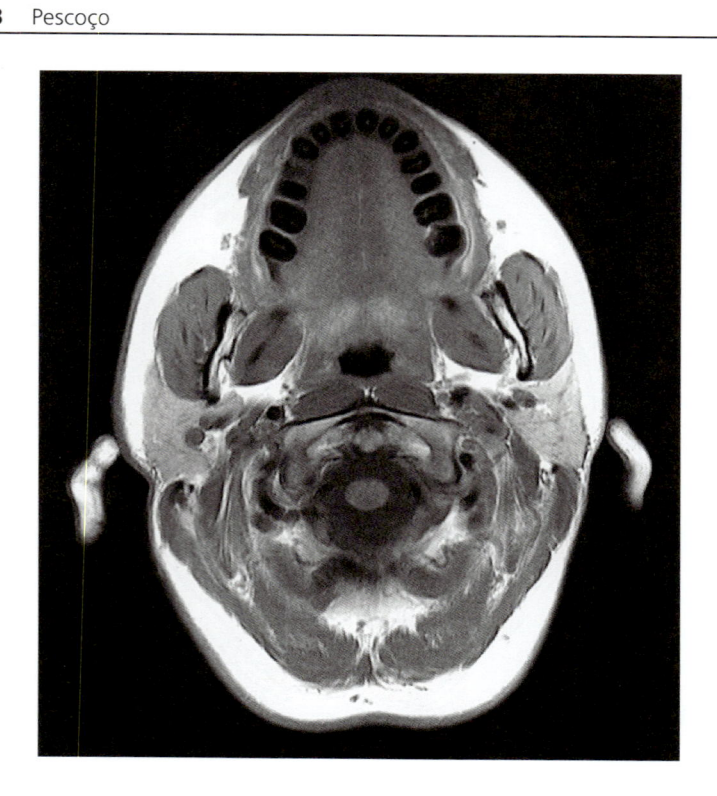

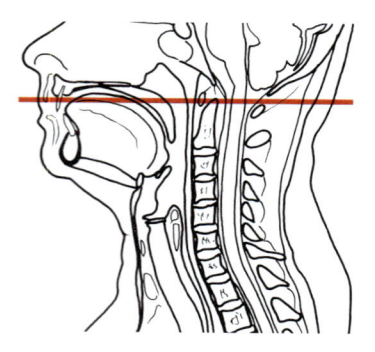

Axial

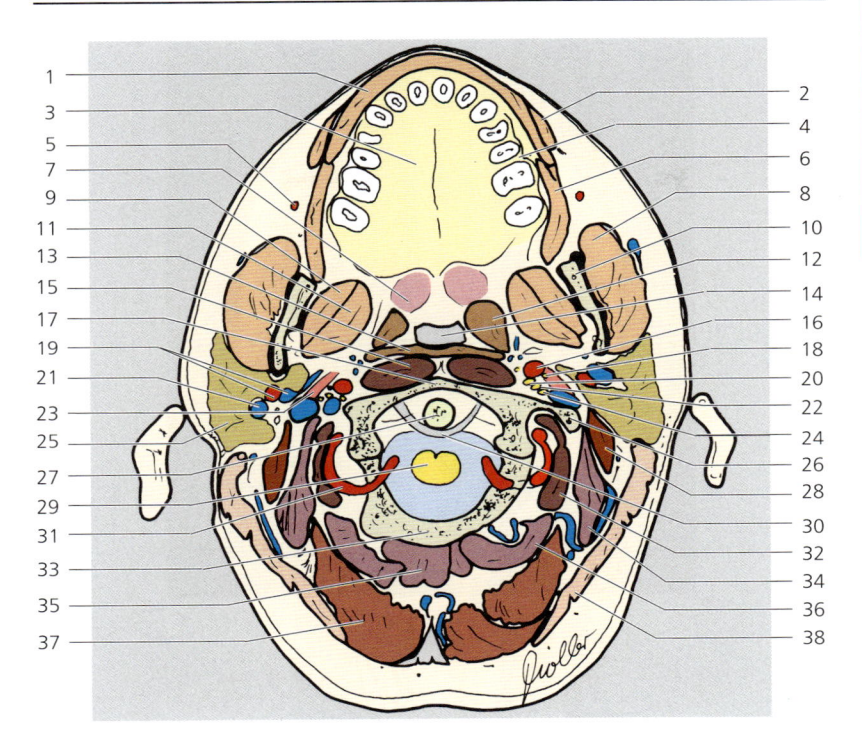

1 Músculo orbicular da boca
2 Músculo levantador do ângulo da boca
3 Palato duro
4 Maxila (processo alveolar)
5 Artéria facial
6 Músculo bucinador
7 Palato mole
8 Músculo masseter
9 Músculo pterigóideo lateral
10 Ramo da mandíbula
11 Músculo pterigóideo medial
12 Músculo tensor do véu palatino
13 Músculo constritor superior da faringe
14 Faringe
15 Músculo longo da cabeça
16 Artéria carótida interna
17 Atlas (arco anterior)
18 Nervo glossofaríngeo (IX)
19 Artéria e veia maxilares
20 Nervo vago (X)
21 Veia retromandibular
22 Nervo hipoglosso (XII)
23 Músculo estilofaríngeo
24 Nervo acessório (XI)
25 Glândula parótida
26 Atlas, processo transverso
27 Dente do áxis
28 Músculo digástrico (ventre posterior)
29 Medula oblonga ou bulbo
30 Ligamento transverso do atlas
31 Artéria vertebral
32 Músculo reto lateral da cabeça
33 Atlas, arco posterior
34 Músculo oblíquo superior da cabeça
35 Músculo reto menor posterior da cabeça
36 Músculo oblíquo inferior da cabeça
37 Músculo semiespinal da cabeça
38 Músculo esplênio da cabeça

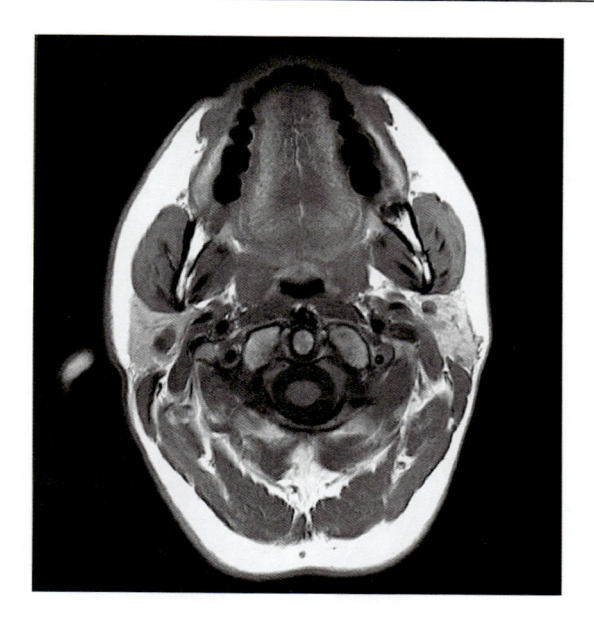

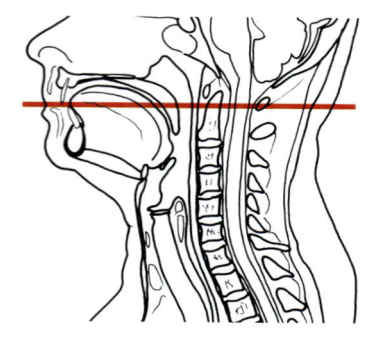

1 Lábio superior
2 Incisivos (1 e 2 esquerdos)
3 Músculo orbicular da boca
4 Dente canino (3 esquerdo)
5 Músculo levantador do ângulo da boca
6 Dentes pré-molares (4 e 5 esquerdos)

Axial

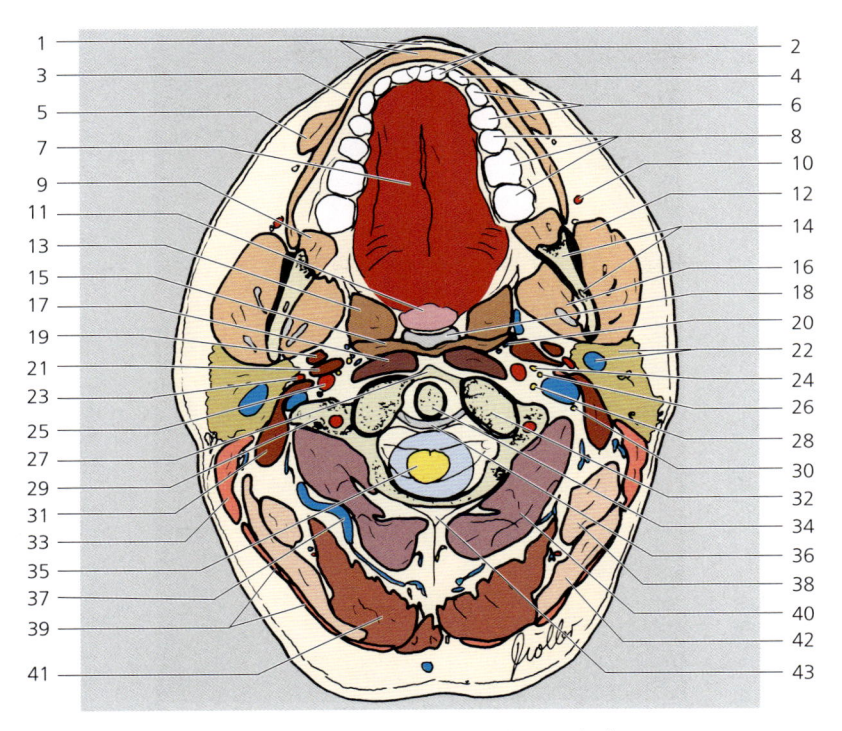

 7 Língua
 8 Dentes molares (6, 7 e 8)
 9 Músculo bucinador
10 Artéria facial
11 Úvula
12 Músculo masseter
13 Músculo tensor do véu palatino
14 Ramo da mandíbula com canal alveolar
15 Músculo superior constritor da faringe
16 Músculo pterigóideo medial
17 Músculo longo da cabeça
18 Orofaringe
19 Músculo estiloglosso
20 Plexo venoso da faringe
21 Músculo estilofaríngeo
22 Glândula parótida e veia retromandibular
23 Artéria maxilar
24 Nervo glossofaríngeo (IX)
25 Artéria carótida interna
26 Nervo hipoglosso (XII)
27 Atlas (arco anterior)
28 Nervo vago (X)
29 Processo transverso e forame transverso
30 Nervo acessório (XI)
31 Músculo digástrico (ventre posterior)
32 Atlas, massa lateral
33 Músculo esternoclidomastóideo
34 Dente do áxis
35 Medula espinal
36 Ligamento transverso do atlas
37 Veias cervicais profundas
38 Músculo longuíssimo da cabeça
39 Músculo trapézio
40 Músculo oblíquo inferior da cabeça
41 Músculo semiespinal da cabeça
42 Músculo esplênio da cabeça
43 Ligamento nucal

Pescoço

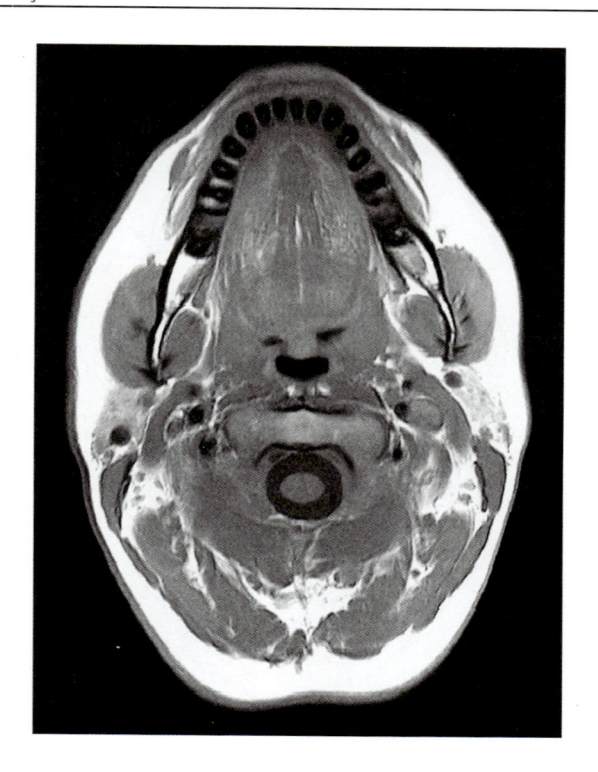

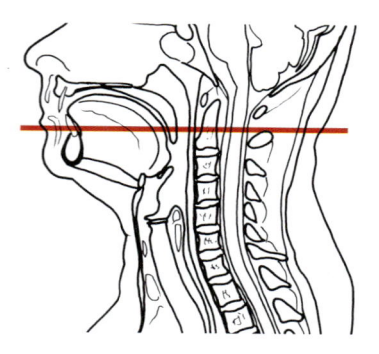

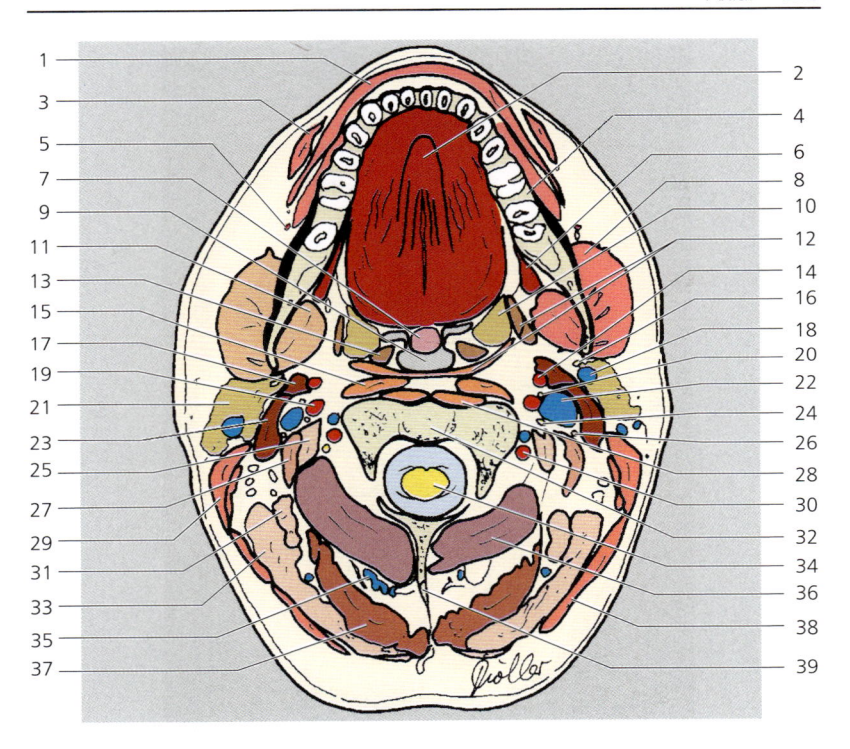

1 Músculo orbicular da boca
2 Língua (músculo genioglosso)
3 Músculo levantador do ângulo da boca
4 Mandíbula
5 Artéria facial
6 Músculo hipoglosso
7 Úvula
8 Músculo masseter
9 Orofaringe
10 Tonsila palatina
11 Músculo pterigóideo medial
12 Músculo constritor superior da faringe
13 Músculo palatofaríngeo
14 Artéria carótida externa
15 Músculo longo da cabeça
16 Nervo facial (VII)
17 Músculo estilo-hióideo, músculo estiloglosso
18 Veia retromandibular
19 Artéria carótida interna
20 Nervo hipoglosso (XII)
21 Glândula parótida
22 Veia jugular interna
23 Músculo digástrico (ventre posterior)
24 Nervo vago (X)
25 Músculo longuíssimo do pescoço
26 Nervo acessório (XI)
27 Músculo levantador da escápula
28 Músculo longo do pescoço
29 Músculo esternoclidomastóideo
30 Artéria vertebral
31 Músculo longuíssimo da cabeça
32 Áxis, corpo
33 Músculo esplênio da cabeça
34 Medula espinal
35 Veias cervicais profundas
36 Músculo oblíquo inferior da cabeça
37 Músculo semiespinal da cabeça
38 Músculo trapézio
39 Ligamento nucal

Pescoço

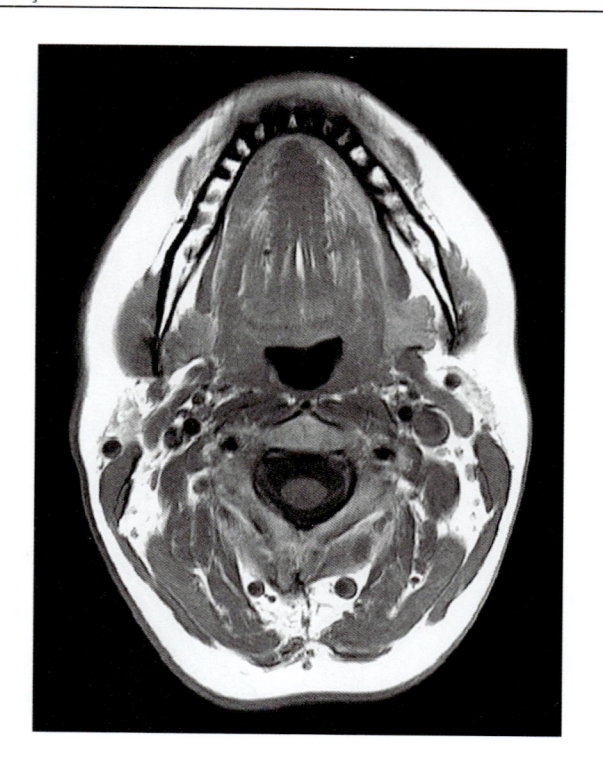

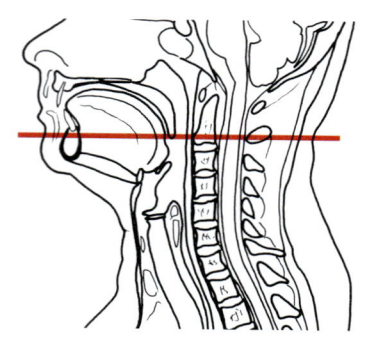

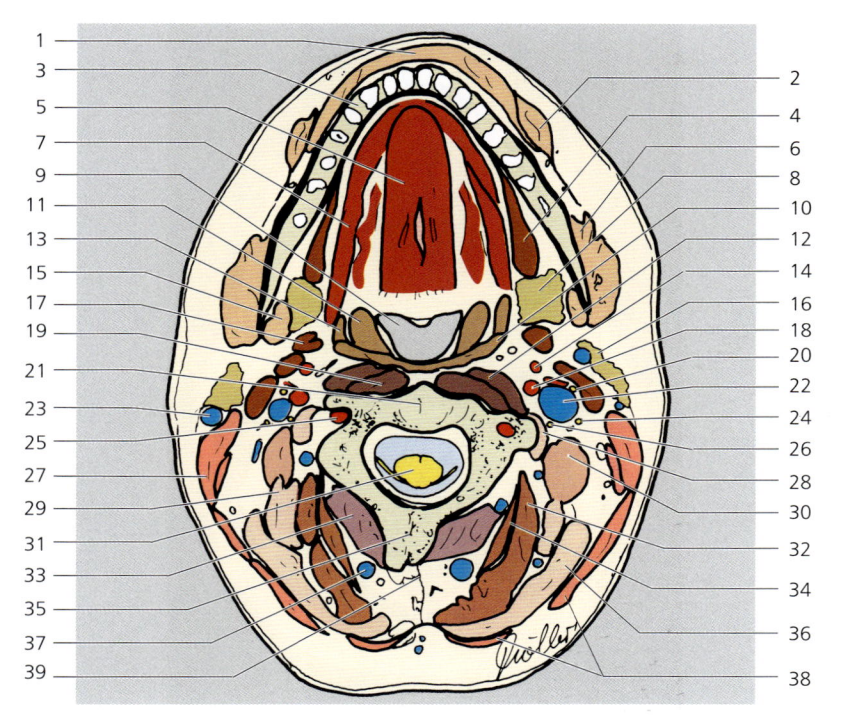

Axial **215**

1 Músculo orbicular da boca
2 Músculo abaixador do ângulo da boca
3 Mandíbula
4 Músculo milo-hióideo
5 Músculo genioglosso
6 Músculo masseter
7 Músculo hipoglosso
8 Glândula submandibular
9 Orofaringe
10 Músculo constritor superior da faringe
11 Músculo palatofaríngeo
12 Músculo longo da cabeça
13 Músculo constritor médio da faringe
14 Artéria carótida externa
15 Músculo pterigóideo medial
16 Glândula parótida
17 Músculo estiloglosso e músculo estilo-hióideo
18 Artéria carótida interna
19 Músculo longo do pescoço
20 Nervo hipoglosso (XII)
21 Áxis, corpo
22 Veia jugular interna
23 Veia retromandibular
24 Nervo acessório (XI)
25 Artéria vertebral
26 Nervo vago (X)
27 Músculo esternoclidomastóideo
28 Músculo longuíssimo do pescoço
29 Músculo longuíssimo da cabeça
30 Músculo levantador da escápula
31 Medula espinal
32 Músculo semiespinal da cabeça
33 Músculo espinal da cabeça e músculo multífido
34 Músculo semiespinal do pescoço
35 Processo espinhoso da vértebra
36 Músculo esplênio da cabeça
37 Veias cervicais profundas
38 Músculo trapézio
39 Ligamento nucal

216 Pescoço

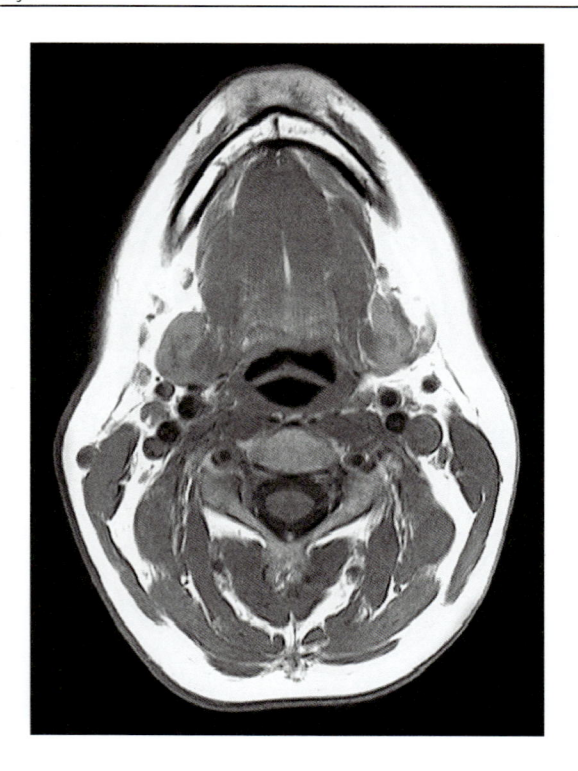

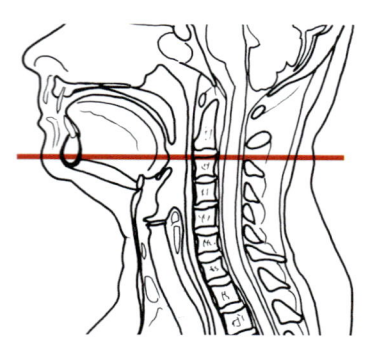

Axial **217**

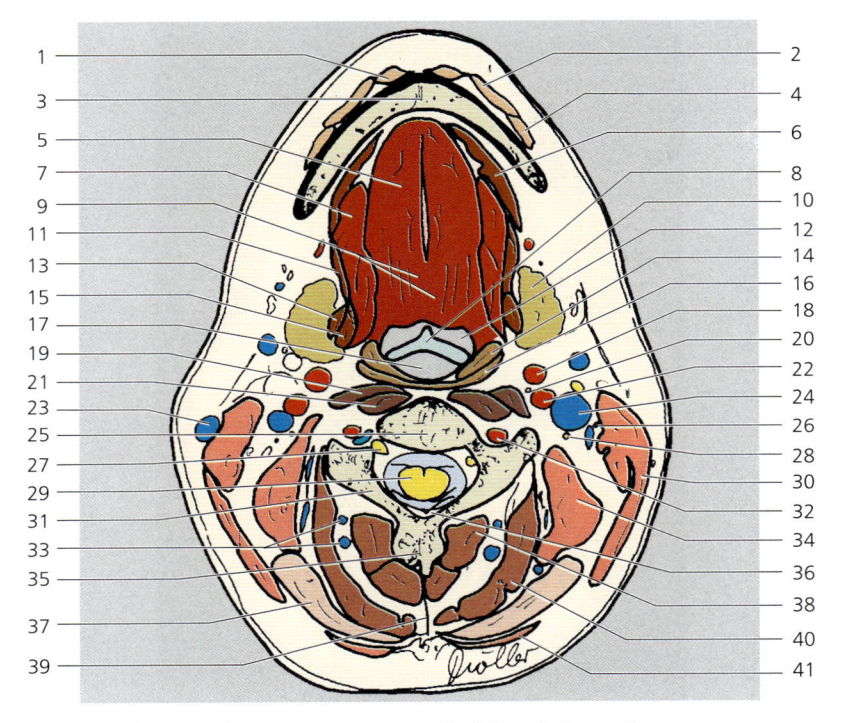

1 Músculo mentual
2 Músculo abaixador do ângulo da boca
3 Mandíbula
4 Platisma
5 Músculo genioglosso
6 Músculo milo-hióideo
7 Músculo hioglosso
8 Epiglote
9 Raiz da língua
10 Glândula submandibular
11 Músculo estiloglosso
12 Orofaringe
13 Músculo estilo-hióideo
14 Músculo palatofaríngeo
15 Músculo digástrico (ventre posterior)
16 Músculo constritor médio da faringe
17 Hipofaringe
18 Artéria carótida externa
19 Músculo longo da cabeça
20 Nervo laríngeo superior (nervo vago, X)
21 Músculo longo do pescoço
22 Artéria carótida interna
23 Veia jugular externa
24 Veia jugular interna
25 Vértebra cervical C3 (corpo)
26 Nervo acessório (XI)
27 Raiz do nervo espinal C4
28 Nervo vago (X)
29 Medula espinal
30 Músculo esternoclidomastóideo
31 Arco posterior de C3
32 Artéria vertebral
33 Veias cervicais profundas
34 Músculo levantador da escápula
35 Processo espinhoso
36 Ligamento amarelo
37 Músculo esplênio da cabeça
38 Músculo espinal do pescoço
39 Ligamento nucal
40 Músculo semiespinal da cabeça
41 Músculo trapézio

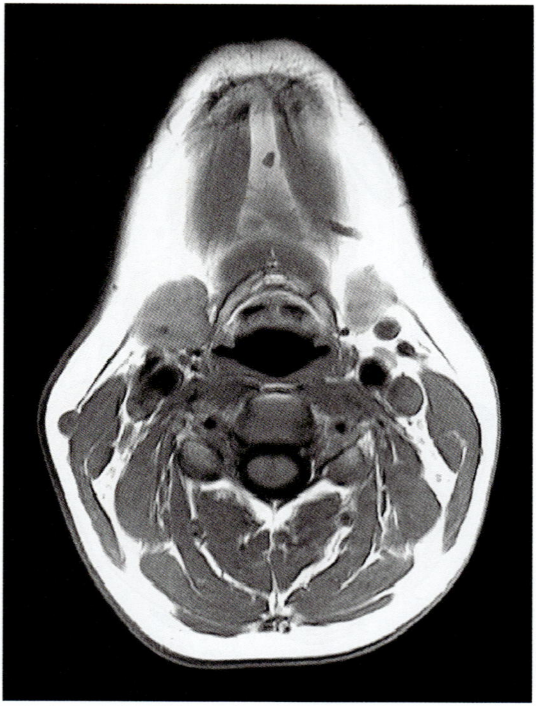

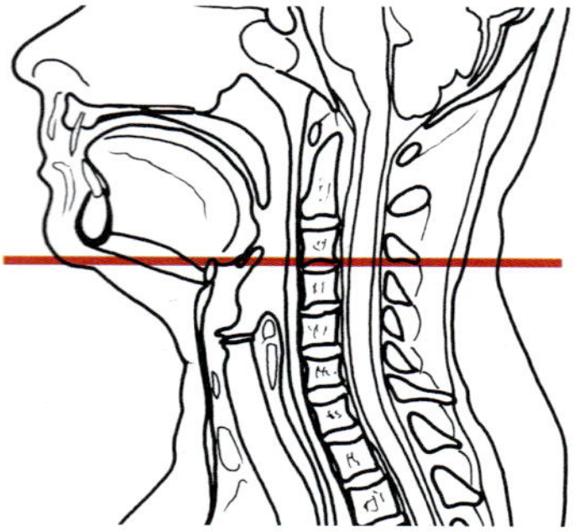

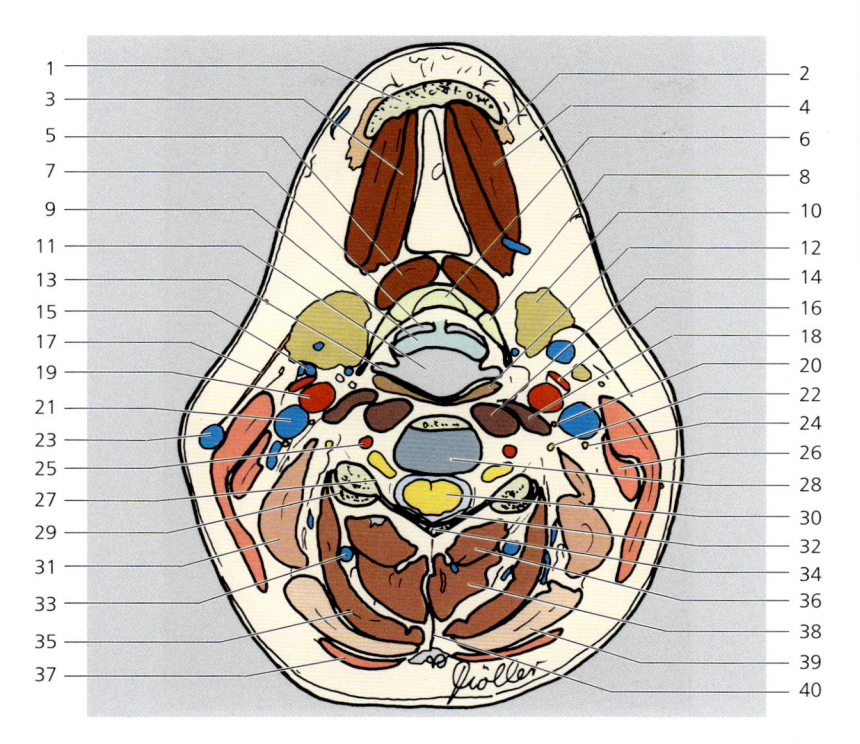

1 Mandíbula	20 Nervo vago (X)
2 Músculo abaixador do ângulo da boca	21 Veia jugular interna
3 Músculo milo-hióideo	22 Nervo espinal (C3)
4 Músculo digástrico (ventre anterior)	23 Veia jugular externa
5 Músculo gênio-hióideo	24 Nervo espinal (C2)
6 Osso hioide (corpo)	25 Artéria vertebral
7 Valécula epiglótica	26 Músculo esternoclidomastóideo
8 Osso hioide (corno maior)	27 Raiz do nervo espinal (C4)
9 Epiglote	28 Espaço intervertebral (C3/C4)
10 Glândula submandibular	29 Articulação zigapofisária
11 Hipofaringe	30 Medula espinal
12 Músculo constritor inferior da faringe	31 Músculo levantador da escápula
13 Recesso piriforme	32 Ligamento amarelo
14 Músculo longo do pescoço	33 Veias cervicais profundas
15 Veia retromandibular	34 Arco posterior da vértebra C3
16 Artéria tireóidea superior	35 Músculo semiespinal da cabeça
17 Platisma	36 Músculo espinal do pescoço
18 Músculo longo da cabeça	37 Músculo trapézio
19 Artéria carótida comum (bifurcação)	38 Músculo semiespinal do pescoço
	39 Músculo esplênio da cabeça
	40 Ligamento nucal

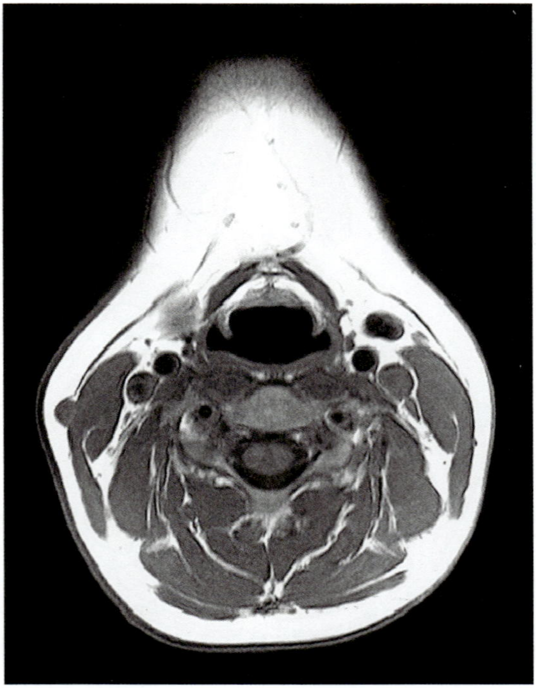

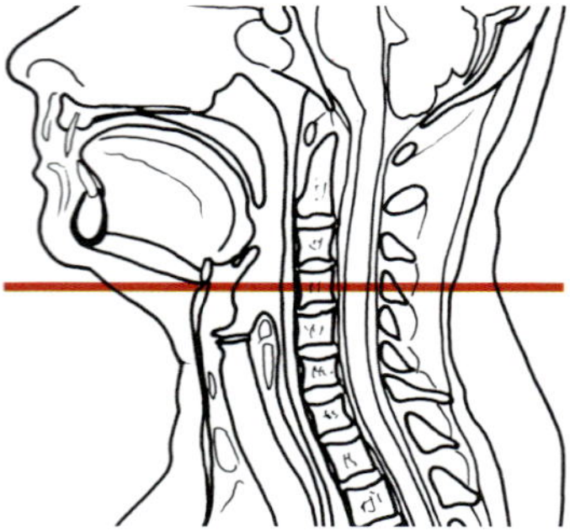

Axial **221**

1 Músculo tíreo-hióideo	17 Veia jugular externa
2 Músculo esterno-hióideo	18 Nervo espinal (C4)
3 Epiglote (cartilagem)	19 Medula espinal
4 Vestíbulo laríngeo	20 Nervo espinal (C3)
5 Hipofaringe	21 Músculo espinal do pescoço
6 Prega ariepiglótica	22 Artéria vertebral
7 Glândula submandibular	23 Veias cervicais profundas
8 Músculo constritor inferior da faringe	24 Raiz do nervo espinal (C5)
9 Platisma	25 Músculo longuíssimo do pescoço
10 Artéria carótida comum	26 Músculo escaleno médio
11 Vértebra cervical C4 (corpo)	27 Músculo semiespinal do pescoço
12 Músculo longo do pescoço	28 Músculo levantador da escápula
13 Veia jugular interna	29 Músculo esplênio da cabeça
14 Músculo longo da cabeça	30 Músculo esplênio do pescoço
15 Músculo longuíssimo da cabeça	31 Ligamento nucal
16 Músculo esternoclidomastóideo	32 Músculo semiespinal da cabeça
	33 Músculo trapézio

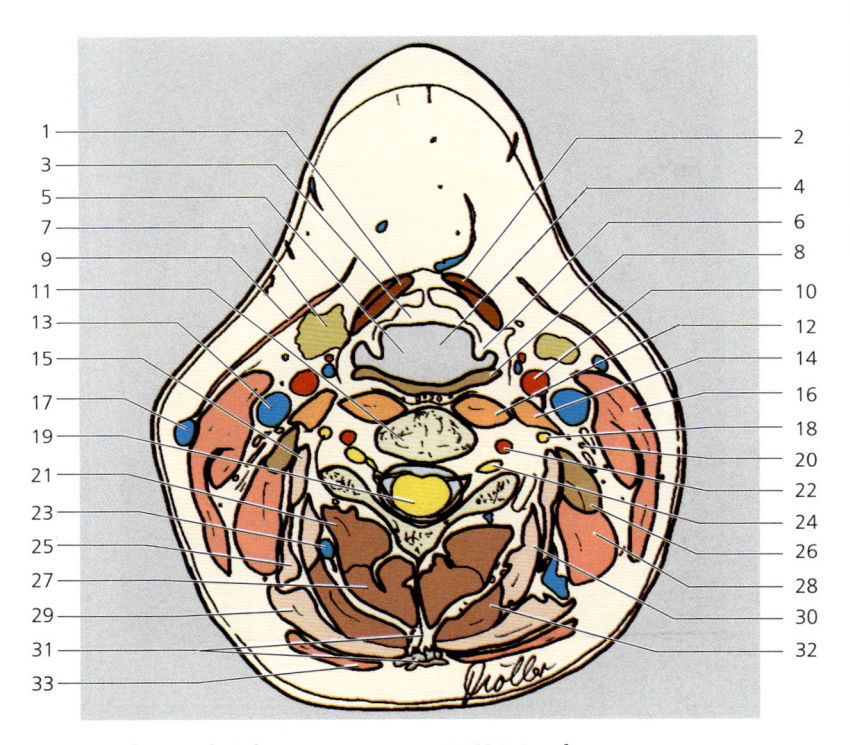

222 Pescoço

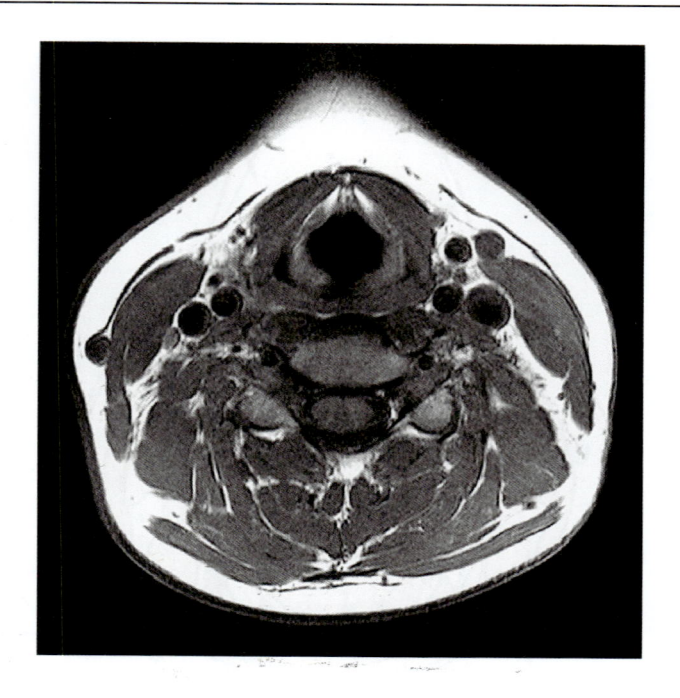

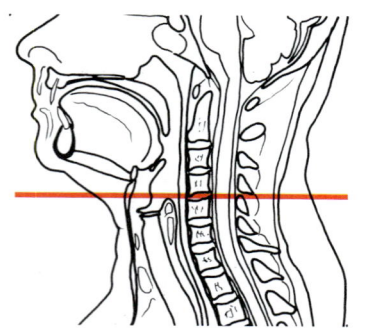

Axial **223**

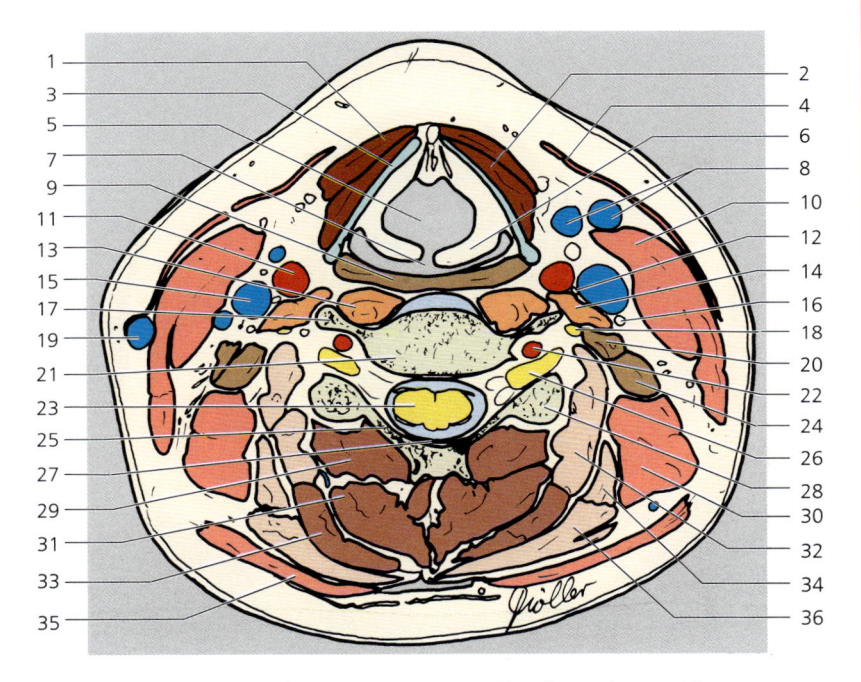

1 Músculo esterno-hióideo
2 Músculo tíreo-hióideo
3 Cartilagem tireoide (lâmina)
4 Platisma
5 Vestíbulo laríngeo
6 Prega ariepiglótica
7 Hipofaringe
8 Veia jugular anterior
9 Músculo constritor inferior da faringe
10 Músculo esternoclidomastóideo
11 Artéria carótida comum
12 Nervo vago (X)
13 Músculo longo do pescoço
14 Músculo longo da cabeça
15 Veia jugular interna
16 Nervo espinal (C4)
17 Processo transverso da vértebra C5
18 Nervo espinal (C5)
19 Veia jugular externa
20 Músculo escaleno médio
21 Vértebra cervical C5 (corpo)
22 Artéria vertebral
23 Medula espinal
24 Músculo escaleno posterior
25 Arco posterior da vértebra C6
26 Raiz do nervo espinal (C6)
27 Ligamento amarelo
28 Processo articular inferior da vértebra
29 Músculo espinal do pescoço e músculo multífido
30 Músculo levantador da escápula
31 Músculo semiespinal do pescoço
32 Músculo longuíssimo do pescoço
33 Músculo semiespinal da cabeça
34 Músculo esplênio do pescoço
35 Músculo trapézio
36 Músculo esplênio da cabeça

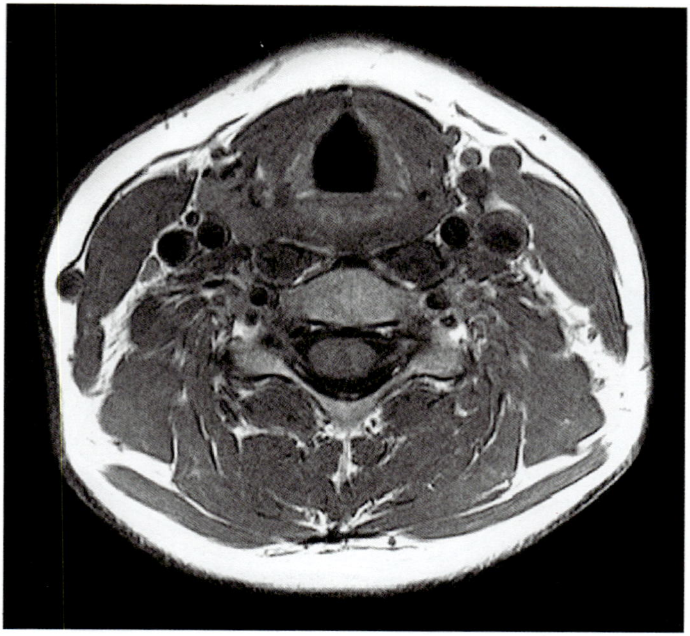

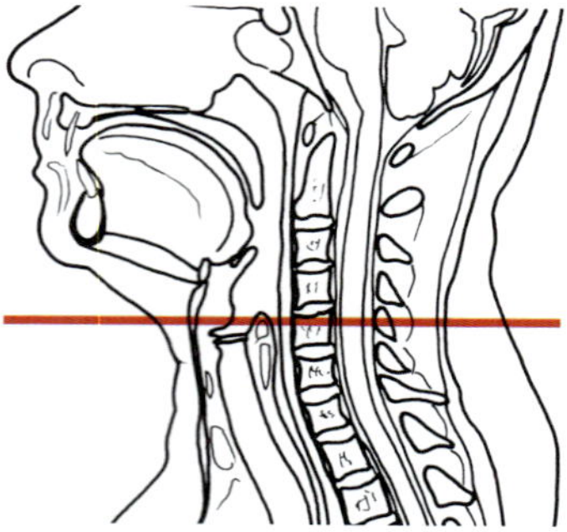

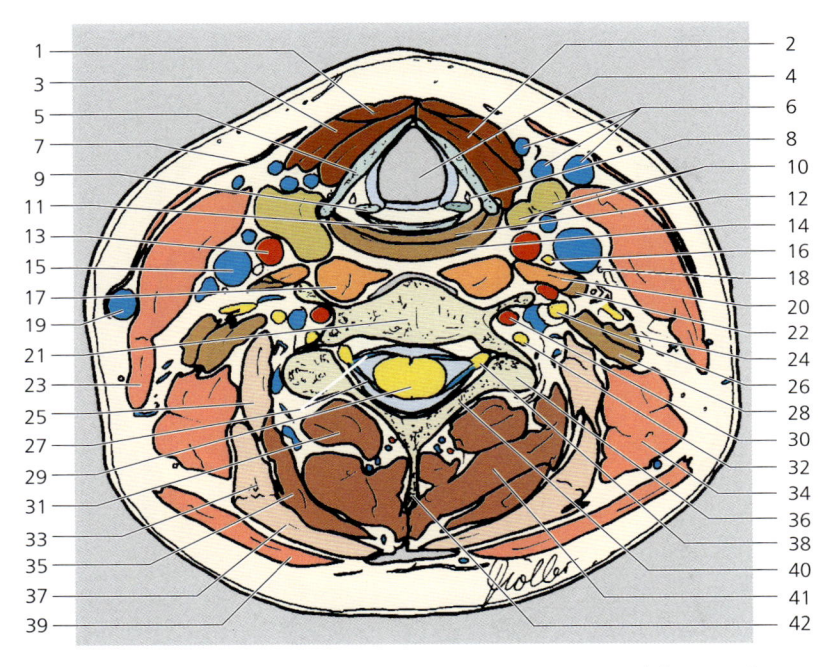

1 Músculo esterno-hióideo
2 Músculo tíreo-hióideo
3 Músculo omo-hióideo
4 Laringe
5 Cartilagem tireóidea (lâmina)
6 Veia jugular anterior
7 Platisma
8 Recesso piriforme
9 Cartilagem aritenóidea
10 Glândula tireoide
11 Cartilagem cricóidea
12 Hipofaringe
13 Artéria carótida comum
14 Músculo constritor inferior da faringe
15 Veia jugular interna
16 Nervo vago (X)
17 Músculo longo do pescoço
18 Nervo frênico
19 Veia jugular externa
20 Músculo longo da cabeça
21 Vértebra cervical C5 (corpo)
22 Músculo escaleno anterior
23 Músculo esternoclidomastóideo
24 Músculo escaleno posterior
25 Músculo longuíssimo do pescoço
26 Nervo espinal (C4)
27 Raízes nervosas anterior e posterior
28 Músculo escaleno médio
29 Medula espinal
30 Artéria vertebral
31 Músculo espinal do pescoço e músculo multífido
32 Nervo espinal (C5)
33 Músculo esplênio do pescoço
34 Músculo levantador da escápula
35 Músculo semiespinal da cabeça
36 Processo articular inferior da vértebra
37 Músculo esplênio da cabeça
38 Raiz do nervo espinal (C6)
39 Músculo trapézio
40 Arco posterior da vértebra C6
41 Músculo semiespinal do pescoço
42 Processo espinhoso da vértebra C6

226   Pescoço

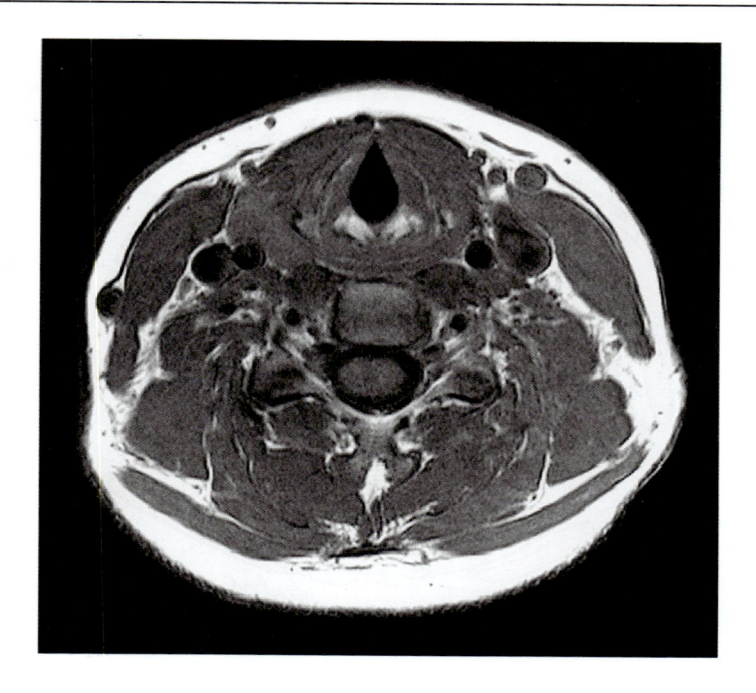

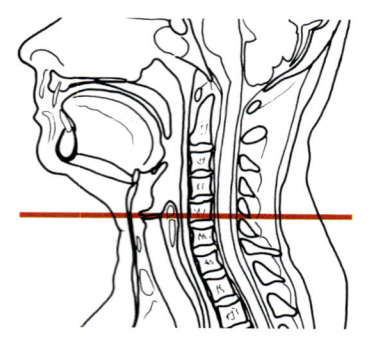

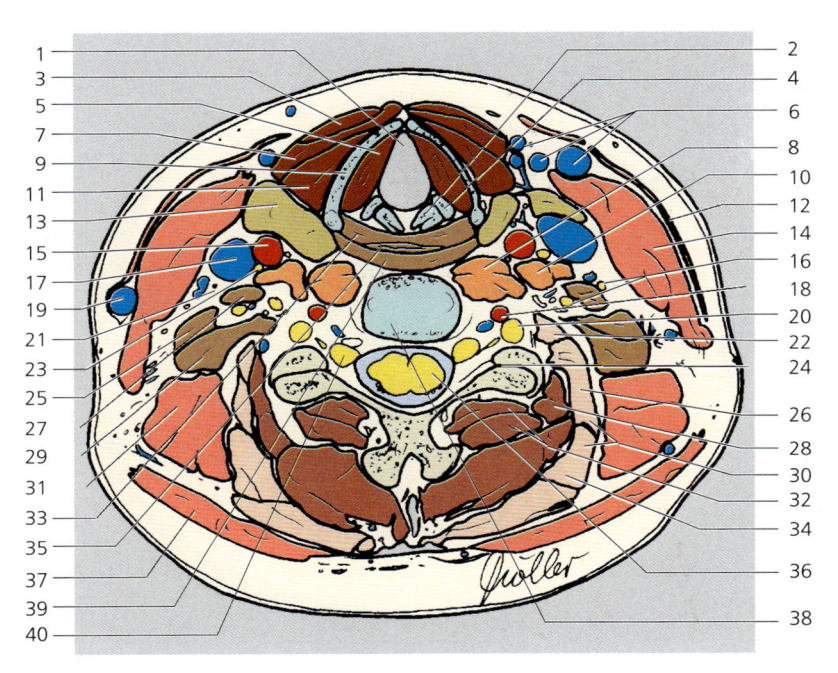

1 Glote
2 Cartilagem crico-hióidea
3 Músculo esterno-hióideo
4 Cartilagem aritenóidea
5 Músculo vocal
6 Veia jugular anterior
7 Músculo omo-hióideo
8 Músculo longo do pescoço
9 Cartilagem tireóidea (lâmina)
10 Músculo longo da cabeça
11 Músculo tíreo-hióideo
12 Platisma
13 Glândula tireoide
14 Músculo esternoclidomastóideo
15 Artéria carótida comum
16 Nervos espinais (C4 e C5)
17 Veia jugular interna
18 Artéria vertebral
19 Veia jugular externa
20 Nervo espinal (C6)
21 Nervo frênico
22 Músculo longuíssimo da cabeça
23 Nervo vago (X)
24 Articulação zigapofisária
25 Músculo escaleno médio
26 Músculo longuíssimo do pescoço
27 Músculo escaleno anterior
28 Músculo semiespinal da cabeça
29 Músculo escaleno posterior
30 Músculos esplênios do pescoço e da cabeça
31 Músculo levantador da escápula
32 Músculos espinal do pescoço e multífido
33 Músculo cricoaritenóideo posterior
34 Músculo semiespinal do pescoço
35 Hipofaringe/esôfago
36 Medula espinal
37 Músculo trapézio
38 Vértebra cervical C5
39 Músculo constritor inferior da faringe
40 Raiz nervosa (C7)

228 Pescoço

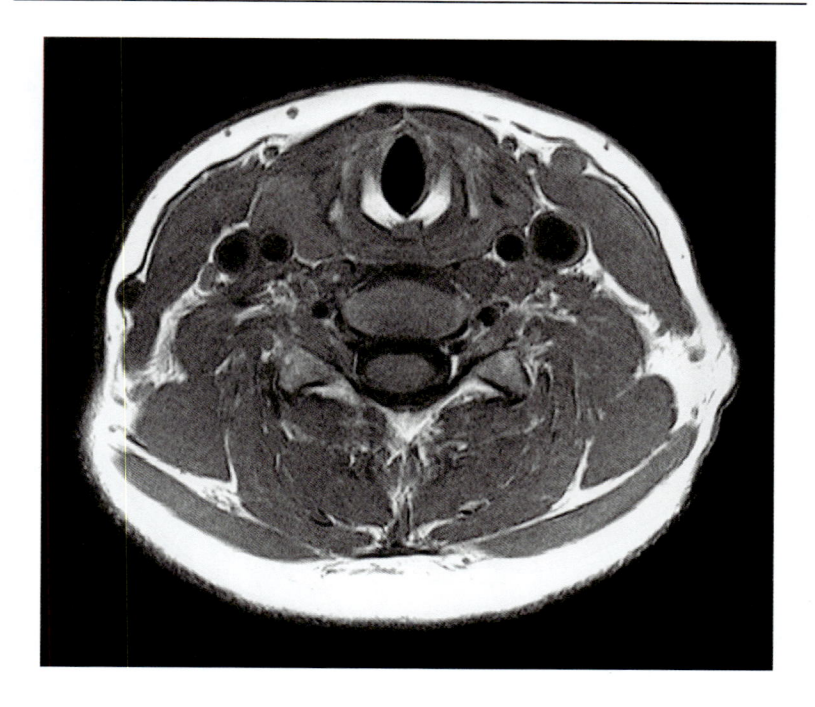

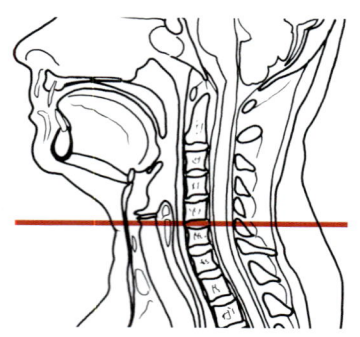

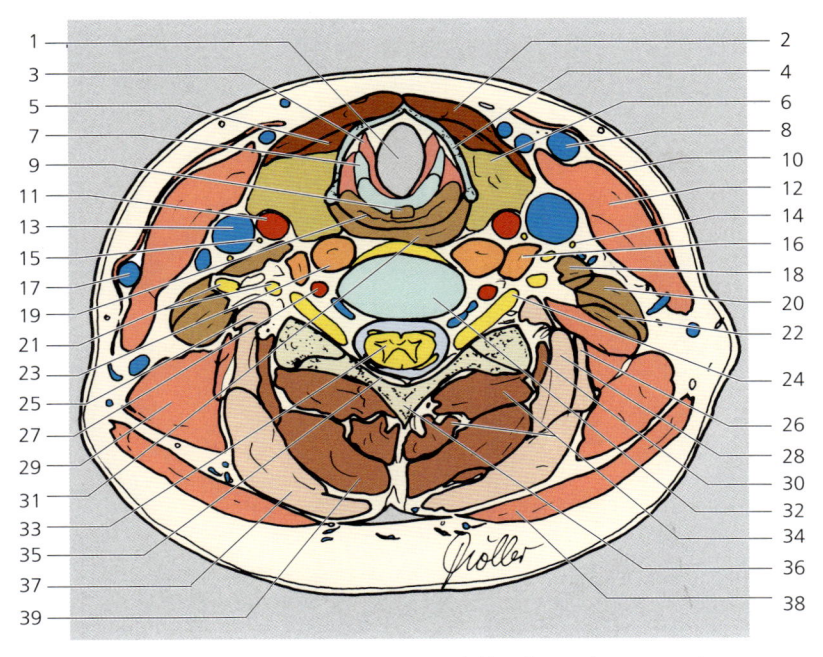

1 Laringe
2 Músculo esterno-hióideo
3 Músculo vocal (prega vocal)
4 Cartilagem tireóidea (lâmina)
5 Músculo tíreo-hióideo
6 Glândula tireoide
7 Cartilagem aritenóidea
8 Veia jugular anterior
9 Músculo aritenóideo transverso
10 Platisma
11 Artéria carótida comum
12 Músculo esternoclidomastóideo
13 Veia jugular interna
14 Músculo frênico
15 Nervo vago (X)
16 Músculo longo da cabeça
17 Veia jugular externa
18 Músculo escaleno anterior
19 Hipofaringe/esôfago
20 Músculo escaleno médio
21 Nervos espinais (C4 e C5)
22 Músculo escaleno posterior
23 Músculo longo do pescoço
24 Raiz do nervo espinal (C6)
25 Músculo longuíssimo da cabeça
26 Músculo longuíssimo do pescoço
27 Artéria vertebral
28 Músculo esplênio do pescoço
29 Músculo levantador da escápula
30 Músculo semiespinal da cabeça
31 Músculo constritor inferior da faringe
32 Espaço intervertebral (C5/C6)
33 Medula espinal
34 Músculos espinal do pescoço e multífido
35 Ligamento amarelo
36 Arco vertebral posterior
37 Músculo esplênio da cabeça
38 Músculo trapézio
39 Músculo semiespinal do pescoço

Pescoço

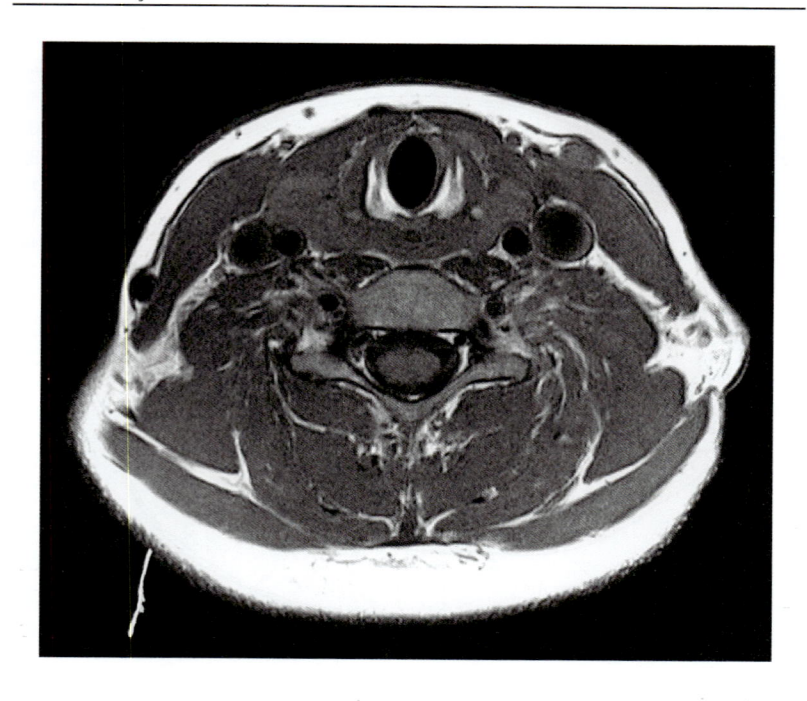

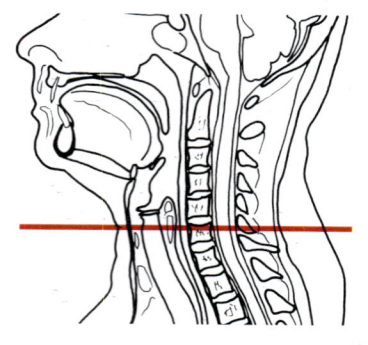

Axial

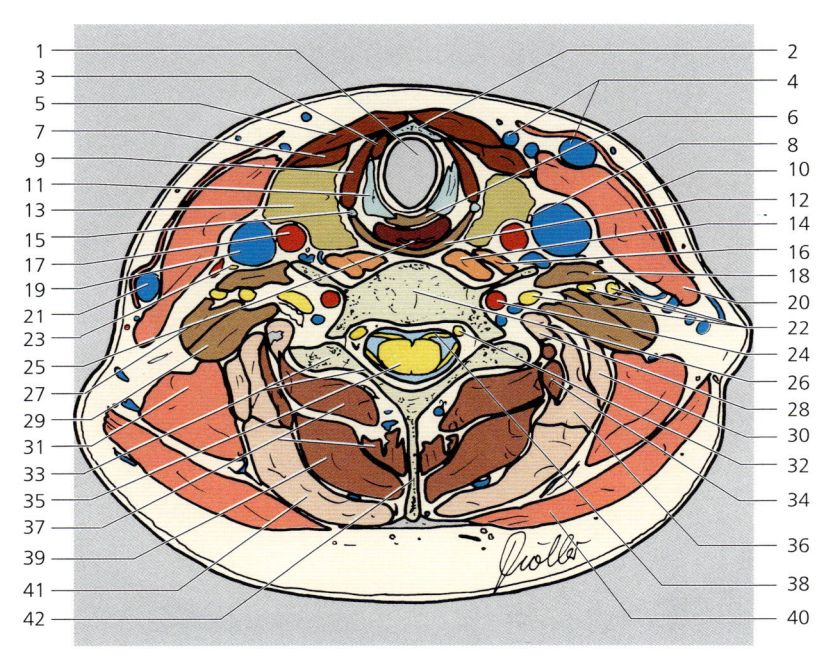

1 Laringe
2 Cartilagem tireóidea
3 Músculo tireoaritenóideo
4 Veia jugular anterior
5 Músculo esterno-hióideo
6 Músculo aritenóideo transverso
7 Músculo tíreo-hióideo
8 Nervo vago (X)
9 Músculo esternotireóideo
10 Platisma
11 Cartilagem cricóidea
12 Músculo constritor inferior da faringe
13 Glândula tireoide
14 Músculo longo do pescoço
15 Cartilagem tireóidea (corno inferior)
16 Músculo longo da cabeça
17 Artéria carótida comum
18 Músculo escaleno anterior
19 Veia jugular interna
20 Músculo esternoclidomastóideo
21 Veia jugular externa
22 Nervos espinais (C4, C5, C6)
23 Nervo frênico
24 Artéria vertebral
25 Esôfago
26 Vértebra cervical (C6)
27 Músculo escaleno médio
28 Músculo longuíssimo da cabeça
29 Músculo escaleno posterior
30 Músculo longuíssimo do pescoço
31 Músculo levantador da escápula
32 Raiz de nervo espinal (C7)
33 Processo articular e arco posterior da vértebra C7
34 Músculo semiespinal da cabeça
35 Medula espinal
36 Músculo esplênio do pescoço
37 Músculos espinal do pescoço e multífido
38 Raízes anterior e posterior do nervo espinal (C8)
39 Músculo semiespinal do pescoço
40 Músculo trapézio
41 Músculo esplênio da cabeça
42 Processo espinhoso de vértebra

232 Pescoço

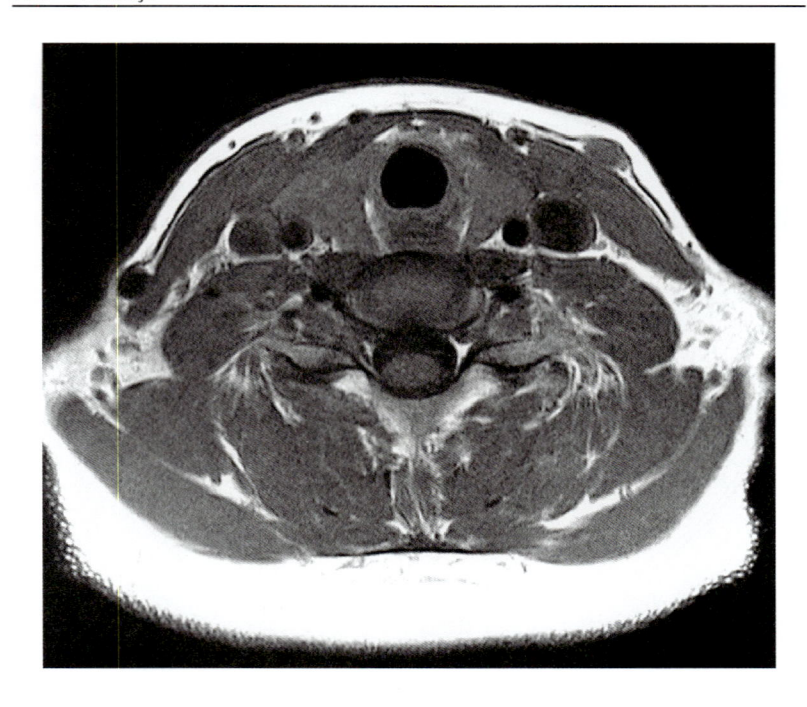

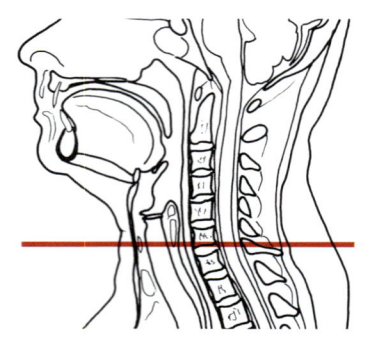

Axial **233**

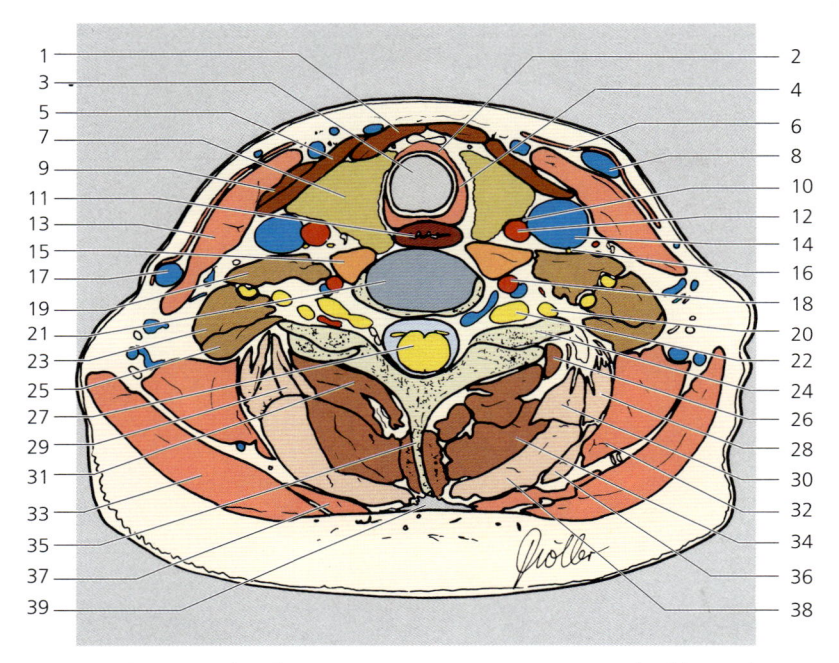

1. Músculo esterno-hióideo
2. Cartilagem cricóidea (arco)
3. Traqueia
4. Músculo cricotireóideo
5. Músculo esternotireóideo
6. Platisma
7. Glândula tireoide
8. Veia jugular anterior
9. Músculo omo-hióideo
10. Nervo vago (X)
11. Esôfago
12. Artéria carótida comum
13. Músculo esternoclidomastóideo
14. Veia jugular interna
15. Músculo longo do pescoço
16. Músculo frênico
17. Veia jugular externa
18. Artéria vertebral
19. Músculo escaleno anterior
20. Nervos espinais (C4, C5 e C6)
21. Espaço intervertebral (C6/C7)
22. Raiz de nervo espinal (C7)
23. Músculo escaleno médio
24. Articulação zigapofisária (C6/C7)
25. Músculo escaleno posterior
26. Músculo longuíssimo da cabeça
27. Medula espinal
28. Músculo longuíssimo do pescoço
29. Músculo semiespinal da cabeça
30. Músculo esplênio do pescoço
31. Músculos espinal do pescoço e multífido
32. Músculo levantador da escápula
33. Músculo trapézio
34. Músculo semiespinal do pescoço
35. Processo espinhoso de vértebra
36. Músculo serrátil posterior superior
37. Músculo romboide menor
38. Músculo esplênio da cabeça
39. Ligamento nucal

Pescoço

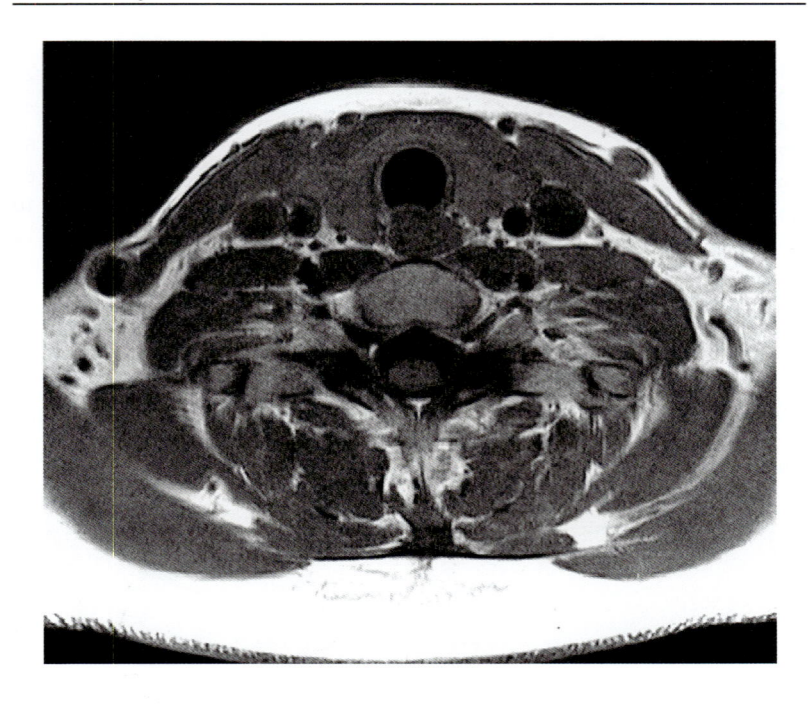

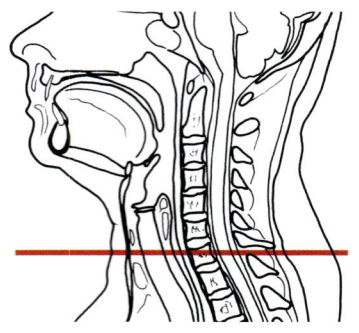

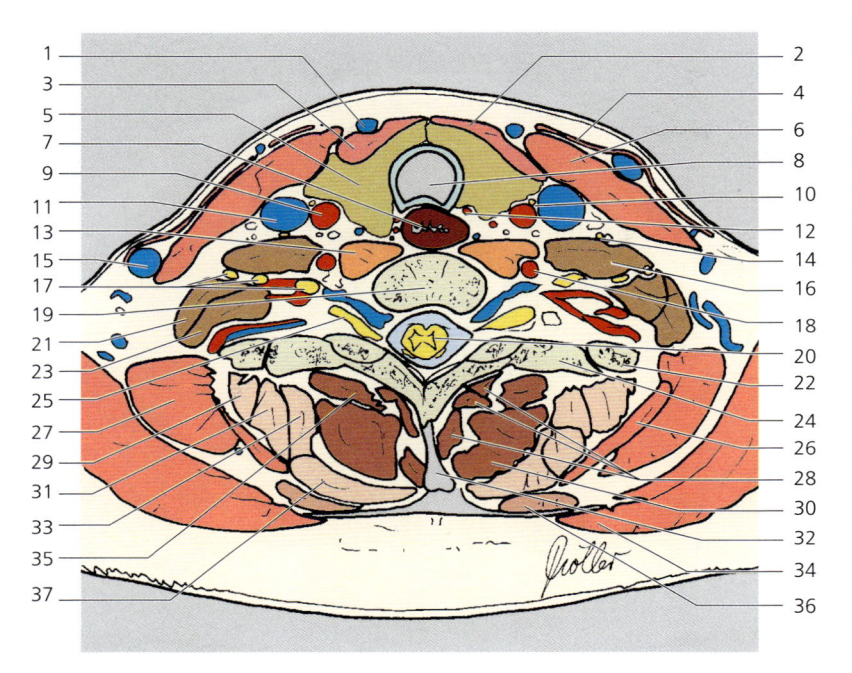

Axial

1. Veia jugular anterior
2. Músculo esterno-hióideo
3. Músculo esternotireóideo
4. Platisma
5. Glândula tireoide
6. Músculo esternoclidomastóideo
7. Esôfago
8. Traqueia
9. Artéria carótida comum
10. Nervo vago (X)
11. Veia jugular interna
12. Artéria tireóidea inferior
13. Músculo longo do pescoço
14. Nervo frênico
15. Veia jugular externa
16. Músculo escaleno anterior
17. Nervos espinais (C5, C6 e C7)
18. Artéria vertebral
19. Vértebra cervical (C7)
20. Medula espinal
21. Músculo escaleno médio
22. Primeira costela
23. Músculo escaleno posterior
24. Processo transverso de vértebra
25. Raiz de nervo espinal (C8)
26. Músculo serrátil posterior superior
27. Músculo levantador da escápula
28. Músculos espinal do pescoço e multífido
29. Músculo iliocostal do pescoço
30. Músculo semiespinal do pescoço
31. Músculo longuíssimo do pescoço
32. Ligamento interespinhoso
33. Músculo esplênio do pescoço
34. Músculo trapézio
35. Músculo semiespinal da cabeça
36. Músculo romboide menor
37. Músculo esplênio da cabeça

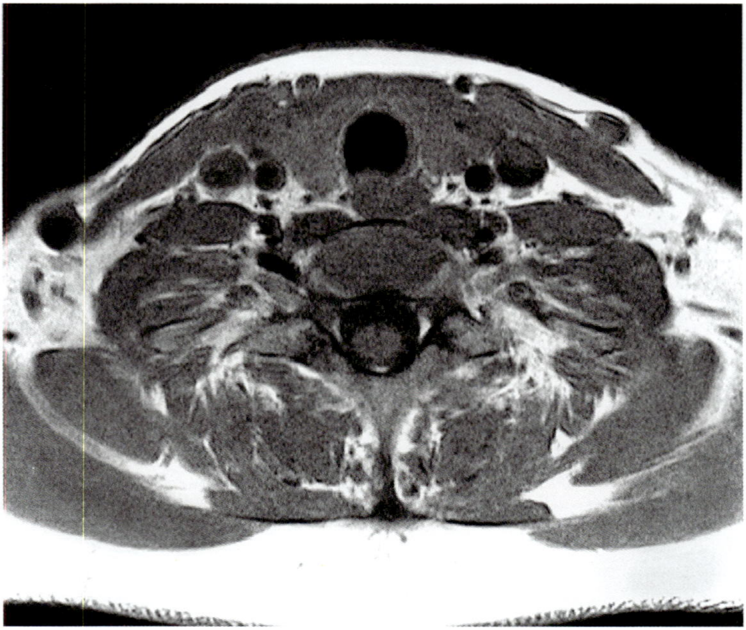

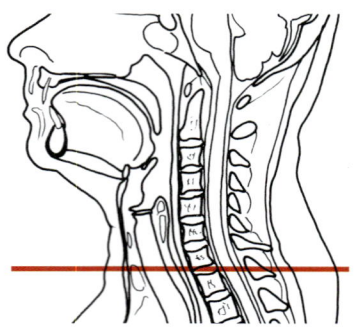

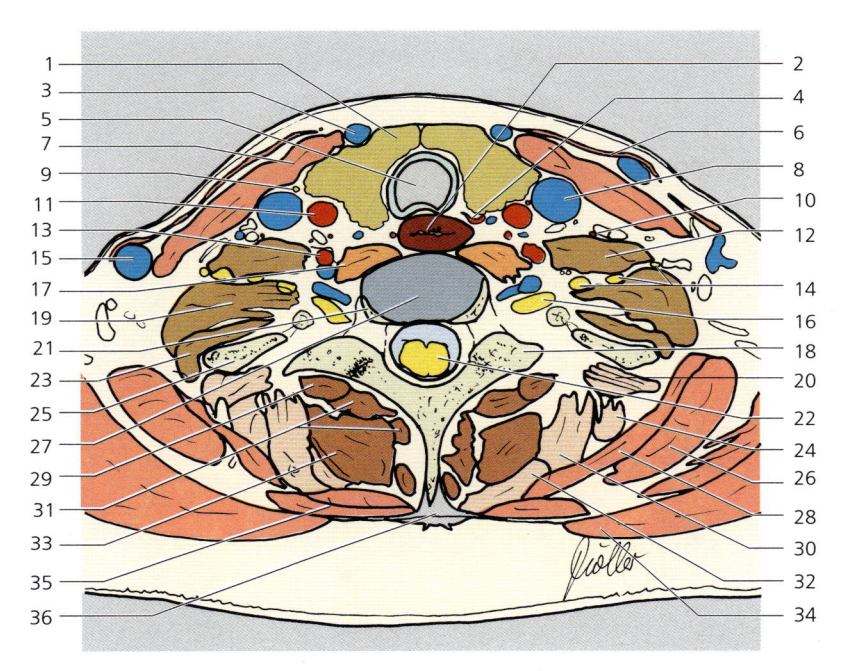

Axial

1 Músculo esterno-hióideo
2 Esôfago
3 Veia jugular anterior e glândula tireoide
4 Artéria tireóidea inferior
5 Traqueia
6 Platisma
7 Músculo esternoclidomastóideo
8 Veia jugular interna
9 Nervo vago (X)
10 Nervo frênico
11 Artéria carótida comum
12 Músculo escaleno anterior
13 Artéria vertebral
14 Nervos espinais (C5, C6 e C7)
15 Veia jugular externa
16 Raiz de nervo espinal (C8)
17 Músculo longo do pescoço
18 Processo transverso da vértebra T1
19 Músculo escaleno médio
20 Músculos intercostais
21 Margem superior posterior da vértebra T1
22 Medula espinal
23 Músculo escaleno posterior
24 Músculo iliocostal do pescoço
25 Primeira costela
26 Músculo levantador da escápula
27 Espaço intervertebral (C7/T1)
28 Músculo serrátil posterior superior
29 Músculo semiespinal da cabeça
30 Músculo esplênio do pescoço
31 Músculos espinal do pescoço e multífido
32 Músculo esplênio da cabeça
33 Músculo semiespinal do pescoço
34 Músculo trapézio
35 Músculo romboide menor
36 Ligamento interespinhoso

238 Pescoço

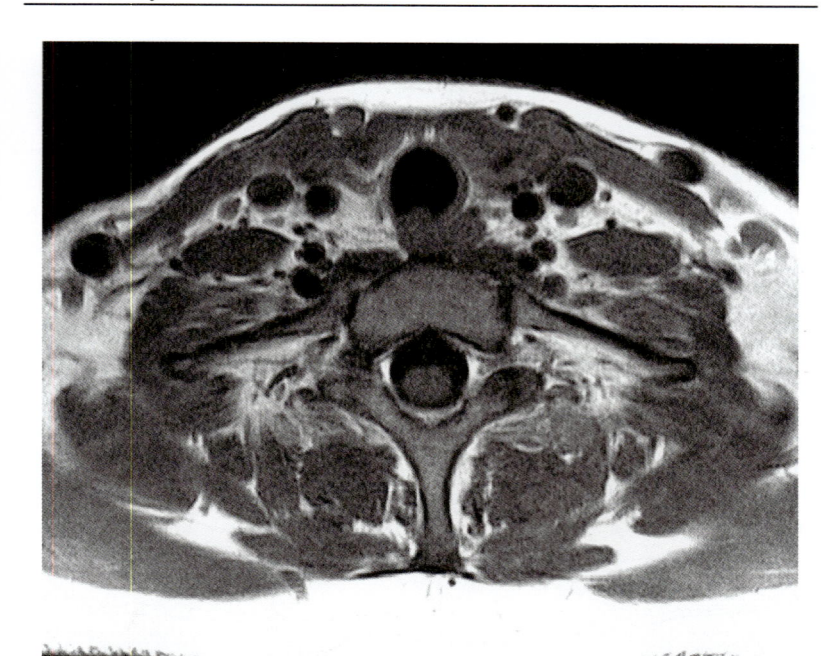

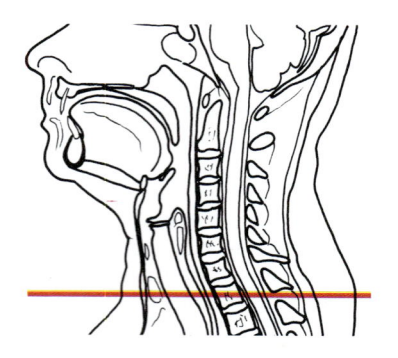

Axial 239

1 Veia jugular anterior	21 Músculos intercostais
2 Traqueia	22 Primeira costela
3 Músculo esternoclidomastóideo	23 Processo transverso da vértebra T1
4 Glândula tireoide	24 Articulação costovertebral
5 Artéria carótida comum	25 Ligamento amarelo
6 Músculo esterno-hióideo	26 Medula espinal
7 Platisma	27 Músculo levantador da escápula
8 Esôfago	28 Músculo semiespinal da cabeça
9 Veia jugular interna	29 Músculo serrátil posterior superior
10 Músculo longo do pescoço	30 Músculo iliocostal do pescoço
11 Nervo vago (X)	31 Músculo semiespinal do pescoço
12 Artéria vertebral	32 Músculos espinal do pescoço e multífido
13 Nervo frênico	33 Músculo trapézio
14 Vértebra (T1)	34 Músculo esplênio do pescoço
15 Veia jugular externa	35 Processo espinhoso de vértebra
16 Plexo cervical (C5 a C8)	36 Músculo esplênio da cabeça
17 Músculo escaleno anterior	37 Ligamento interespinhoso
18 Músculo escaleno médio	38 Músculo romboide menor
19 Raiz de nervo espinal (T1)	
20 Músculo escaleno posterior	

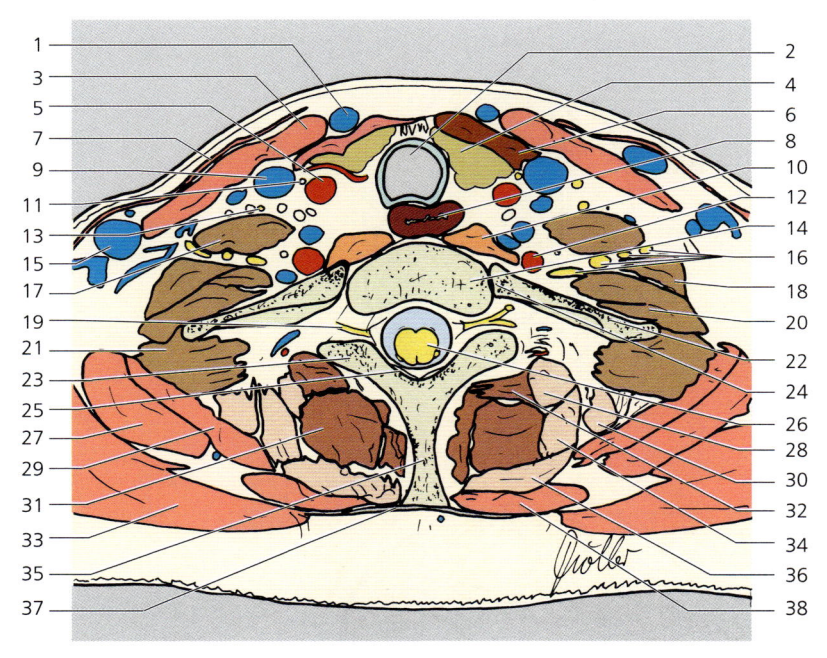

Linfonodos Cervicais

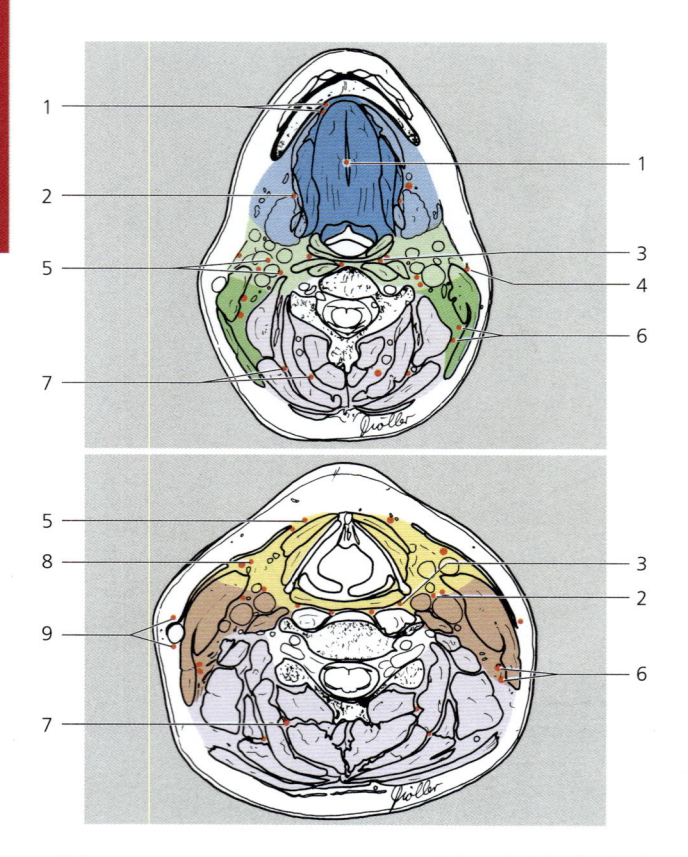

Linfonodos cervicais
1 Linfonodos submentuais
2 Linfonodos submandibulares
3 Linfonodos retrofaríngeos
4 Linfonodos pré-auriculares
5 Grupo de linfonodos jugulares superiores
6 Linfonodos cervicais profundos
7 Linfonodos da nuca
8 Linfonodos jugulares anteriores
9 Linfonodos cervicais superficiais

Linfonodos (classificados de acordo com os níveis)

Nível 1a (linfonodos submentuais entre os músculos digástricos)

Nível 1b (linfonodos submandibulares)

Nível 2a (linfonodos anteriores, mediais ou laterais à veia jugular interna)

Nível 2b (linfonodos dorsais à veia jugular interna e separados da veia por uma lamela de gordura)

Nível 3 (linfonodos ao longo da veia jugular)

Nível 5a (linfonodos no triângulo posterior, nível superior = acima do arco da cartilagem cricóidea)

Nível 6 (linfonodos viscerais superiores: ventrais entre as artérias carótidas)

Axial **241**

Linfonodos cervicais
3 Linfonodos retrofaríngeos
6 Linfonodos cervicais profundos
7 Linfonodos da nuca
8 Linfonodos jugulares anteriores
10 Linfonodos pré-laríngeos
11 Grupo de linfonodos jugulares inferiores
12 Linfonodos cervicais anteriores
13 Linfonodos pré-traqueais
14 Linfonodos tireóideos
15 Linfonodos paratraqueais
16 Linfonodos supraclaviculares
17 Linfonodos cervicais superficiais

Linfonodos (classificados de acordo com os níveis)

Nível 3 (linfonodos ao longo da veia jugular)

Nível 4 (linfonodos da veia jugular inferior)

Nível 5a (linfonodos do triângulo posterior, nível superior = acima do arco da cartilagem cricóidea)

Nível 5b (linfonodos do triângulo posterior, nível inferior = abaixo do arco da cartilagem cricóidea)

Nível 6 (linfonodos viscerais superiores: ventrais entre as artérias carótidas)

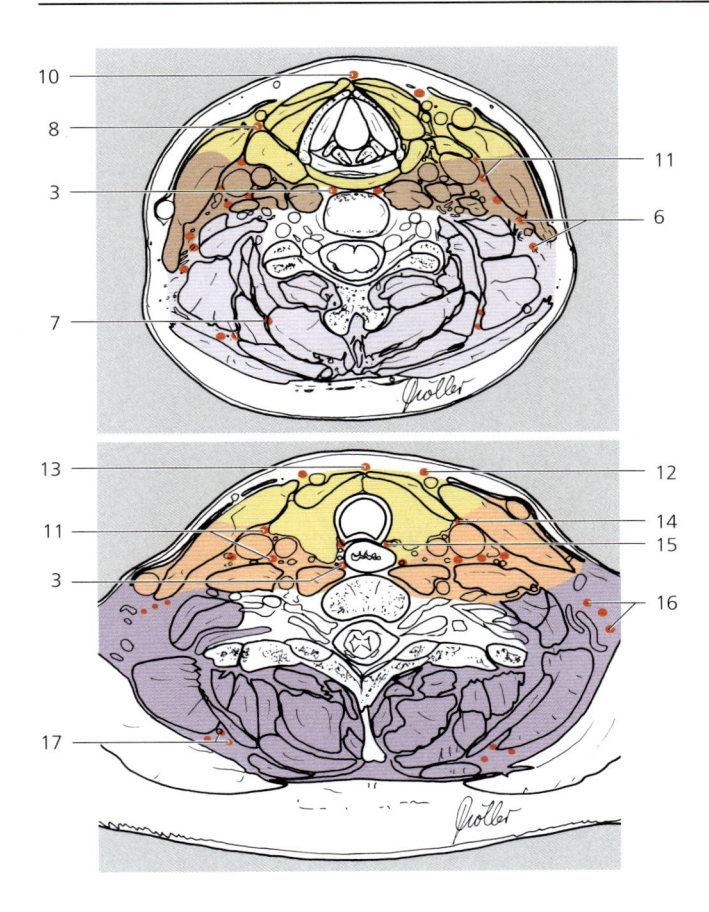

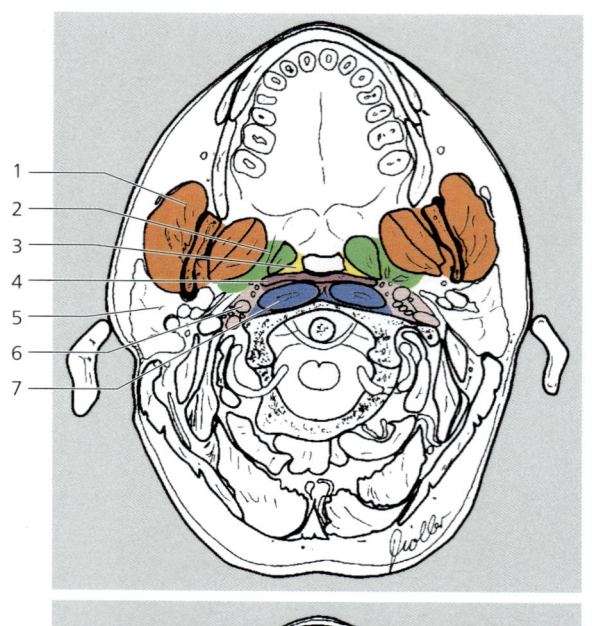

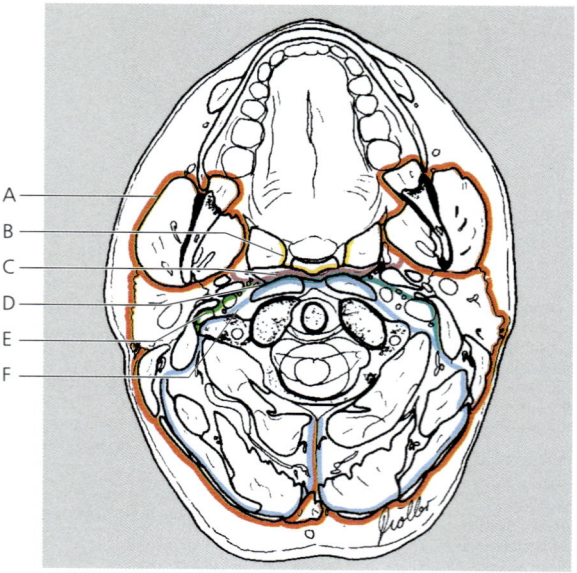

242 Espaços Cervicais

Axial

Espaços cervicais

1 Espaço mastigatório (músculos da mastigação, ramo e corpo da mandíbula, nervo alveolar inferior, artéria maxilar, plexo pterigóideo, nervo lingual).
2 Espaço parafaríngeo (nervo trigêmeo, artéria faríngea)
3 Espaço mucoso superficial (glândulas salivares submucosas, tecido linfático)
4 Espaço retrofaríngeo
5 Espaço parotídeo (glândula parótida, nervo facial, artéria carótida externa, veia retromandibular)
6 Espaço carotídeo (artéria carótida, veia jugular, nervos cranianos IX-XII, tronco simpático)
7 Espaço pré-vertebral (músculos pré-vertebral e paraespinal, nervo frênico)
8 Espaço visceral (glândula tireoide, espaço paratraqueal)
9 Espaço perivertebral (parte pré-vertebral)
10 Espaço perivertebral (parte paraespinal)

Fáscias Cervicais

A Fáscia cervical superficial (fáscia superficial do pescoço)
B Fáscia faringobasilar
C Camada média da fáscia cervical profunda (camada pré-traqueal)
D Fáscia intercarotídea
E Bainha carótica
F Camada profunda da fáscia cervical profunda (camada pré-vertebral)

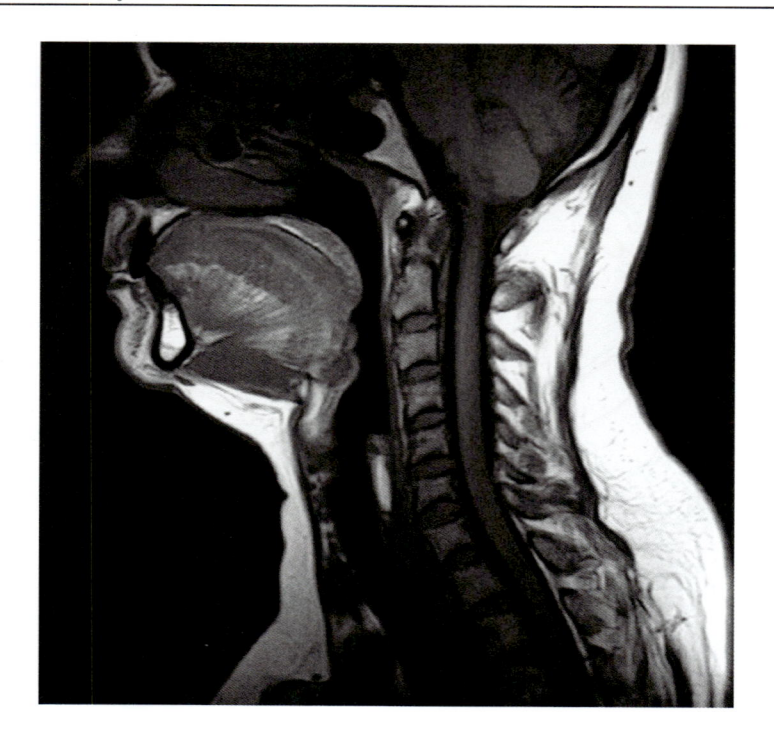

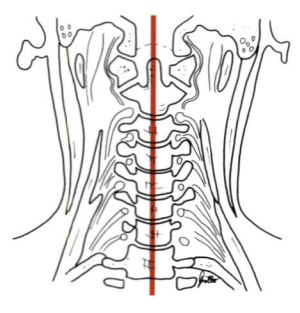

1 Tonsila palatina
2 Forame magno
3 Vômer
4 Ligamento longitudinal anterior
5 Nasofaringe e músculo longo do pescoço
6 Ligamento apical do dente
7 Palato duro
8 Membrana tectória
9 Canal incisivo
10 Membrana atlantoccipital posterior
11 Músculo orbicular da boca

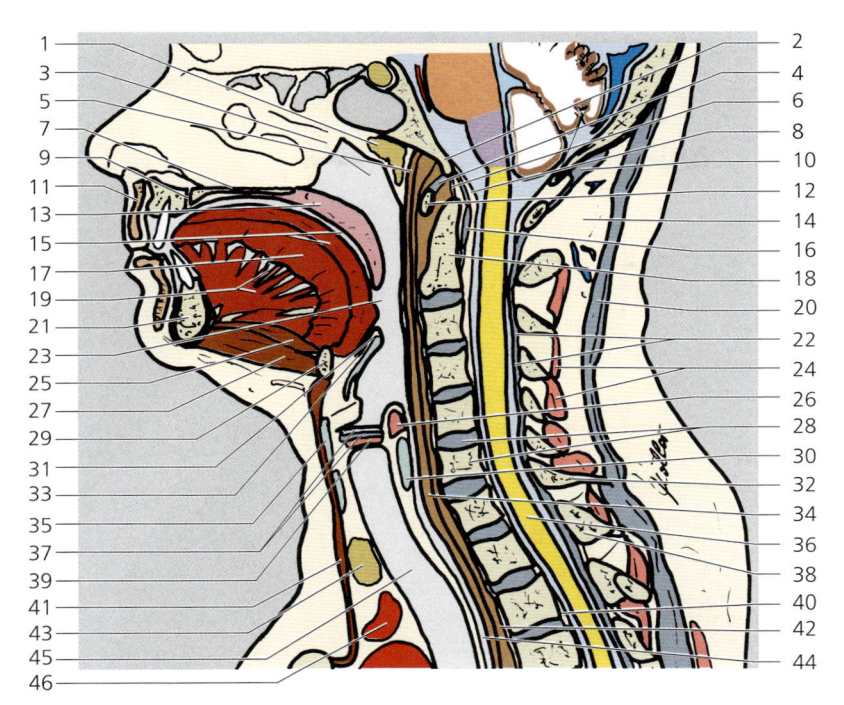

12 Arco anterior do atlas
13 Palato mole
14 Tecido adiposo suboccipital
15 Músculo longitudinal superior da língua e cavidade oral
16 Ligamento transverso do atlas (do ligamento cruciforme do atlas)
17 Músculo transverso da língua
18 Dente do áxis (C2)
19 Músculo genioglosso e septo lingual
20 Ligamento nucal
21 Mandíbula
22 Ligamento amarelo
23 Orofaringe
24 Músculos interespinais
25 Músculo gênio-hióideo
26 Músculos aritenoideos transverso e oblíquo
27 Músculo milo-hióideo
28 Vértebra C6 e disco intervertebral
29 Osso hioide
30 Laringe (lâmina)
31 Epiglote
32 Processo espinhoso de C7
33 Valécula epiglótica
34 Músculo constritor inferior da faringe
35 Cartilagem tireóidea
36 Medula espinal
37 Ligamento vestibular (falsa prega vocal) e ventrículo laríngeo (ventrículo de Morgagni)
38 Processo espinhoso
39 Ligamento vocal (prega vocal verdadeira)
40 Ligamento longitudinal posterior
41 Músculo esternotireóideo
42 Ligamento longitudinal anterior
43 Glândula tireoide
44 Esôfago
45 Traqueia
46 Artéria braquiocefálica

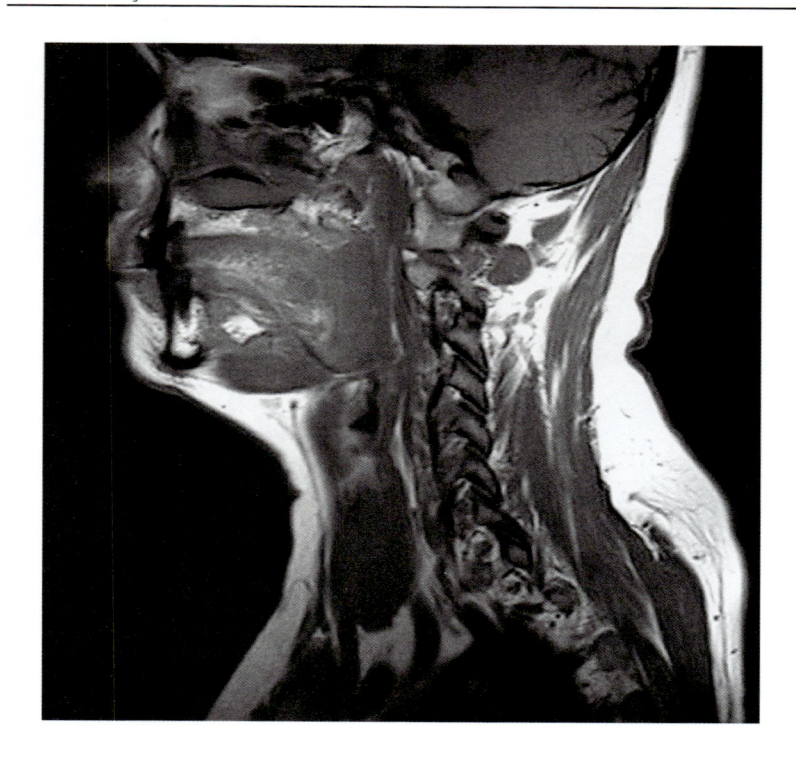

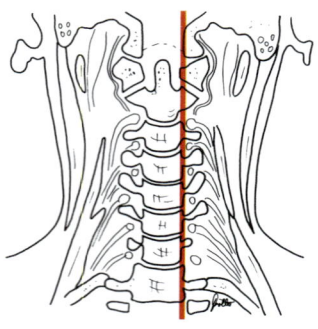

1 Músculo levantador do véu palatino
2 Músculo semiespinal da cabeça
3 Músculo pterigóideo medial
4 Atlas (massa lateral)
5 Músculo longo da cabeça
6 Músculo reto posterior menor da cabeça
7 Maxila
8 Músculo reto posterior maior da cabeça
9 Músculo orbicular da boca
10 Músculo oblíquo inferior

Sagital

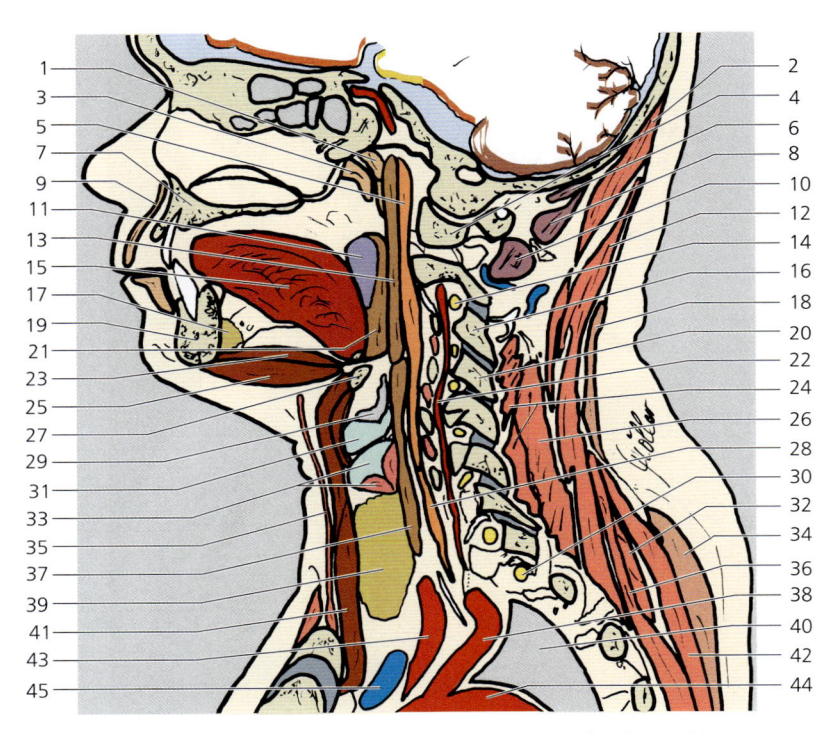

11 Tonsila palatina
12 Músculo esplênio da cabeça
13 Músculo constritor superior da faringe
14 Raiz de nervo espinal (C3)
15 Língua
16 Processo articular inferior
17 Glândula sublingual
18 Músculo trapézio (parte descendente)
19 Mandíbula
20 Processo articular superior
21 Músculo palatofaríngeo
22 Artéria vertebral
23 Músculo milo-hióideo
24 Músculo multífido
25 Músculo digástrico (ventre anterior)
26 Músculo semiespinal do pescoço
27 Osso hioide
28 Músculo longo do pescoço
29 Faringe e valécula epiglótica
30 Raiz de nervo espinal (T1)
31 Cartilagem tireóidea
32 Músculo serrátil posterior superior
33 Cartilagem cricóidea e músculo cricoaritenóideo
34 Músculo trapézio
35 Platisma
36 Músculo esplênio do pescoço
37 Músculo constritor inferior da faringe
38 Artéria subclávia esquerda
39 Glândula tireoide
40 Pulmão esquerdo
41 Músculo esterno-hióideo
42 Músculos romboides (maior e menor)
43 Artéria carótida comum
44 Arco aórtico
45 Veia braquiocefálica esquerda

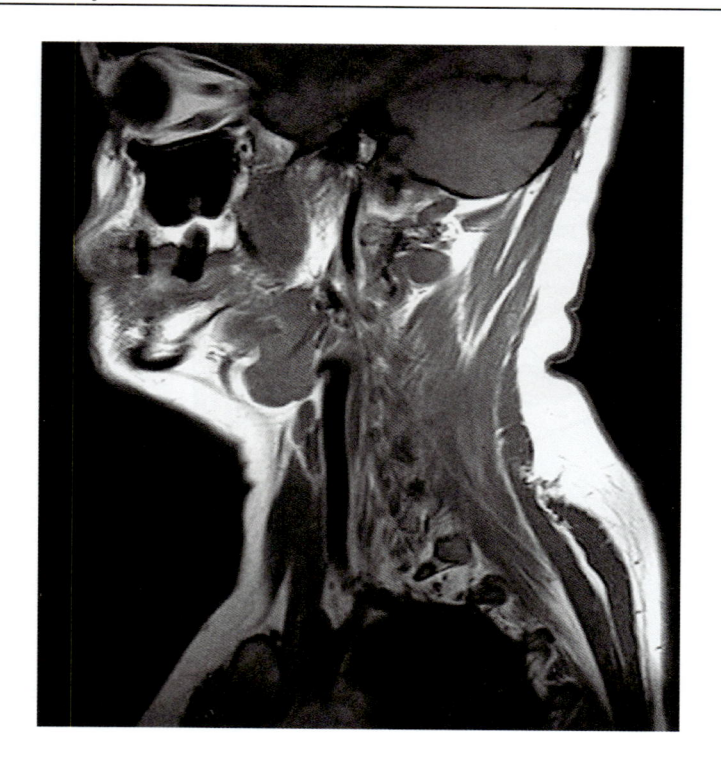

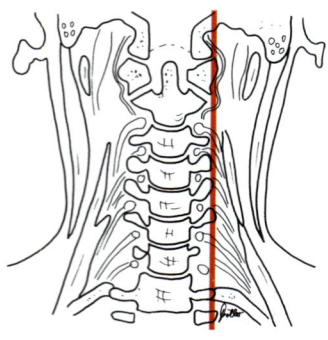

1 Seio maxilar
2 Artéria carótida interna (sifão carotídeo)
3 Músculo pterigóideo medial
4 Nervo mandibular
5 Músculo levantador do lábio superior
6 Tuba auditiva
7 Músculo digástrico ▶

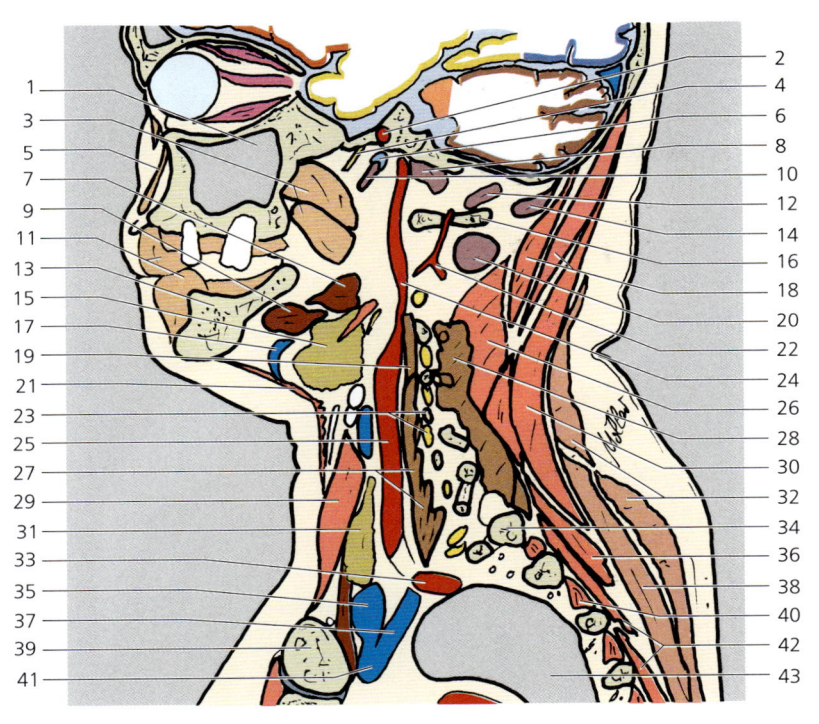

8 Músculo reto lateral da cabeça
9 Músculo milo-hióideo
10 Músculo tensor do véu palatino
11 Músculo orbicular da boca
12 Músculo oblíquo superior da cabeça
13 Mandíbula
14 Músculo reto posterior maior da cabeça
15 Glândula submandibular
16 Atlas (processo transverso)
17 Veia facial
18 Músculo semiespinal da cabeça
19 Músculo longo do pescoço
20 Músculo oblíquo inferior da cabeça
21 Platisma
22 Artéria vertebral
23 Processos transversos e raízes de nervos espinais
24 Artéria carótida interna
25 Artéria carótida comum
26 Músculo semiespinal do pescoço
27 Músculo escaleno anterior
28 Músculo escaleno posterior
29 Músculo esternoclidomastóideo
30 Músculo esplênio da cabeça
31 Glândula tireoide
32 Músculo trapézio
33 Artéria subclávia
34 Primeira costela
35 Veia jugular interna
36 Músculo semiespinal do pescoço
37 Veia subclávia (esquerda)
38 Músculo romboide (maior e menor)
39 Clavícula
40 Músculos interespinais
41 Veia braquiocefálica (esquerda)
42 Músculo serrátil anterior
43 Pulmão (esquerdo)

250 Pescoço

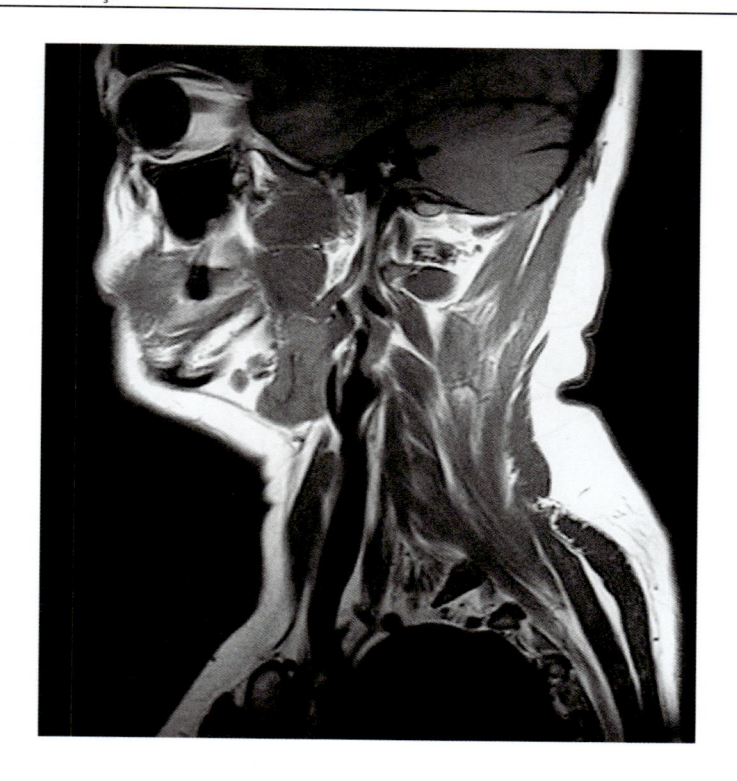

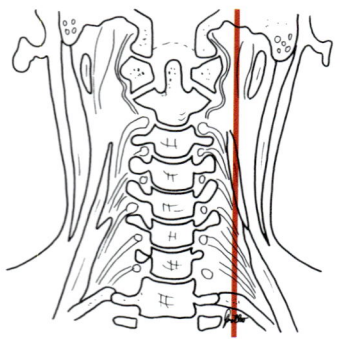

Sagital

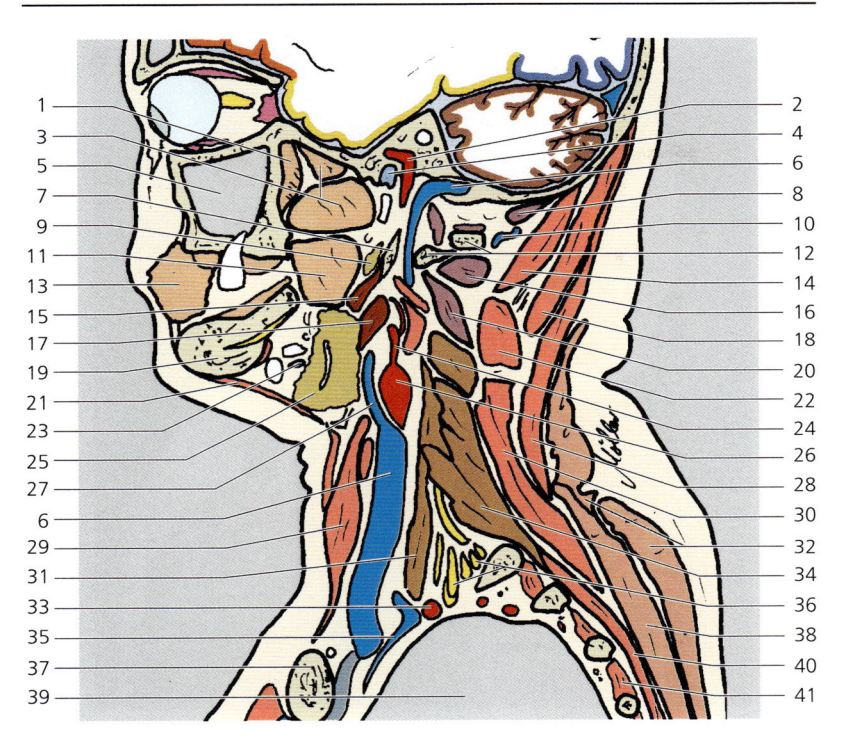

1 Músculo temporal
2 Artéria carótida interna (sifão)
3 Músculo pterigóideo lateral
4 Tuba auditiva
5 Seio maxilar
6 Veia jugular interna
7 Processo estiloide
8 Músculo reto posterior menor da cabeça
9 Glândula parótida
10 Veias cervicais profundas
11 Músculo pterigóideo medial
12 Atlas (processo transverso)
13 Músculo bucinador
14 Músculo reto posterior da cabeça
15 Músculo estilo-hióideo
16 Músculo oblíquo da cabeça
17 Músculo digástrico
18 Músculo semiespinal da cabeça
19 Mandíbula
20 Músculo levantador da escápula
21 Platisma
22 Músculo semiespinal do pescoço
23 Veia facial
24 Artéria carótida externa
25 Glândula submandibular
26 Artéria carótida comum
27 Veia jugular externa
28 Músculo esplênio da cabeça
29 Músculo esternoclidomastóideo
30 Músculo semiespinal do pescoço
31 Músculo escaleno médio
32 Músculo trapézio
33 Artéria subclávia (esquerda)
34 Músculo escaleno posterior
35 Veia subclávia (esquerda)
36 Plexo braquial
37 Clavícula
38 Músculos romboides (maior e menor)
39 Pulmão (esquerdo)
40 Músculo multífido
41 Músculos interespinais

Pescoço

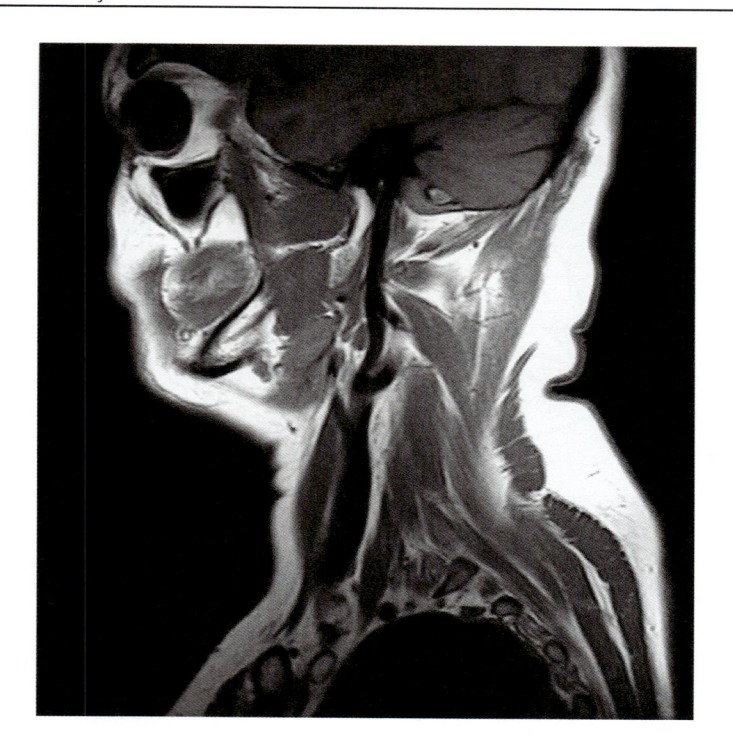

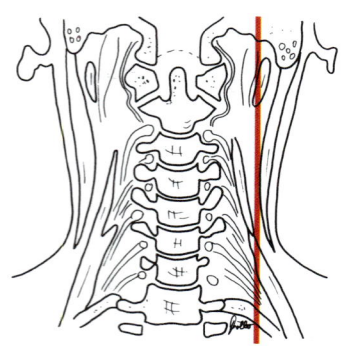

Sagital

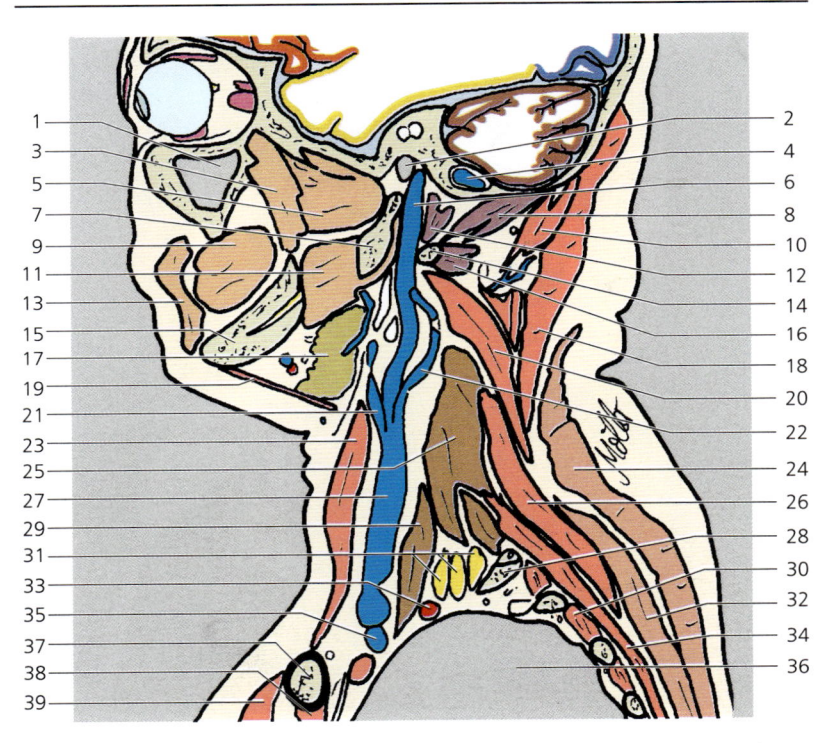

1. Seio maxilar
2. Meato acústico externo
3. Músculo temporal
4. Seio sigmóideo
5. Músculo pterigóideo lateral
6. Veia jugular interna
7. Ramo da mandíbula
8. Músculos oblíquos posteriores maior e menor da cabeça
9. Músculo bucinador
10. Músculo semiespinal da cabeça
11. Músculo pterigóideo medial
12. Músculo reto lateral da cabeça
13. Músculo orbicular da boca
14. Processo transverso da vértebra cervical C1
15. Mandíbula
16. Músculo oblíquo superior da cabeça
17. Glândula submandibular
18. Músculo esplênio da cabeça
19. Platisma
20. Músculo levantador da escápula
21. Veia facial comum
22. Veias cervicais
23. Músculo esternoclidomastóideo
24. Músculo trapézio
25. Músculo escaleno médio
26. Músculo semiespinal do pescoço
27. Veia jugular interna
28. Primeira costela
29. Músculo escaleno anterior
30. Músculos interespinais
31. Plexo braquial
32. Músculo romboide (maior e menor)
33. Artéria subclávia (esquerda)
34. Músculo serrátil anterior
35. Veia subclávia (esquerda)
36. Pulmão esquerdo
37. Clavícula
38. Músculo subclávio
39. Músculo peitoral maior

254 Pescoço

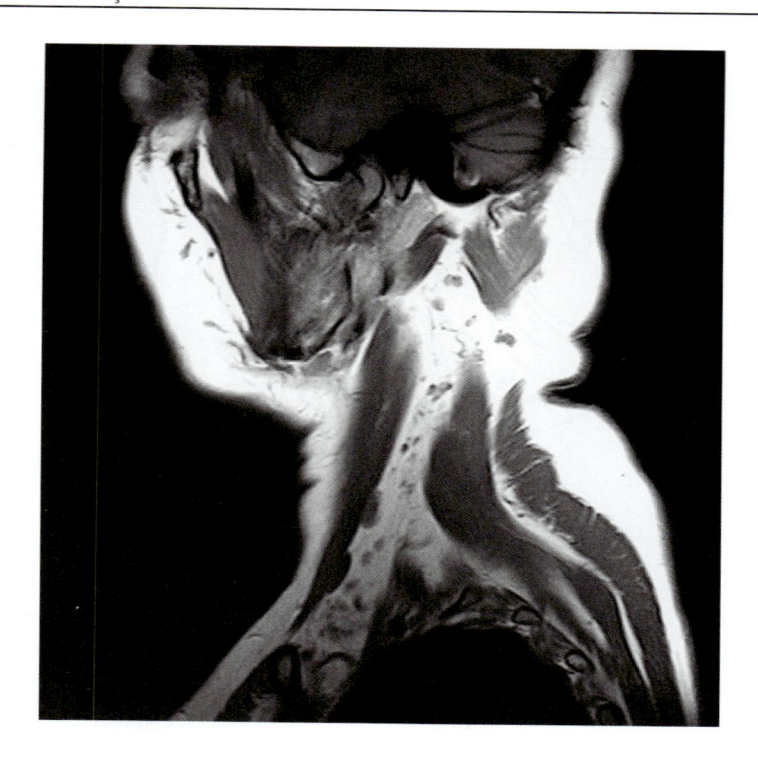

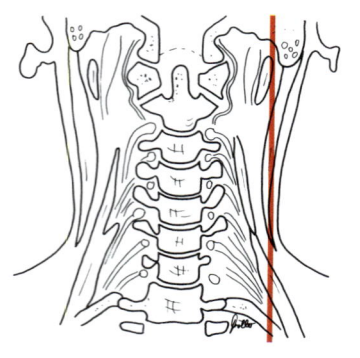

Sagital

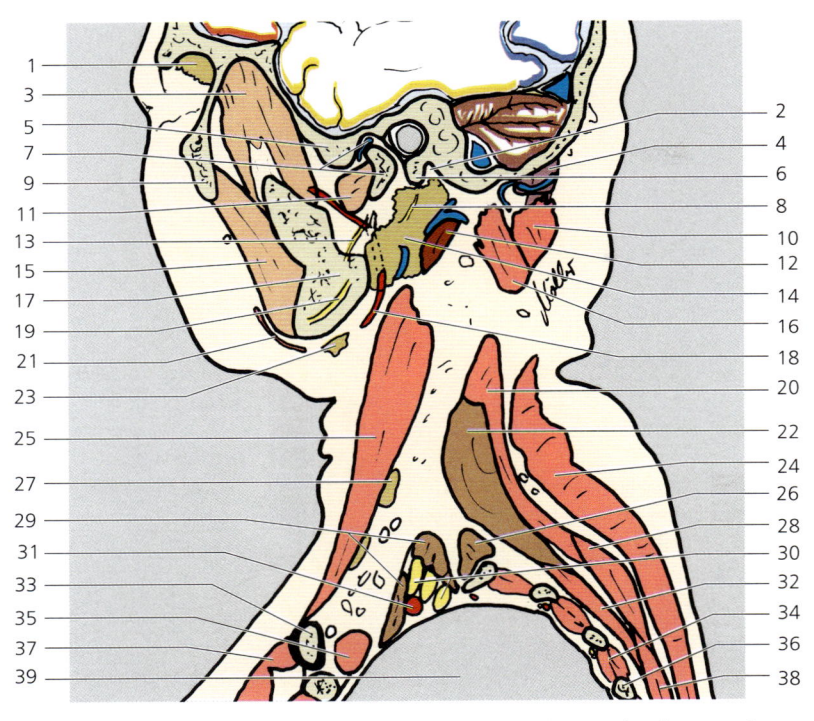

1 Glândula lacrimal
2 Forame estilomastóideo
3 Músculo temporal
4 Músculo oblíquo superior da cabeça
5 Tubérculo articular
6 Processo estiloide
7 Cabeça da mandíbula e disco articular
8 Nervo facial (VII)
9 Osso zigomático
10 Músculo esplênio da cabeça
11 Músculo pterigóideo lateral
12 Músculo digástrico (ventre posterior)
13 Nervo alveolar inferior
14 Glândula parótida
15 Músculo masseter
16 Músculo semiespinal da cabeça
17 Mandíbula
18 Artéria carótida externa
19 Canal mandibular
20 Músculo levantador da escápula
21 Platisma
22 Músculo escaleno posterior
23 Glândula submandibular
24 Músculo trapézio
25 Músculo esternoclidomastóideo
26 Músculo escaleno médio
27 Linfonodos
28 Músculo romboide menor
29 Músculo escaleno anterior
30 Plexo braquial
31 Artéria subclávia (esquerda)
32 Músculo serrátil anterior
33 Clavícula
34 Músculos interespinais
35 Músculo subclávio
36 Quarta costela
37 Músculo peitoral maior
38 Músculo romboide maior
39 Pulmão (esquerdo)

Espaços Cervicais

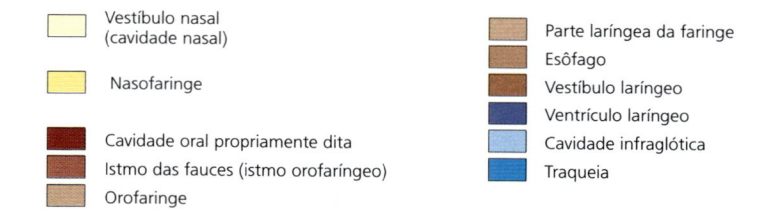

☐ Vestíbulo nasal (cavidade nasal)

☐ Nasofaringe

☐ Cavidade oral propriamente dita
☐ Istmo das fauces (istmo orofaríngeo)
☐ Orofaringe

☐ Parte laríngea da faringe
☐ Esôfago
☐ Vestíbulo laríngeo
☐ Ventrículo laríngeo
☐ Cavidade infraglótica
☐ Traqueia

Sagital 257

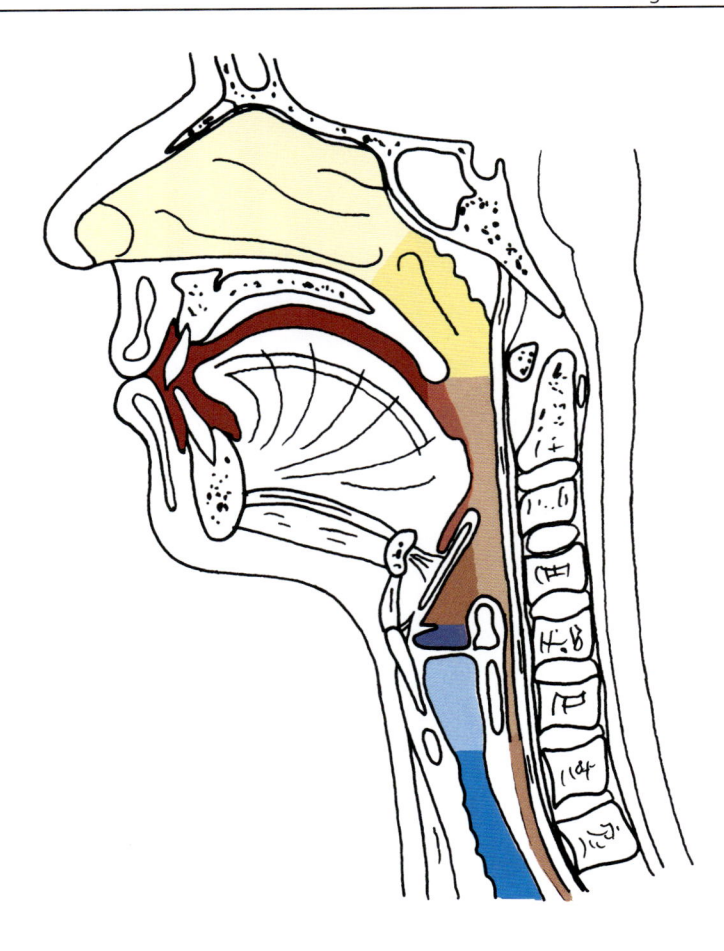

258 Pescoço

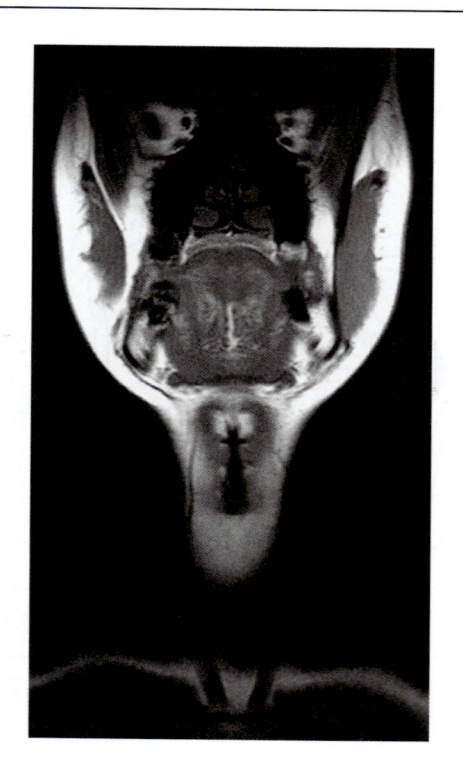

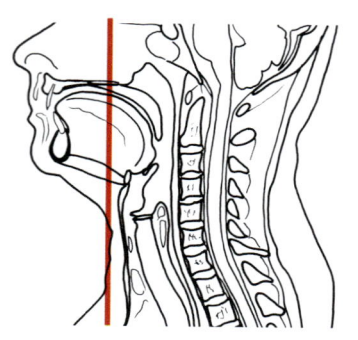

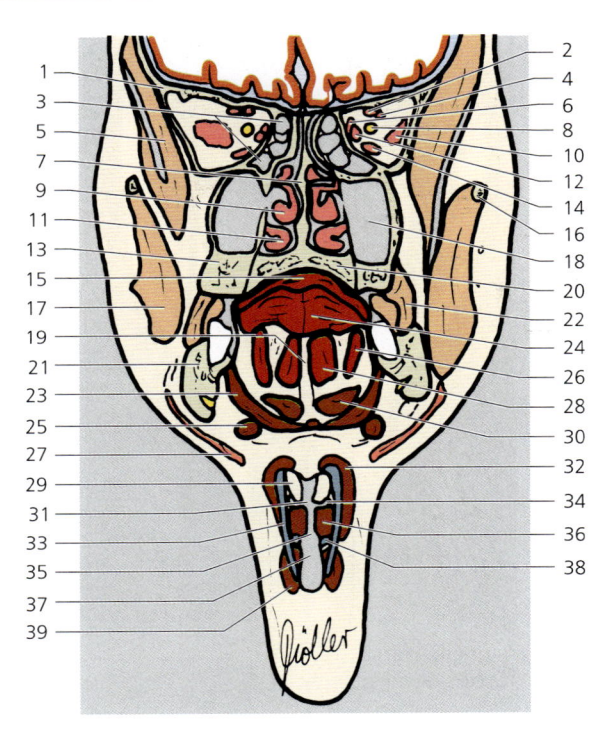

1 Esfenoide (asa menor)
2 Músculo levantador da pálpebra superior
3 Células etmoidais (anteriores)
4 Músculo reto superior
5 Músculo temporal
6 Músculo oblíquo superior
7 Septo nasal
8 Nervo óptico (II)
9 Concha nasal média
10 Músculo reto lateral
11 Concha nasal inferior
12 Músculo reto medial
13 Mandíbula
14 Músculo reto inferior
15 Músculo longitudinal da língua
16 Osso zigomático (processo temporal)
17 Músculo masseter
18 Seio maxilar
19 Septo lingual
20 Palato duro
21 Mandíbula
22 Músculo bucinador
23 Músculo milo-hióideo
24 Músculo transverso da língua
25 Músculo digástrico (ventre anterior)
26 Músculo hioglosso
27 Platisma
28 Músculo genioglosso
29 Prega vestibular
30 Músculo gênio-hióideo
31 Glote
32 Músculo tíreo-hióideo
33 Cartilagem tireóidea
34 Ventrículo laríngeo
35 Cavidade infraglótica
36 Músculo vocal
37 Traqueia
38 Cartilagem cricóidea
39 Músculo esterno-hióideo

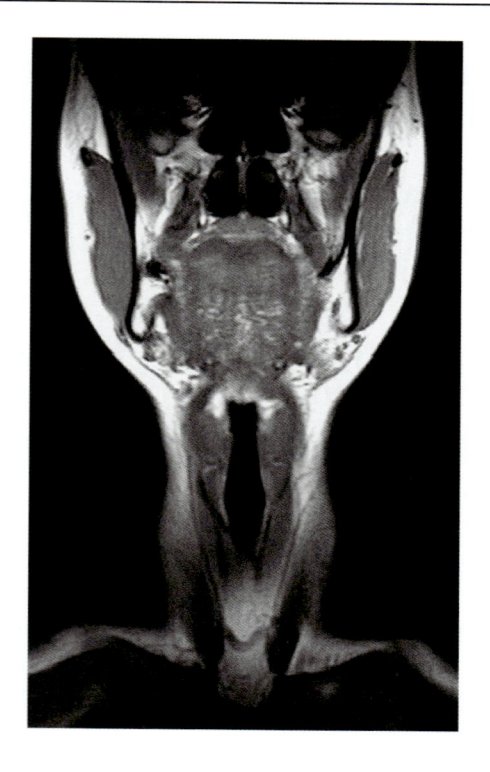

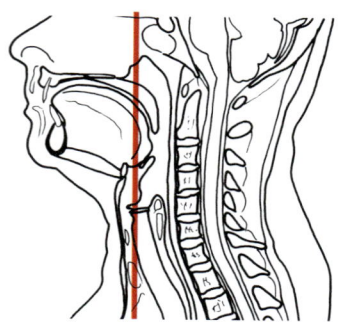

1 Fissura orbital superior
2 Nervo óptico (II)
3 Esfenoide (asa menor)
4 Nervo troclear (IV)
5 Osso temporal
6 Nervo frontal
7 Forame redondo com nervo maxilar (V_2)

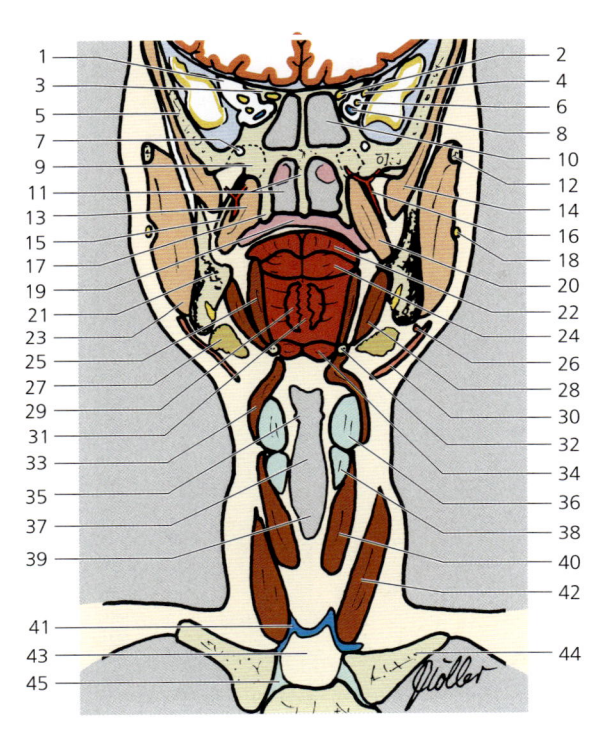

8 Veia oftálmica superior
9 Fossa pterigopalatina
10 Seio esfenoidal
11 Cavidade nasal dorsal e septo nasal
12 Osso zigomático (processo temporal)
13 Fossa pterigóidea
14 Músculo temporal
15 Processo pterigóideo lateral
16 Artéria maxilar
17 Processo pterigóideo medial
18 Nervo facial (VII)
19 Palato mole
20 Músculo pterigóideo medial
21 Mandíbula (ramo)
22 Músculo longitudinal da língua
23 Músculo masseter
24 Músculo transverso da língua
25 Músculo hioglosso
26 Artéria facial
27 Glândula submandibular
28 Músculo milo-hióideo
29 Músculo vertical da língua
30 Platisma
31 Septo lingual
32 Osso hióideo
33 Músculo tíreo-hióideo
34 Músculo gênio-hióideo
35 Ventrículo laríngeo
36 Cartilagem tireóidea
37 Cavidade infraglótica
38 Cartilagem cricóidea
39 Laringe
40 Músculo cricotireóideo
41 Veia jugular anterior
42 Músculo esterno-hióideo
43 Espaço supraesternal
44 Clavícula
45 Articulação esternoclavicular

262 Pescoço

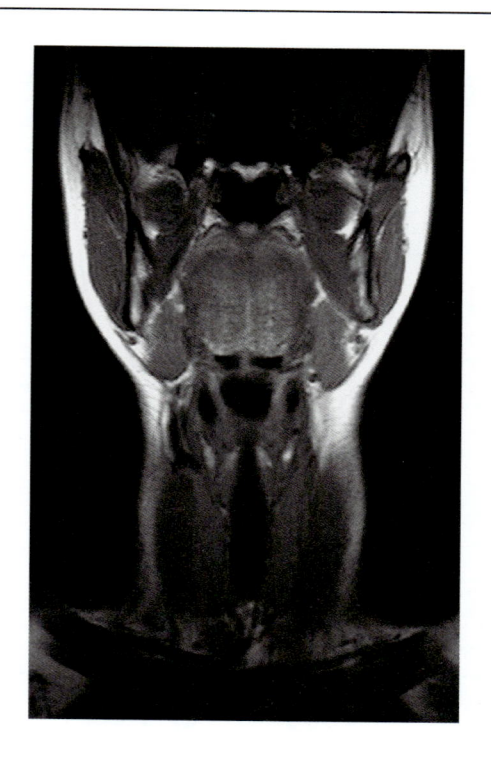

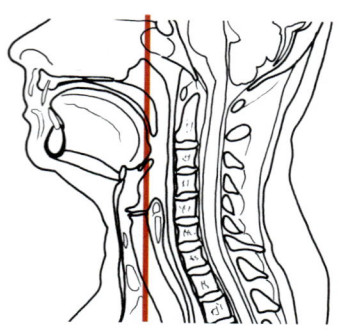

Coronal

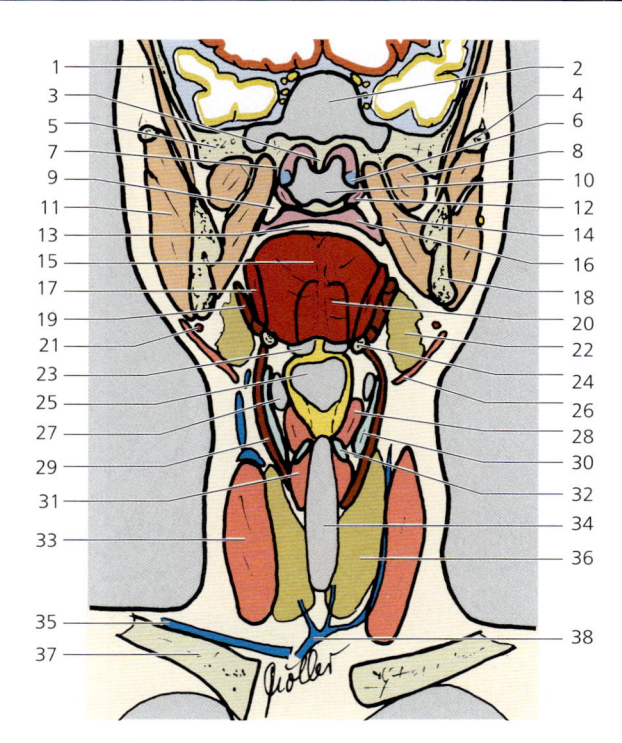

1 Músculo temporal
2 Seio esfenoidal
3 Vômer
4 Osso zigomático (processo temporal)
5 Esfenoide (asa maior)
6 Tuba auditiva (cartilagem)
7 Lâminas lateral e medial do processo pterigóideo
8 Músculo pterigóideo lateral
9 Espaço perifaríngeo
10 Nasofaringe
11 Músculo masseter
12 Músculo levantador do véu palatino
13 Orofaringe
14 Músculo pterigóideo medial
15 Músculo transverso da língua
16 Palato mole
17 Músculo hioglosso
18 Mandíbula
19 Músculo digástrico
20 Músculo genioglosso
21 Artéria facial
22 Glândula submandibular
23 Valécula epiglótica
24 Osso hioide (corno maior)
25 Vestíbulo laríngeo
26 Platisma
27 Recesso piriforme
28 Músculo ariepiglótico com prega ariepiglótica
29 Músculo omo-hióideo
30 Cartilagem tireóidea
31 Músculo tireoaritenóideo
32 Cartilagem aritenóidea
33 Músculo esternoclidomastóideo
34 Traqueia
35 Veia jugular anterior
36 Glândula tireoide
37 Clavícula
38 Veias tireóideas inferiores

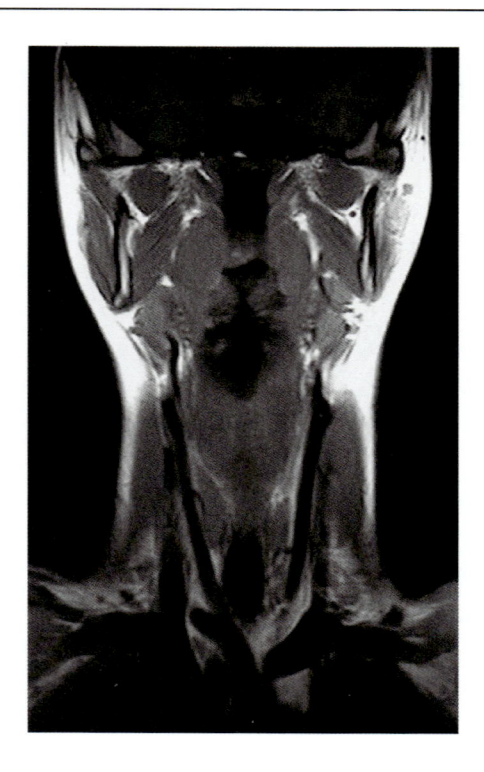

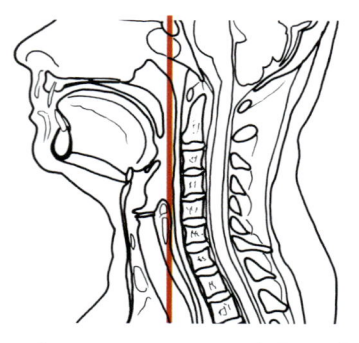

1 Músculo temporal
2 Seio esfenoidal
3 Esfenoide (asa maior)
4 Orofaringe
5 Osso zigomático
6 Tuba auditiva (cartilagem)
7 Tonsila faríngea

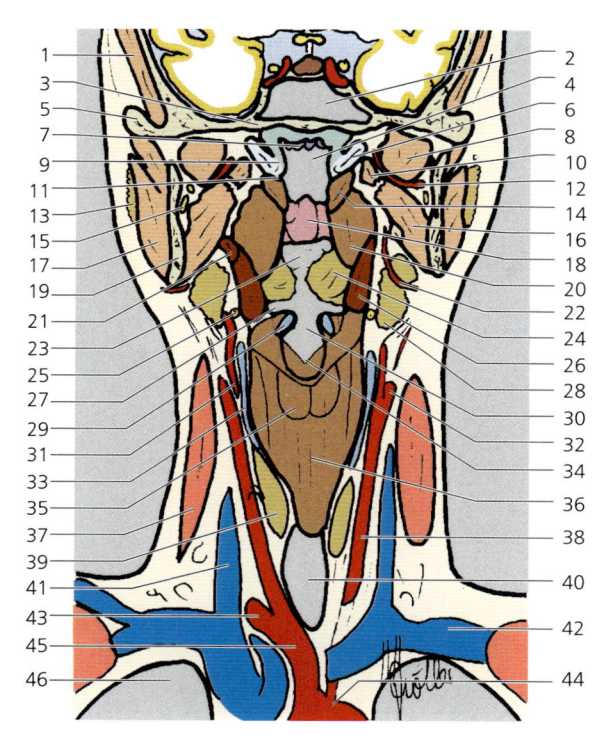

8 Músculo pterigóideo lateral
9 Toro tubário
10 Músculo tensor do véu palatino
11 Abertura faríngea da tuba auditiva
12 Artéria maxilar
13 Glândula parótida
14 Músculo levantador do véu palatino
15 Nervo alveolar inferior
16 Músculo pterigóideo medial
17 Músculo masseter
18 Palato mole e úvula
19 Ramo da mandíbula
20 Músculo palatofaríngeo
21 Músculo estioglosso
22 Artéria facial
23 Orofaringe
24 Tonsila palatina
25 Osso hioide
26 Músculo digástrico
27 Valécula epiglótica
28 Glândula submandibular
29 Epiglote
30 Entrada da laringe
31 Artéria carótida externa
32 Artéria carótida interna
33 Cartilagem tireóidea
34 Incisura interaritenóidea
35 Músculo cricoaritenóideo posterior
36 Músculo constritor médio da faringe
37 Músculo esternoclidomastóideo
38 Artéria carótida comum
39 Glândula tireoide
40 Traqueia
41 Veia jugular interna
42 Veia subclávia
43 Artéria subclávia (direita)
44 Aorta
45 Tronco braquiocefálico
46 Pulmão (direito)

266 Pescoço

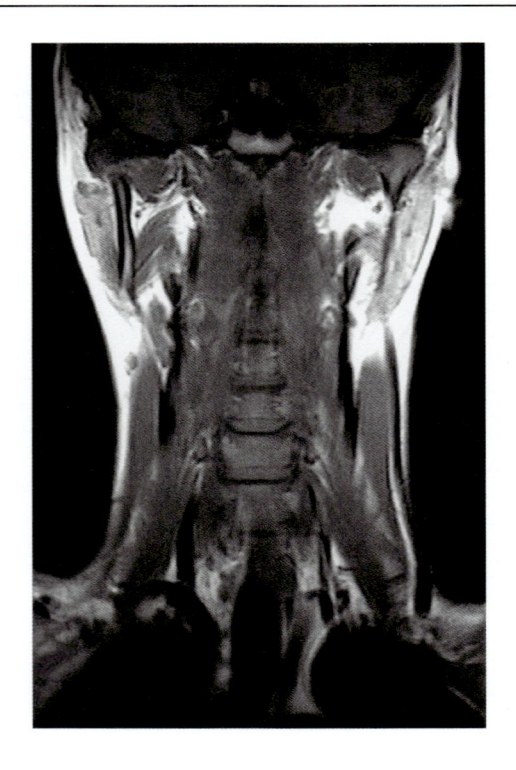

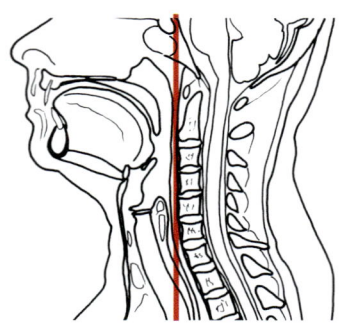

Coronal

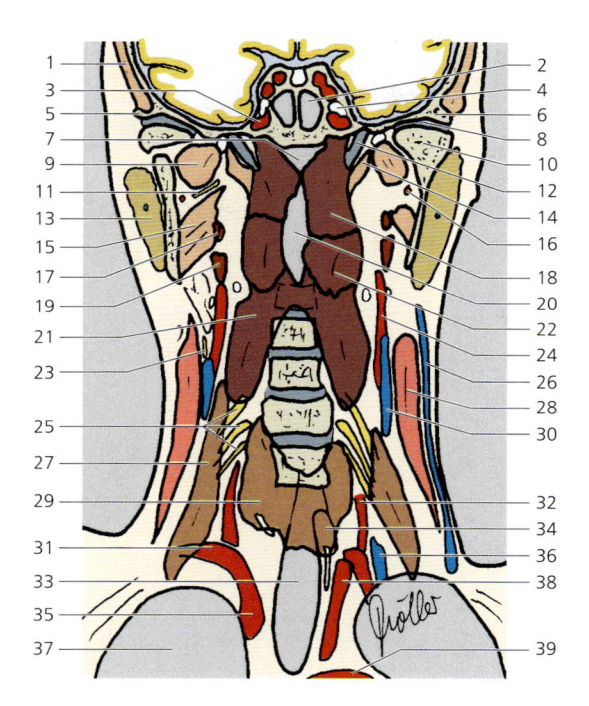

1 Músculo temporal
2 Seio esfenoidal
3 Artéria carótida interna (sifão)
4 Cavidade do trigêmeo
5 Processo zigomático
6 Soquete da articulação temporomandibular (osso temporal)
7 Nasofaringe
8 Disco articular
9 Músculo pterigóideo lateral
10 Cabeça da mandíbula
11 Nervo lingual
12 Tuba auditiva
13 Glândula parótida
14 Músculo levantador do véu palatino
15 Músculo pterigóideo medial
16 Artéria maxilar
17 Músculo estilofaríngeo
18 Músculo longo da cabeça
19 Músculo digástrico
20 Orofaringe
21 Músculo longo do pescoço
22 Músculo longo da cabeça
23 Nervo vago (X)
24 Artéria carótida interna
25 Raízes de nervos espinais (plexo cervical)
26 Veia jugular externa
27 Músculo escaleno anterior
28 Músculo esternoclidomastóideo
29 Músculo constritor inferior da faringe
30 Veia jugular interna
31 Artéria subclávia
32 Artéria vertebral
33 Traqueia
34 Veia vertebral
35 Tronco braquiocefálico
36 Veia vertebral
37 Pulmão (direito)
38 Artéria carótida comum
39 Arco aórtico

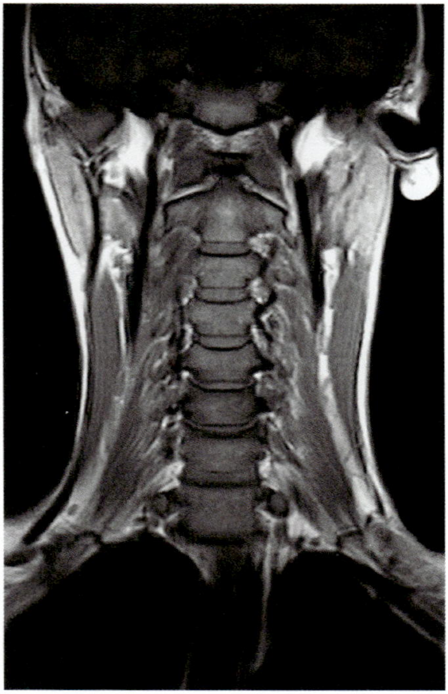

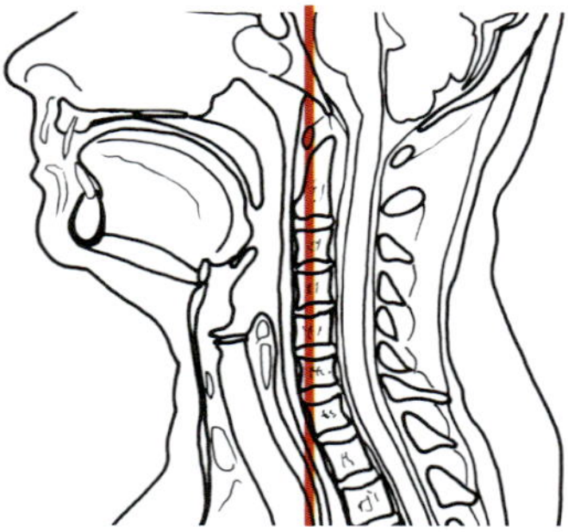

Coronal

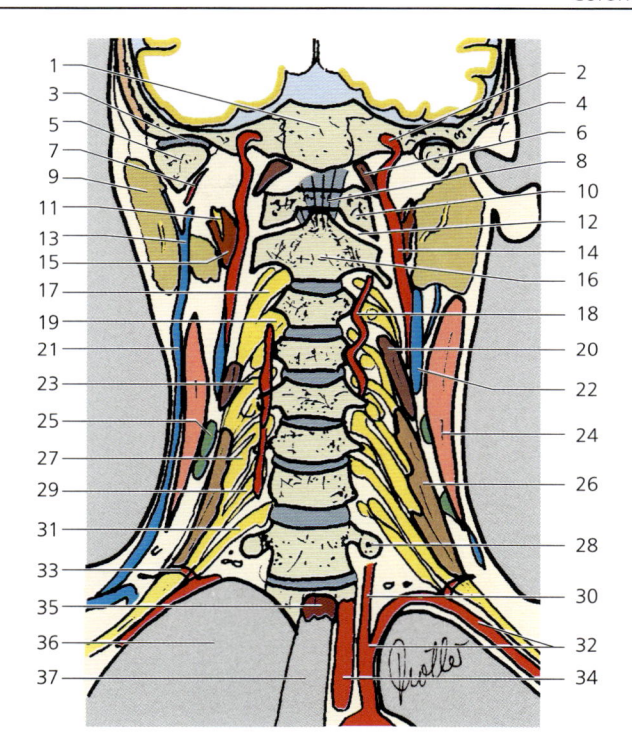

1 Clivo
2 Artéria carótida interna (sifão)
3 Disco articular
4 Parte petrosa do osso temporal
5 Cabeça da mandíbula
6 Músculo reto anterior da cabeça
7 Artéria maxilar
8 Membrana atlantoccipital anterior
9 Glândula parótida
10 Atlas (massa lateral)
11 Processo estiloide
12 Articulação atlantoaxial
13 Veia retromandibular
14 Artéria carótida interna
15 Músculo digástrico
16 Áxis
17 Raiz do nervo espinal C3
18 Artéria vertebral
19 Raiz do nervo espinal C4
20 Músculo longo do pescoço
21 Veia jugular externa
22 Veia jugular interna
23 Raiz do nervo espinal C5
24 Músculo esternoclidomastóideo
25 Linfonodos
26 Músculo escaleno anterior
27 Raiz do nervo espinal C6
28 Processo costal
29 Raiz do nervo espinal C7
30 Artéria vertebral (esquerda)
31 Raiz do nervo espinal C8
32 Artéria subclávia
33 Artéria supraescapular
34 Artéria carótida interna
35 Esôfago
36 Pulmão (direito)
37 Traqueia

270 Pescoço

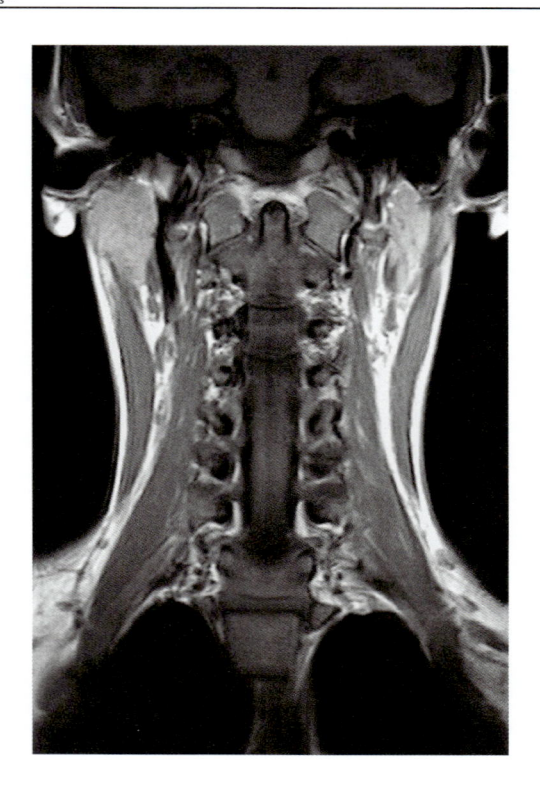

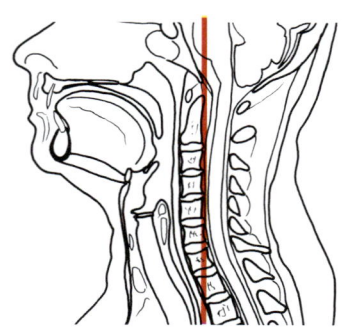

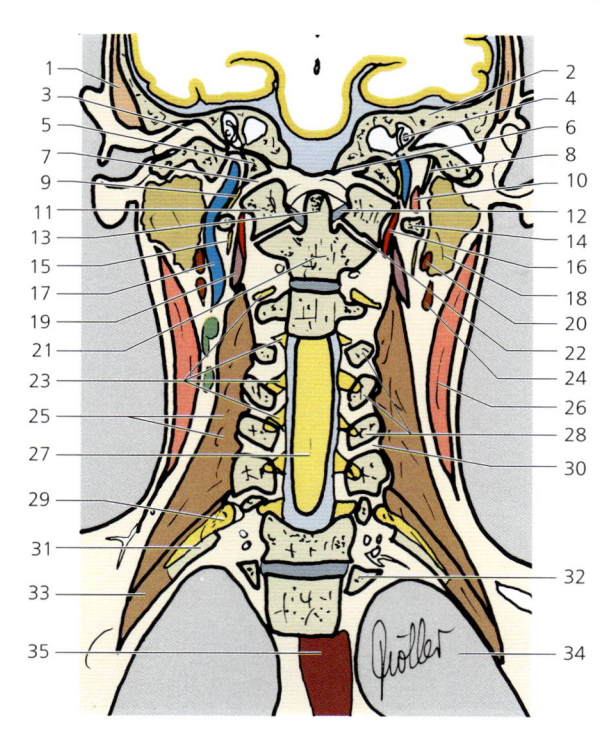

1 Músculo temporal
2 Parte petrosa do osso temporal
3 Meato acústico externo
4 Cavidade timpânica
5 Côndilo occipital
6 Clivo
7 Articulação atlantoccipital
8 Processo estiloide
9 Nervo acessório (XI) e nervo hipoglosso (XII)
10 Músculo estilofaríngeo
11 Atlas (massa lateral)
12 Ligamentos alares
13 Dente do áxis
14 Atlas (processo transverso)
15 Nervo vago (X)
16 Artéria vertebral
17 Veia jugular interna
18 Glândula parótida
19 Músculo oblíquo inferior da cabeça
20 Músculo estilo-hióideo
21 Áxis (corpo)
22 Articulação atlantoaxial
23 Raízes de nervos espinais C3-C6
24 Músculo digástrico
25 Músculo escaleno médio
26 Músculo esternoclidomastóideo
27 Medula espinal
28 Processos articulares C4-C6
29 Raiz de nervo espinal C8
30 Articulação zigapofisária
31 Primeira costela
32 Segunda costela
33 Músculo escaleno posterior
34 Pulmão (esquerdo)
35 Esôfago

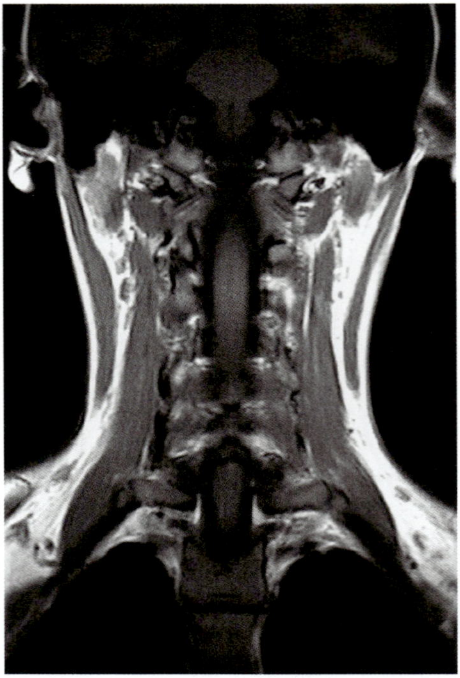

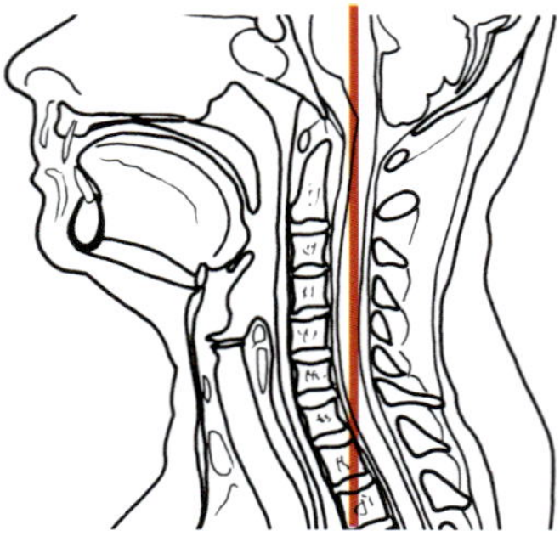

Coronal

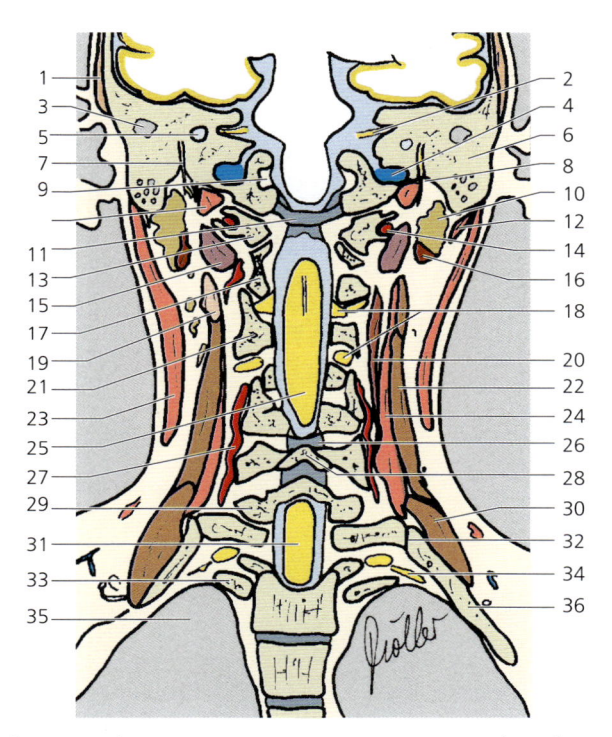

1 Músculo temporal
2 Meato acústico interno
3 Antro mastóideo
4 Forame jugular
5 Vestíbulo
6 Processo mastoide
7 Canal do nervo facial
8 Forame estilomastóideo
9 Canal hipoglosso
10 Glândula parótida
11 Músculo reto lateral da cabeça
12 Músculo esplênio da cabeça
13 Ligamento transverso
14 Artéria vertebral
15 Atlas (arco posterior)
16 Músculo digástrico (ventre posterior)
17 Músculo oblíquo inferior da cabeça
18 Raízes de nervos espinais
19 Processo articular inferior (C2)
20 Músculo espinal do pescoço
21 Músculo longuíssimo da cabeça
22 Músculo escaleno anterior
23 Processo articular superior (C3)
24 Músculo levantador da escápula
25 Músculo esternoclidomastóideo
26 Ligamento amarelo
27 Medula espinal
28 Arco da vértebra C6
29 Artéria vertebral
30 Músculo escaleno médio
31 Processo transverso (C7)
32 Articulação costotransversária (T1)
33 Segunda costela (cabeça)
34 Nervo torácico (T1)
35 Pulmão (direito)
36 Primeira costela

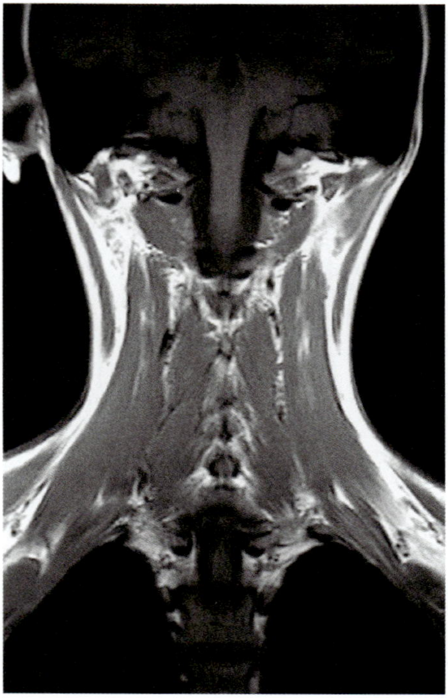

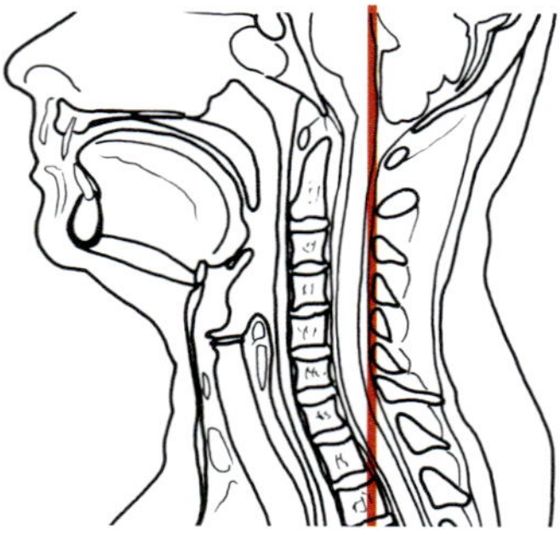

Coronal   **275**

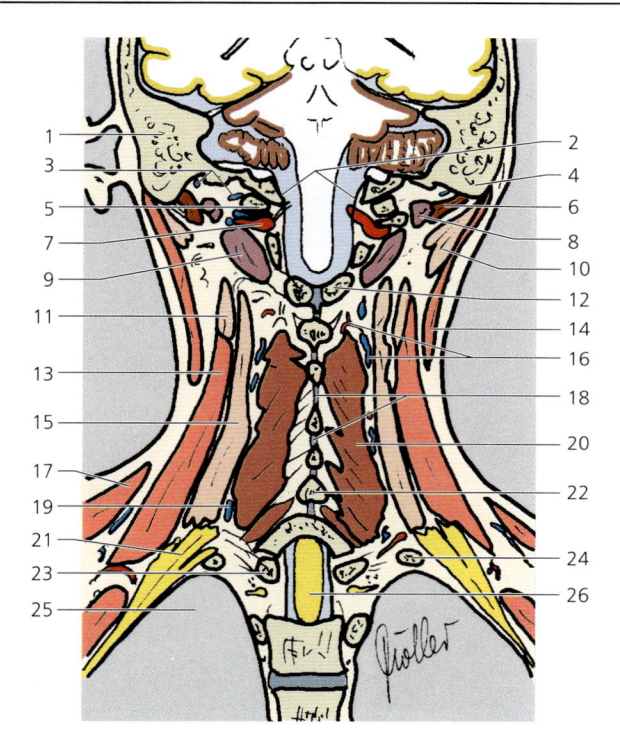

1 Processo mastoide (parte petrosa do osso temporal)
2 Forame magno
3 Plexo venoso suboccipital
4 Processo mastoide
5 Atlas (arco posterior)
6 Músculo digástrico (ventre posterior)
7 Artéria vertebral
8 Músculo oblíquo superior da cabeça
9 Músculo oblíquo inferior da cabeça
10 Músculo esplênio da cabeça
11 Músculo longuíssimo da cabeça
12 Processo espinhoso (C2)
13 Músculo levantador da escápula
14 Músculo esternoclidomastóideo
15 Músculo esplênio do pescoço
16 Artéria e veia cervicais profundas
17 Músculo trapézio
18 Ligamentos interespinais
19 Veia cervical profunda
20 Músculo multífido
21 Plexo braquial
22 Processo espinhoso (C7)
23 Processo costal
24 Primeira costela
25 Pulmão (direito)
26 Medula espinal

Pescoço

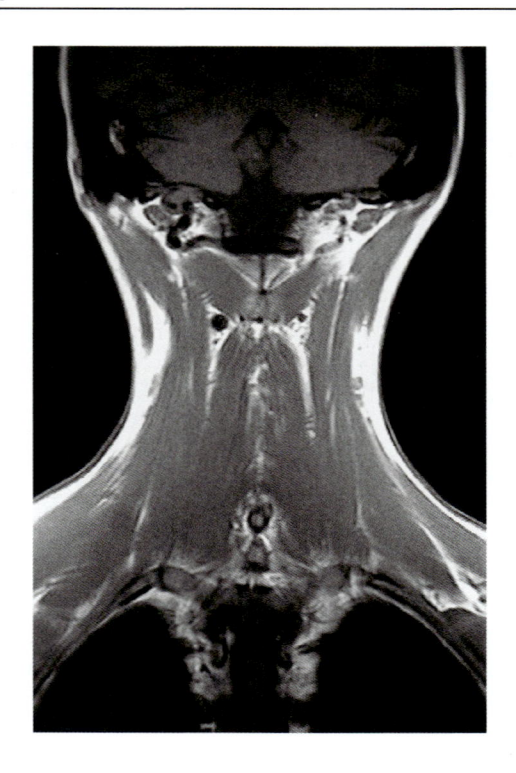

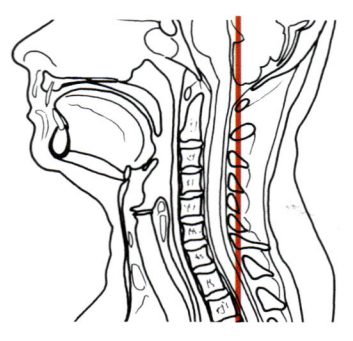

Coronal

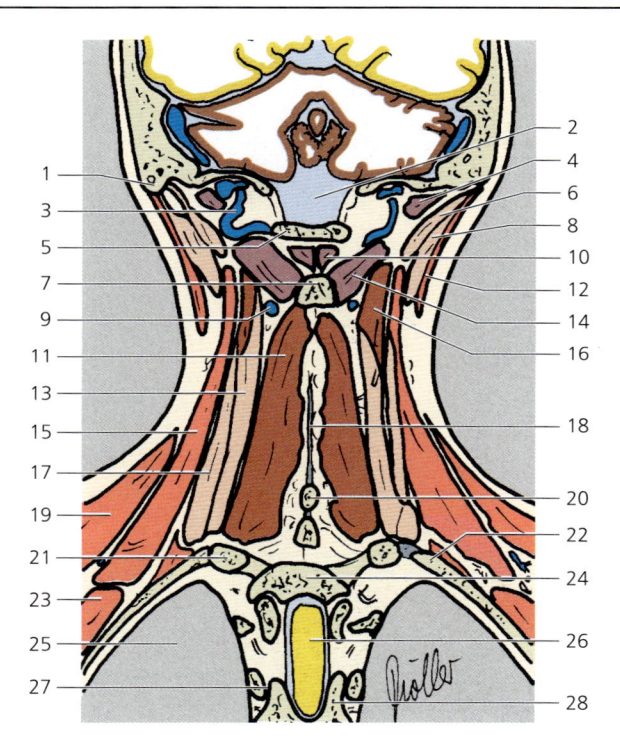

1 Processo mastoide
2 Cisterna magna
3 Veia cervical profunda
4 Músculo oblíquo superior da cabeça
5 Atlas (arco posterior)
6 Músculo longuíssimo da cabeça
7 Processo espinhoso do eixo (C2)
8 Músculo esplênio da cabeça
9 Veia cervical profunda
10 Músculo reto posterior maior da cabeça
11 Músculo semiespinal do pescoço
12 Músculo esternoclidomastóideo
13 Músculo longuíssimo do pescoço
14 Músculo oblíquo inferior da cabeça
15 Músculo levantador da escápula
16 Músculo semiespinal da cabeça
17 Músculo esplênio do pescoço
18 Ligamentos supraespinais e interespinais
19 Músculo trapézio
20 Processo espinhoso (C7)
21 Processo transverso (T2)
22 Segunda costela
23 Músculo supraespinal
24 Vértebra (T2)
25 Pulmão (direito)
26 Medula espinal
27 Processo transverso (T4)
28 Vértebra (T4)

278 Pescoço

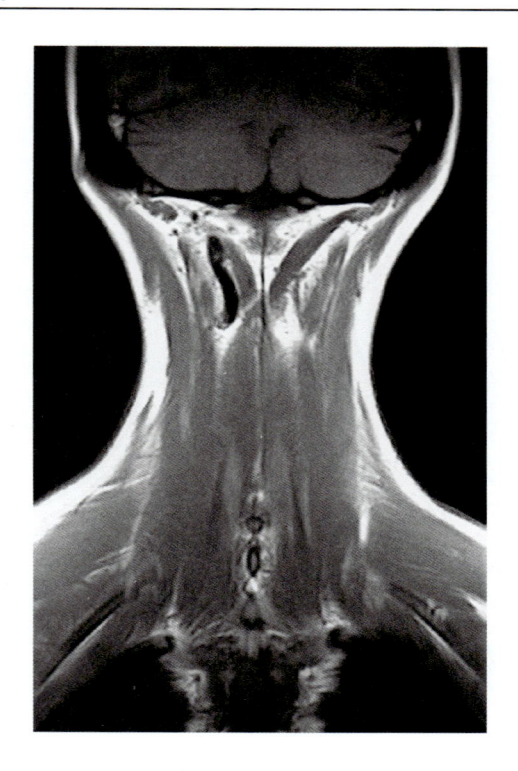

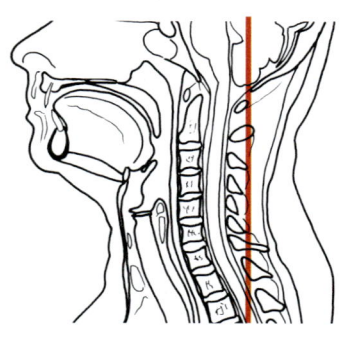

Coronal

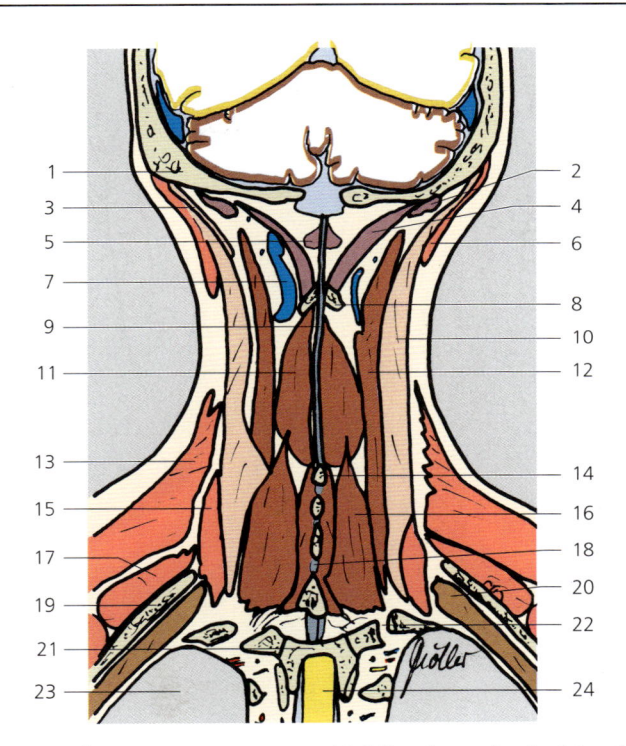

1 Osso occipital
2 Músculo oblíquo superior da cabeça
3 Músculo longuíssimo da cabeça
4 Músculo reto posterior maior da cabeça
5 Músculo reto posterior menor da cabeça
6 Músculo esternoclidomastóideo
7 Veia cervical profunda
8 Processo espinhoso do áxis (C2)
9 Ligamento nucal
10 Músculo esplênio da cabeça
11 Músculo semiespinal do pescoço
12 Músculo semiespinal da cabeça
13 Músculo trapézio
14 Processo espinhoso
15 Músculo romboide
16 Músculo multífido
17 Músculo levantador da escápula
18 Ligamento interespinal
19 Segunda costela
20 Músculo intercostal
21 Arco da vértebra T3
22 Articulação costotransversária (T3)
23 Pulmão (direito)
24 Medula espinal

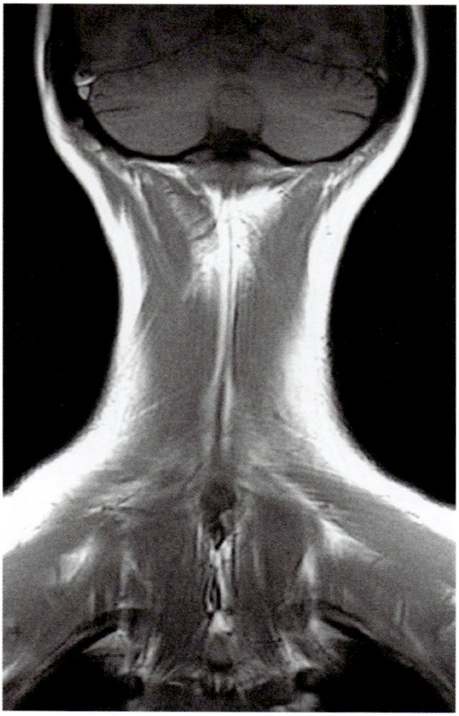

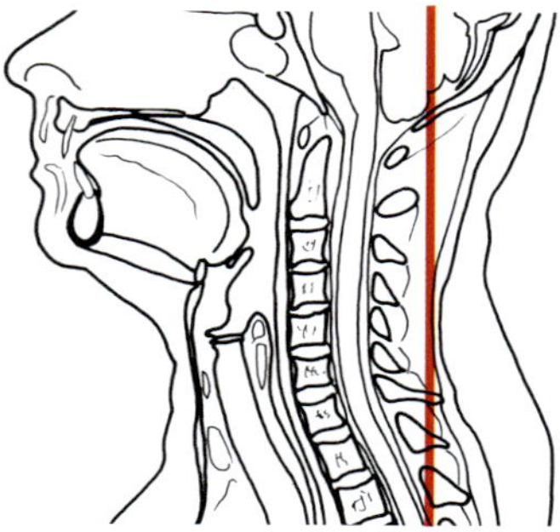

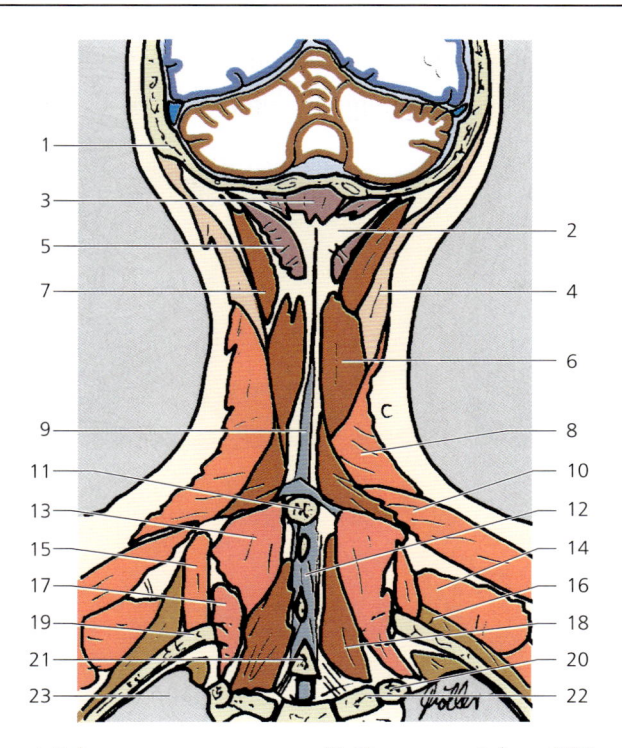

1 Osso occipital
2 Tecido adiposo suboccipital
3 Músculo reto posterior menor da cabeça
4 Músculo esplênio da cabeça
5 Músculo reto posterior maior da cabeça
6 Músculo semiespinal do pescoço
7 Músculo semiespinal da cabeça
8 Músculo trapézio, parte descendente (parte superior)
9 Ligamento nucal
10 Músculo trapézio, parte transversa (parte do meio)
11 Processo espinhoso (C7)
12 Ligamento interespinhoso
13 Músculo esplênio do pescoço
14 Músculo levantador da escápula
15 Músculo romboide
16 Músculo intercostal
17 Músculo serrátil posterior superior
18 Músculo multífido
19 Terceira costela
20 Articulação costotransversária (T4)
21 Processo espinhoso (T3)
22 Processo costal (T4)
23 Pulmão (direito)

282 Laringe

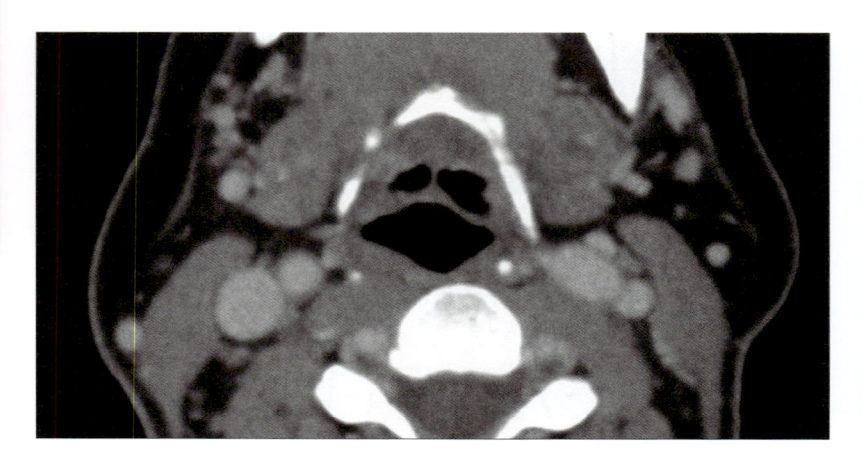

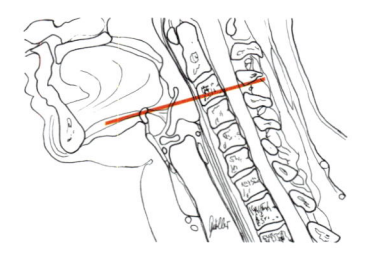

Axial

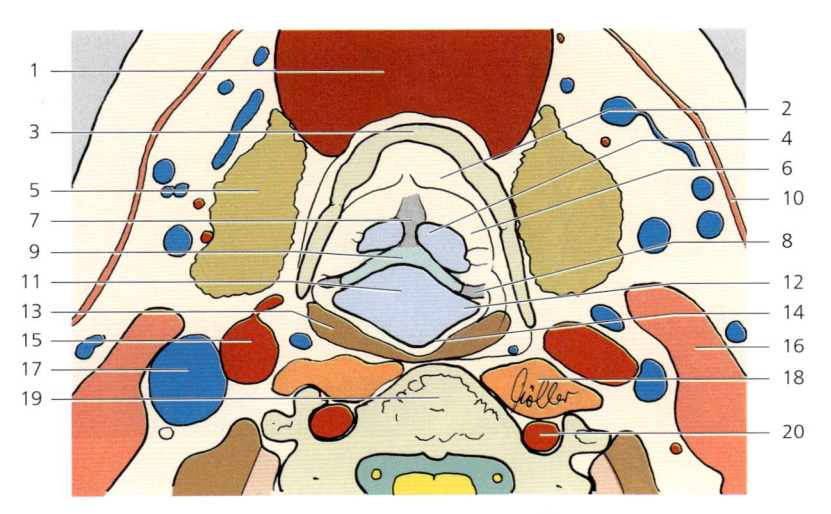

1 Músculos da base da língua
2 Espaço pré-epiglótico
3 Osso hioide
4 Valécula da epiglote
5 Glândula submandibular
6 Espaço paraglótico (espaço visceral)
7 Prega glossoepiglótica mediana
8 Prega glossoepiglótica lateral
9 Epiglote (margem livre)
10 Platisma
11 Hipofaringe
12 Seio piriforme
13 Músculo constritor médio da faringe
14 Parede posterior da faringe
15 Artéria carótida comum
16 Músculo esternoclidomastóideo
17 Veia jugular interna
18 Músculo longo do pescoço
19 Vértebra cervical C3
20 Artéria vertebral

Laringe

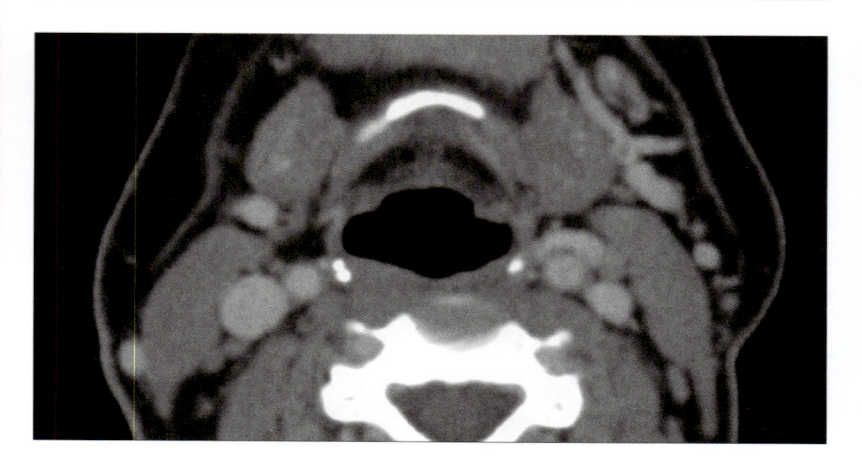

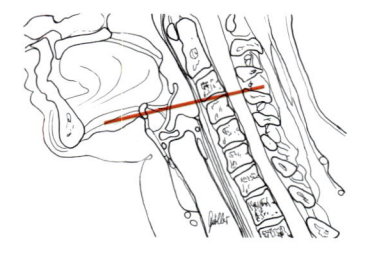

Axial

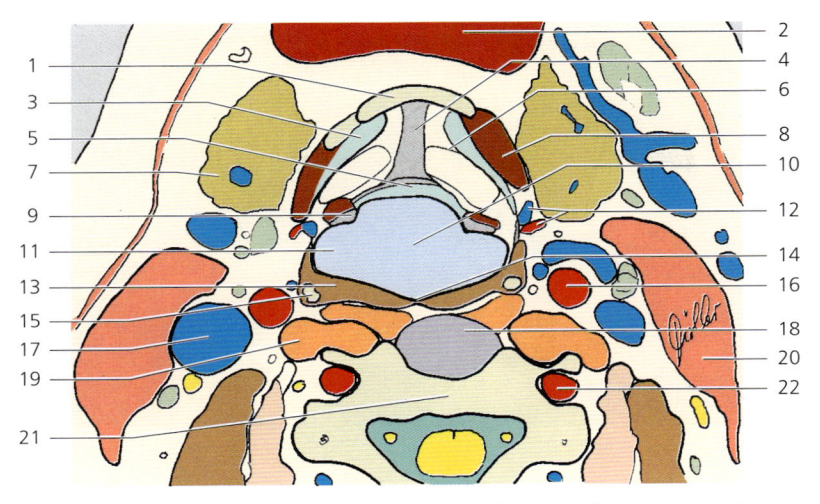

1 Osso hioide
2 Músculos da base da língua
3 Espaço pré-epiglótico
4 Prega glossoepiglótica mediana
5 Epiglote
6 Espaço paraglótico
7 Glândula submandibular
8 Músculos esterno-hióideo e tíreo-hióideo
9 Prega ariepiglótica (com músculo ariepiglótico)
10 Hipofaringe
11 Seio piriforme
12 Artéria e veia laríngeas superiores
13 Músculo constritor da faringe
14 Membrana tíreo-hióidea
15 Corno superior da cartilagem tireóidea
16 Artéria carótida comum
17 Veia jugular interna
18 Disco intervertebral C3/C4
19 Músculo longo do pescoço
20 Músculo esternoclidomastóideo
21 Corpo vertebral de C4
22 Artéria vertebral

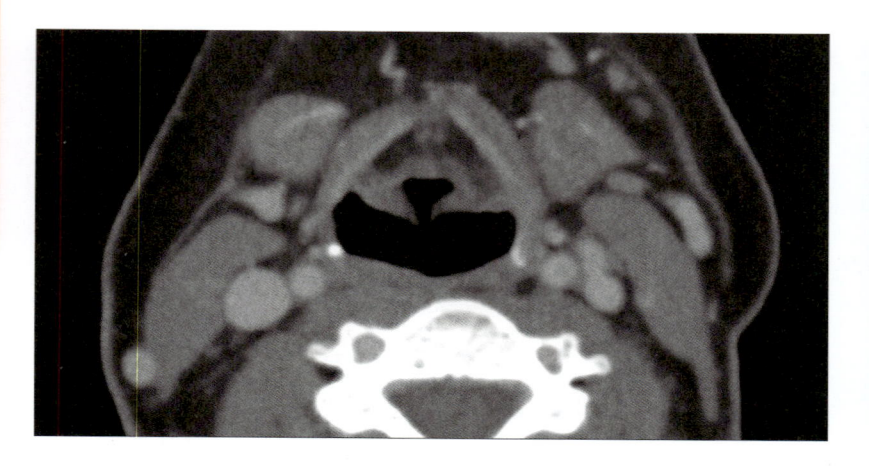

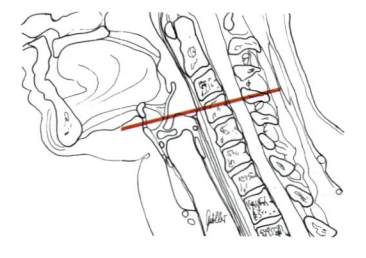

Laringe

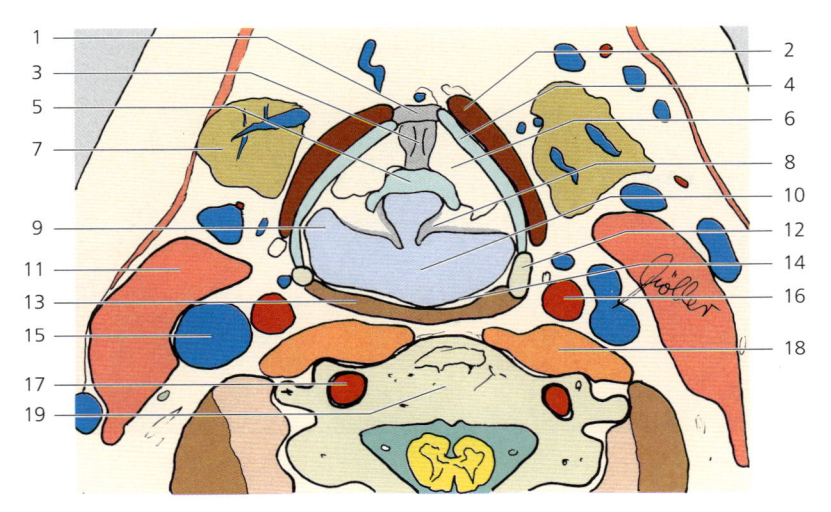

1 Ligamento tíreo-hióideo mediano na incisura tireóidea superior
2 Músculo infra-hióideos (músculos esternotireóideo, esterno-hióideo, tíreo-hióideo e omo-hióideo)
3 Ligamento tireoepiglótico
4 Cartilagem tireóidea
5 Epiglote, parte fixa
6 Espaço paraglótico (espaço visceral)
7 Glândula submandibular
8 Prega ariepiglótica
9 Seio piriforme
10 Cavidade da laringe
11 Músculo esternoclidomastóideo
12 Corno superior da cartilagem tireóidea
13 Músculo constritor inferior da faringe
14 Parede posterior da faringe
15 Veia jugular interna
16 Artéria carótida comum
17 Artéria vertebral
18 Músculo longo do pescoço
19 Corpo vertebral de C4

288 Laringe

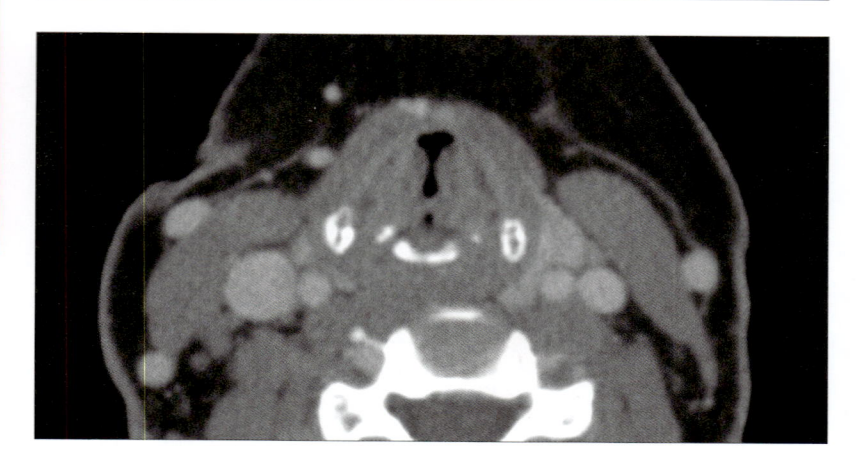

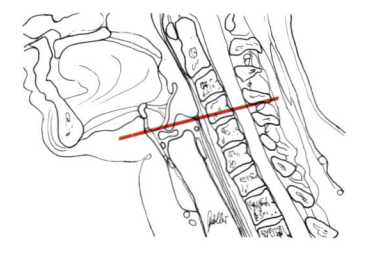

Axial **289**

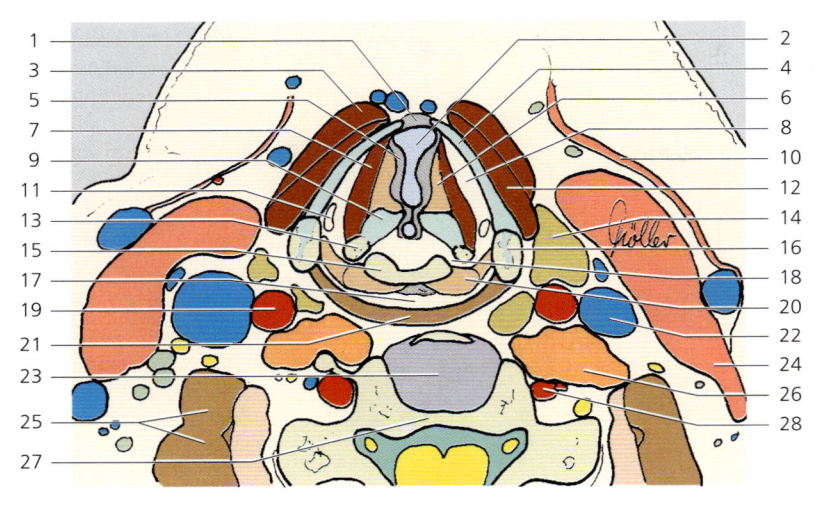

1 Proeminência laríngea
2 Glote
3 Músculo esterno-hióideo
4 Cartilagem tireóidea
5 Ligamento vocal ("prega vocal verdadeira")
6 Músculo vocal
7 Músculo tireoaritenóideo
8 Espaço paraglótico (espaço visceral)
9 Cartilagem aritenóidea (processo vocal)
10 Platisma
11 Seio piriforme (ápice)
12 Músculo tíreo-hióideo
13 Cartilagem aritenóidea (processo muscular)
14 Glândula tireoide
15 Cartilagem cricóidea
16 Corno inferior da cartilagem tireóidea
17 Hipofaringe
18 Articulação entre a cartilagem cricóidea e a cartilagem aritenóidea
19 Artéria carótida comum
20 Músculo cricoaritenóideo posterior
21 Músculo constritor inferior da faringe
22 Veia jugular interna
23 Disco intervertebral C4/C5
24 Músculo esternoclidomastóideo
25 Músculos escalenos médio e posterior
26 Músculo longo do pescoço
27 Vértebra cervical C5
28 Artéria vertebral

290 Laringe

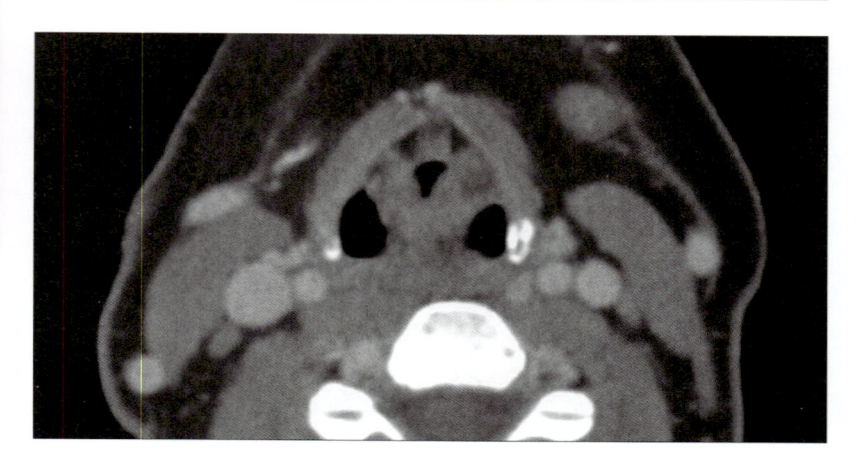

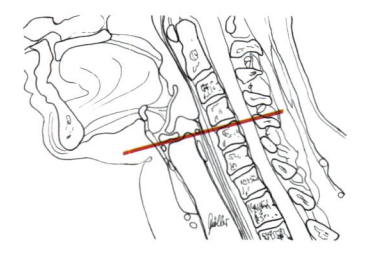

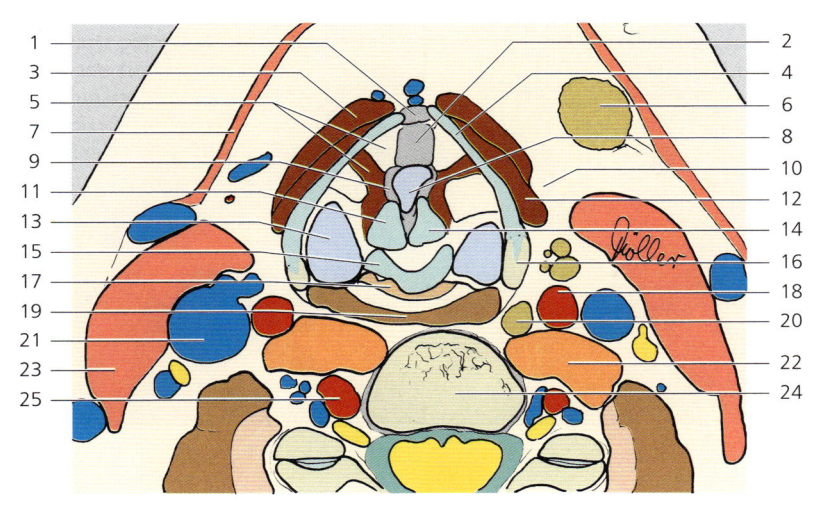

1 Ligamento tíreo-hióideo mediano na incisura tireóidea superior
2 Espaço pré-epiglótico
3 Músculo esterno-hióideo
4 Cartilagem tireóidea
5 Espaço paraglótico (espaço visceral)
6 Glândula submandibular
7 Platisma
8 Entrada da laringe
9 Prega vestibular ("falsa prega vocal")
10 Espaço cervical anterior
11 Processo vocal da cartilagem aritenóidea
12 Músculo tíreo-hióideo
13 Seio piriforme
14 Cartilagem aritenóidea
15 Cartilagem cricóidea
16 Borda posterior (parcialmente calcificada) da cartilagem tireóidea
17 Músculo cricoaritenóideo posterior
18 Artéria carótida comum
19 Músculo constritor inferior da faringe
20 Glândula tireoide
21 Veia jugular interna
22 Músculo longo do pescoço
23 Músculo esternoclidomastóideo
24 Vértebra cervical C4
25 Artéria vertebral

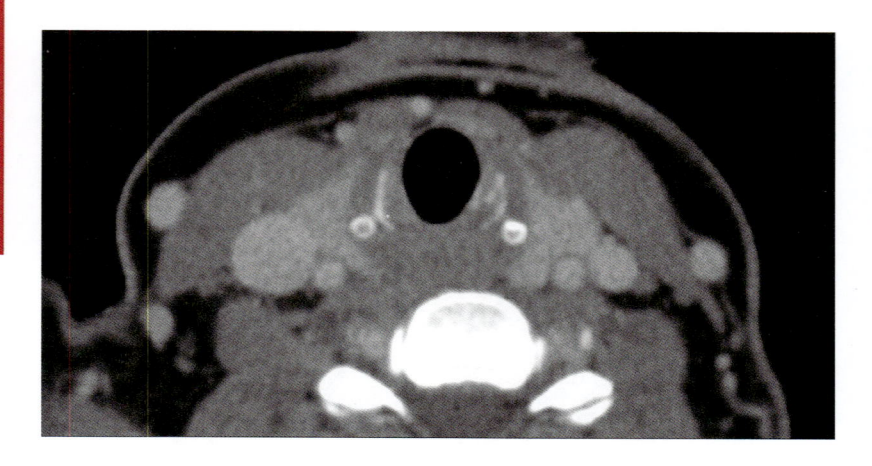

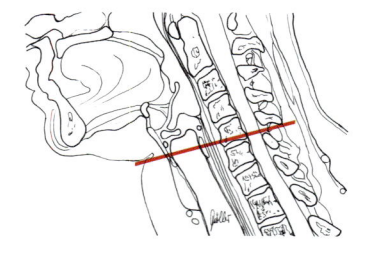

Laringe

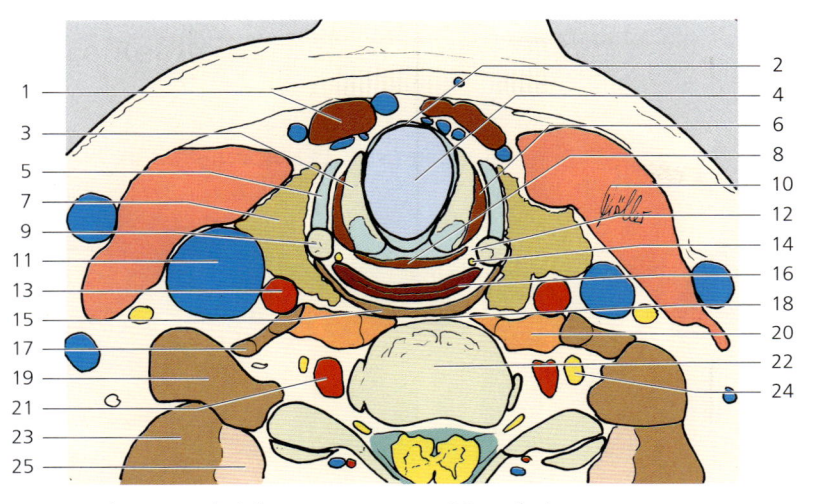

1 Músculo esterno-hióideo
2 Ligamento cricotireóideo (mediano)
3 Cartilagem cricóidea
4 Cavidade laríngea
5 Cartilagem tireóidea
6 Músculo cricotireóideo
7 Glândula tireoide
8 Músculo cricoaritenóideo posterior
9 Corno inferior da cartilagem tireóidea
10 Músculo esternoclidomastóideo
11 Veia jugular interna
12 Espaço cricotireóideo
13 Artéria carótida comum
14 Nervo laríngeo recorrente
15 Músculo constritor inferior da faringe
16 Hipofaringe (laringofaringe), junção com o esôfago
17 Músculo escaleno anterior
18 Espaço retrofaríngeo
19 Músculo escaleno médio
20 Músculo longo do pescoço
21 Artéria vertebral
22 Vértebra C5
23 Músculo escaleno posterior
24 Nervo espinal C5
25 Músculo longuíssimo da cabeça

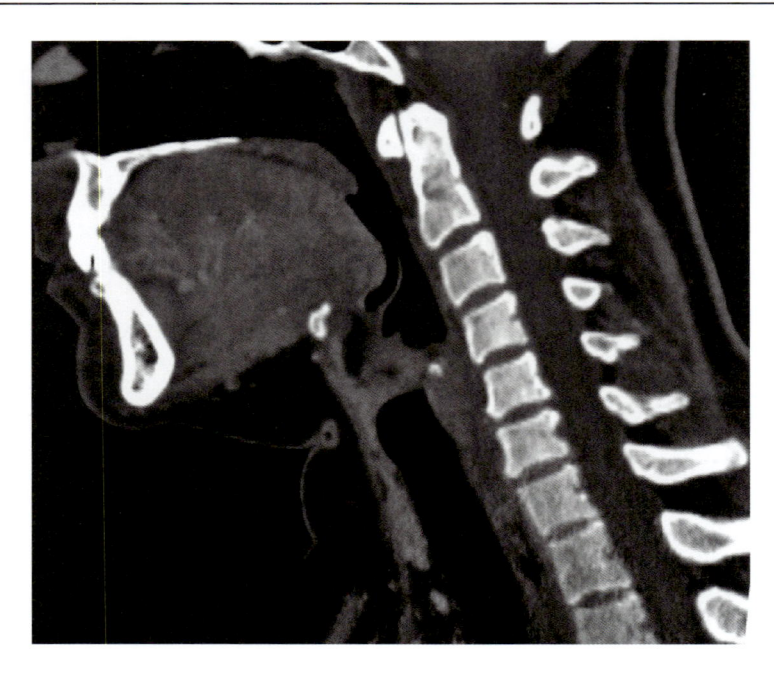

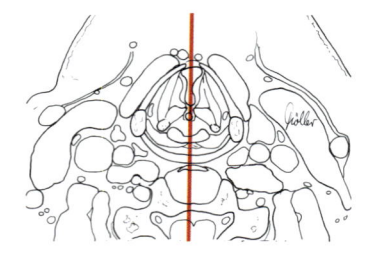

Laringe

Sagital

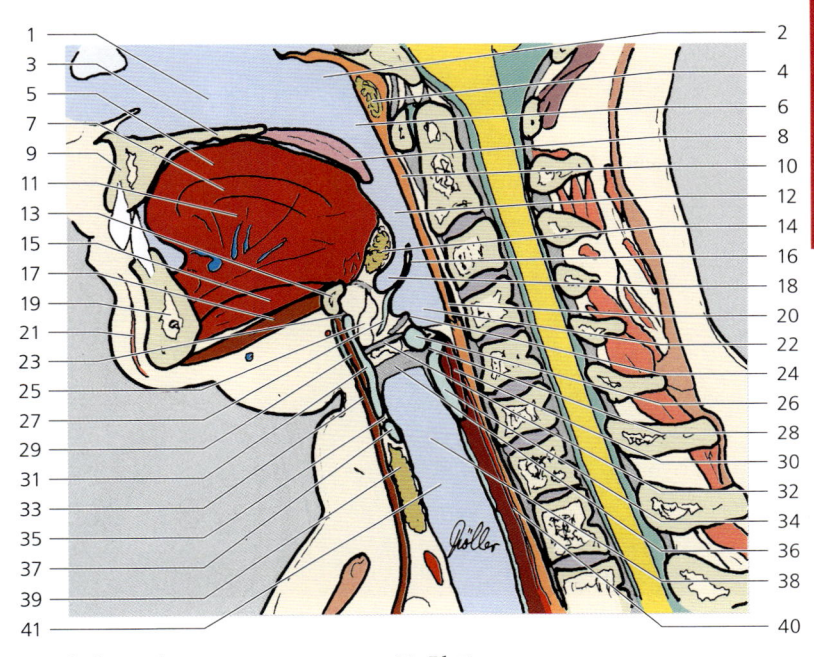

1 Cavidade nasal
2 Cavidade faríngea (fórnix)
3 Palato duro
4 Tonsila faríngea
5 Músculo longitudinal superior da língua
6 Nasofaringe
7 Músculo longitudinal inferior da língua
8 Palato mole
9 Maxila
10 Músculo longo do pescoço
11 Músculo genioglosso
12 Orofaringe (cavidade oral)
13 Osso hioide
14 Tonsila lingual
15 Músculo gênio-hióideo
16 Epiglote (margem livre)
17 Músculo milo-hióideo
18 Valécula da epiglote
19 Mandíbula
20 Hipofaringe (parede posterior)
21 Platisma
22 Laringofaringe (hipofaringe)
23 Ligamento tíreo-hióideo
24 Prega ariepiglótica
25 Corpo adiposo pré-epiglótico
26 Cartilagem aritenóidea
27 Epiglote (parte fixa)
28 Articulação cricoaritenóidea
29 Músculo tíreo-hióideo
30 Músculo constritor inferior da faringe
31 Cartilagem tireóidea
32 Prega vestibular ("falsa prega vocal")
33 Músculo esterno-hióideo
34 Cartilagem cricóidea (lâmina)
35 Ligamento cricotireóideo
36 Prega vocal (corda vocal)
37 Cartilagem cricóidea (arco)
38 Laringe (espaço subglótico)
39 Glândula tireoide
40 Esôfago
41 Traqueia

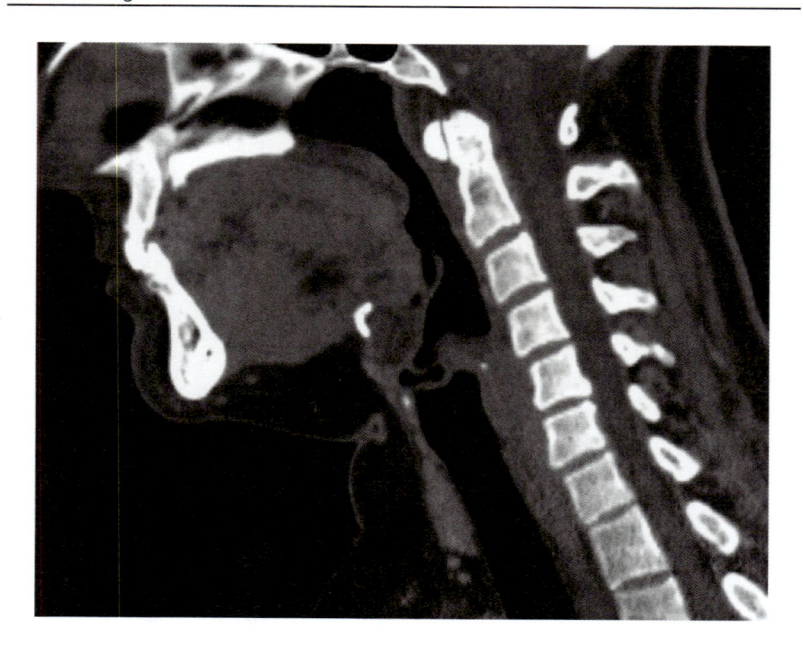

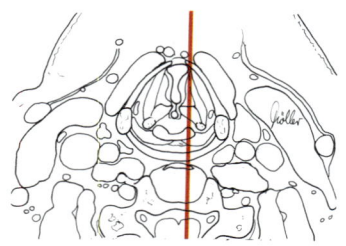

Laringe

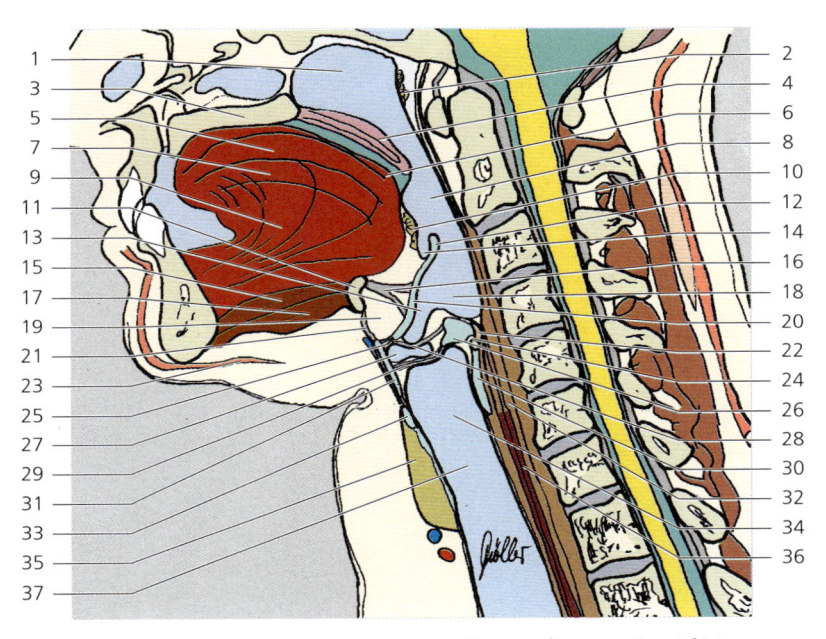

Sagital

1 Nasofaringe
2 Tonsila faríngea
3 Palato duro
4 Palato mole
5 Músculo longitudinal superior da língua
6 Aponeurose lingual
7 Músculo longitudinal inferior da língua
8 Orofaringe (cavidade oral), mesofaringe
9 Músculo genioglosso
10 Tonsila lingual
11 Osso hioide
12 Epiglote (borda livre)
13 Vestíbulo laríngeo
14 Valécula epiglótica
15 Músculo gênio-hióideo
16 Ligamento hioepiglótico
17 Músculo milo-hióideo
18 Hipofaringe (laringofaringe)
19 Corpo adiposo pré-epiglótico
20 Epiglote (parte fixa)
21 Ligamento tíreo-hióideo mediano
22 Músculo aritenóideo transverso e oblíquo
23 Platisma
24 Articulação cricoaritenóidea
25 Ligamento tireoepiglótico
26 Cartilagem aritenóidea
27 Ventrículo laríngeo
28 Prega vestibular ("falsa prega vocal")
29 Prega vocal (corda vocal)
30 Cartilagem cricóidea (lâmina)
31 Cartilagem tireóidea
32 Músculo constritor inferior da faringe
33 Cartilagem cricóidea (arco)
34 Laringe (espaço subglótico)
35 Glândula tireoide
36 Esôfago
37 Traqueia

298 Laringe

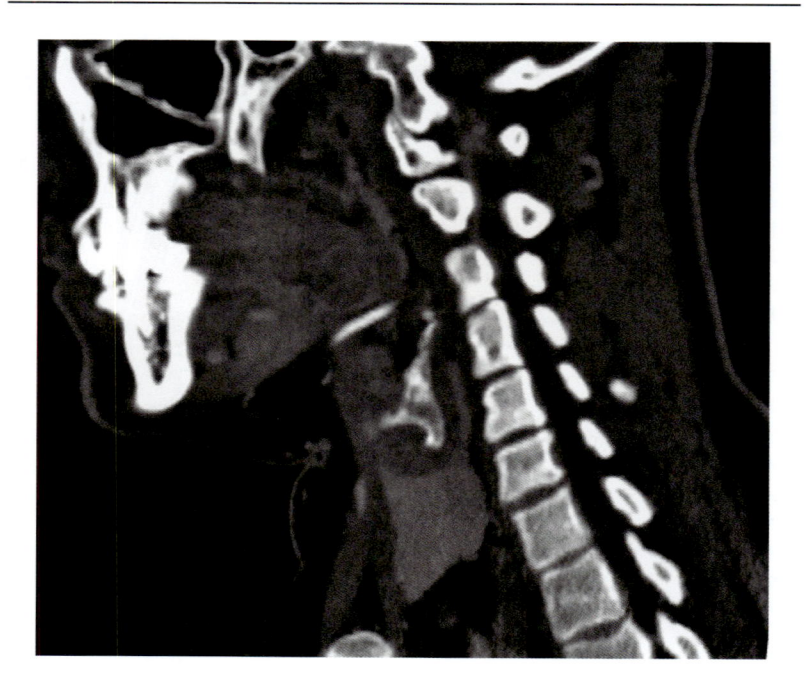

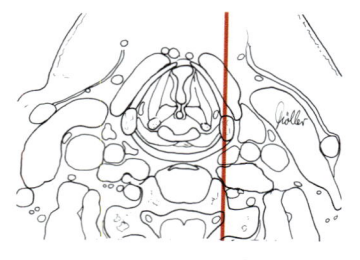

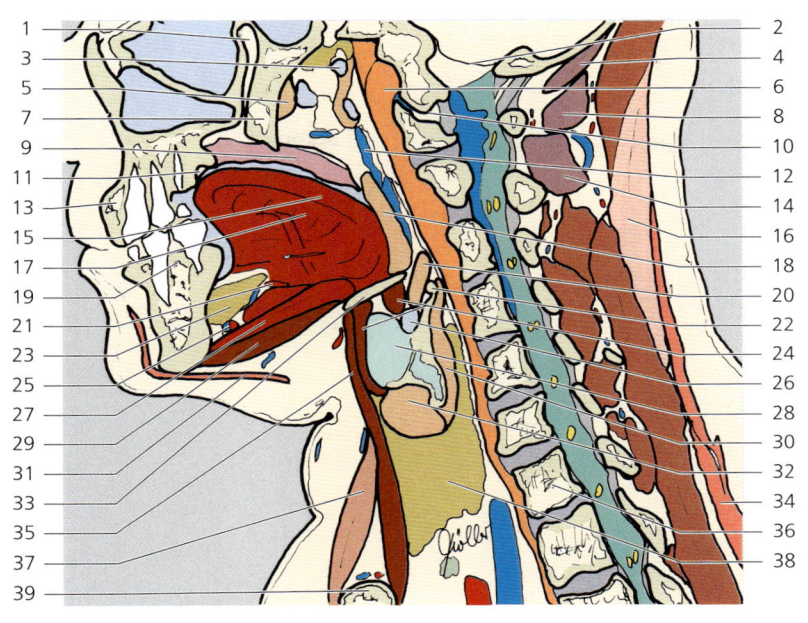

1 Sulco palatino maior
2 Forame magno
3 Recesso faríngeo
4 Músculo reto menor posterior da cabeça
5 Músculo tensor do véu palatino
6 Músculo longo da cabeça
7 Processo pterigoide (placa medial, hâmulo)
8 Músculo reto posterior maior da cabeça
9 Palato mole
10 Articulação atlantoccipital
11 Cavidade oral
12 Plexo faríngeo (plexo venoso faríngeo)
13 Maxila
14 Músculo oblíquo inferior da cabeça
15 Músculo longitudinal superior da língua
16 Músculo esplênio da cabeça
17 Músculo longitudinal inferior da língua
18 Músculo hioglosso
19 Mandíbula
20 Músculo constritor médio da faringe
21 Artéria lingual
22 Cartilagem tireóidea (corno superior)
23 Glândula sublingual
24 Músculo tíreo-hióideo
25 Artéria e veia linguais profundas
26 Recesso piriforme
27 Músculo milo-hióideo
28 Cartilagem tireóidea
29 Músculo digástrico (ventre anterior)
30 Músculo constritor inferior da faringe
31 Platisma
32 Músculo cricotireóideo
33 Osso hioide
34 Músculo trapézio
35 Músculo esterno-hióideo
36 Vértebra cervical C6
37 Músculo esternoclidomastóideo
38 Glândula tireoide
39 Esterno

300 Laringe

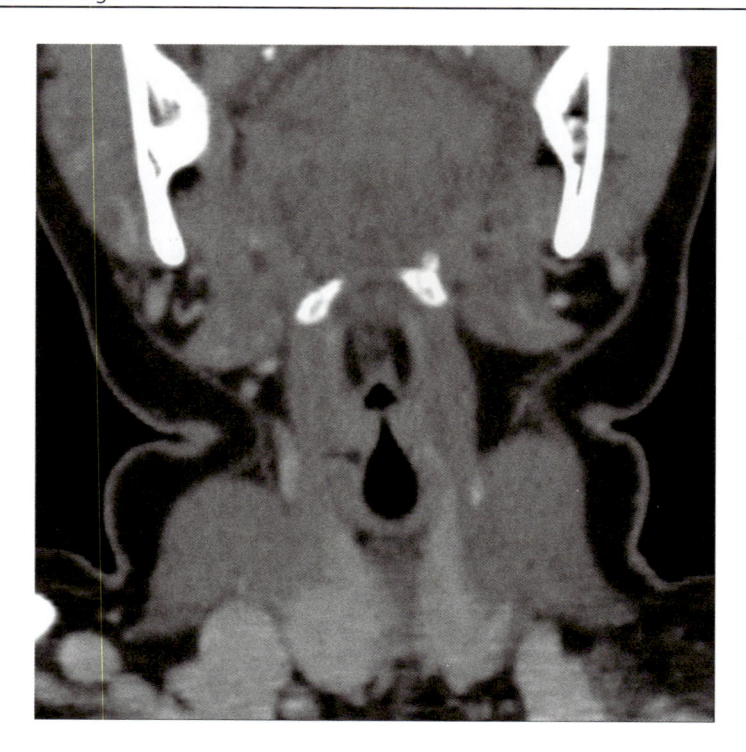

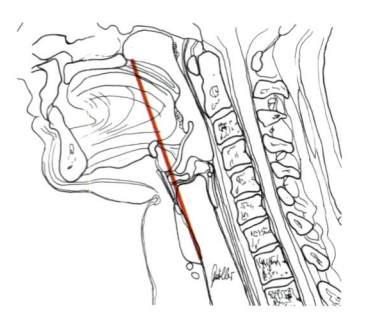

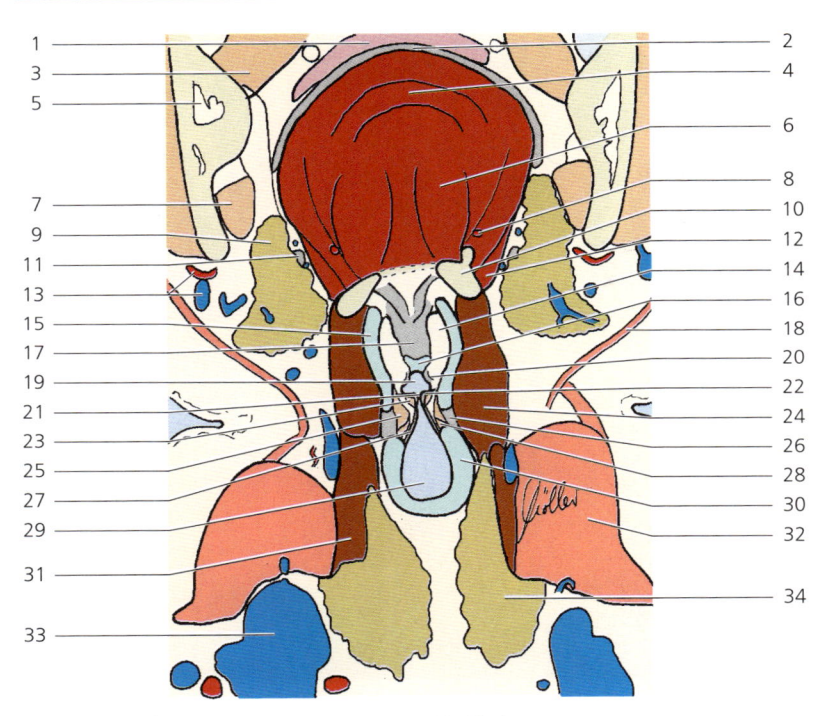

Coronal **301**

1 Palato mole
2 Orofaringe (cavidade oral)
3 Músculo pterigóideo lateral
4 Músculo transverso da língua
5 Mandíbula
6 Músculo genioglosso
7 Músculo pterigóideo medial
8 Artéria lingual
9 Glândula submandibular
10 Osso hioide
11 Músculo digástrico (tendão)
12 Músculo hioglosso
13 Artéria e veia facial
14 Corpo adiposo pré-epiglótico
15 Cartilagem tireóidea
16 Epiglote
17 Ligamento tíreo-hióideo mediano
18 Platisma
19 Ventrículo laríngeo
20 Prega vestibular ("falsa prega vocal")
21 Rima da glote
22 Prega vocal (corda vocal)
23 Músculo vocal
24 Músculo tíreo-hióideo
25 Músculo tireoaritenóideo
26 Ligamento cricotireóideo
27 Cone elástico
28 Músculo cricoaritenóideo
29 Laringe (espaço subglótico)
30 Cartilagem cricóidea
31 Músculo esterno-hióideo
32 Músculo esternoclidomastóideo
33 Veia jugular interna
34 Glândula tireoide

302 Laringe

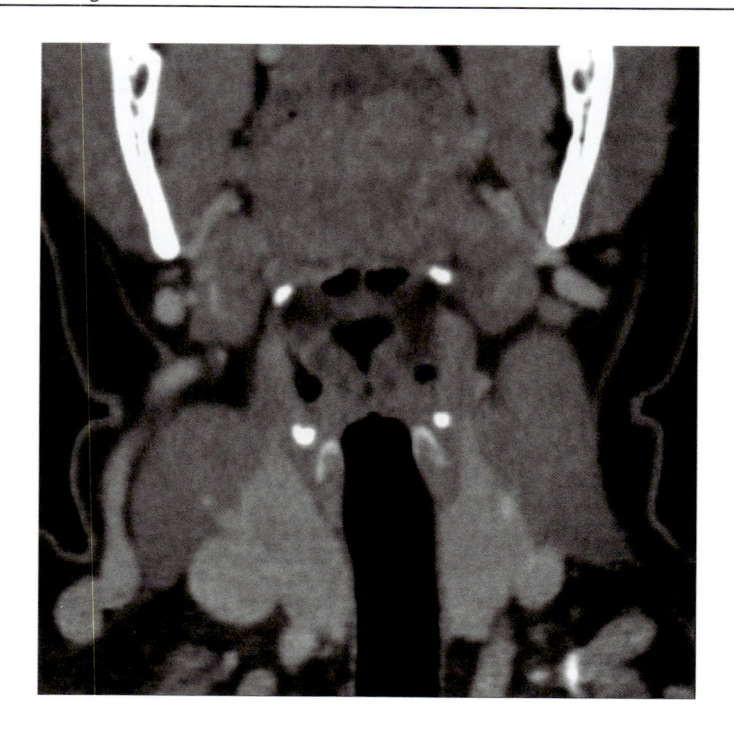

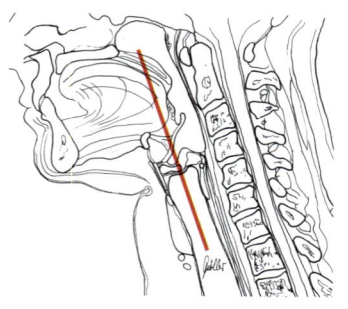

Coronal **303**

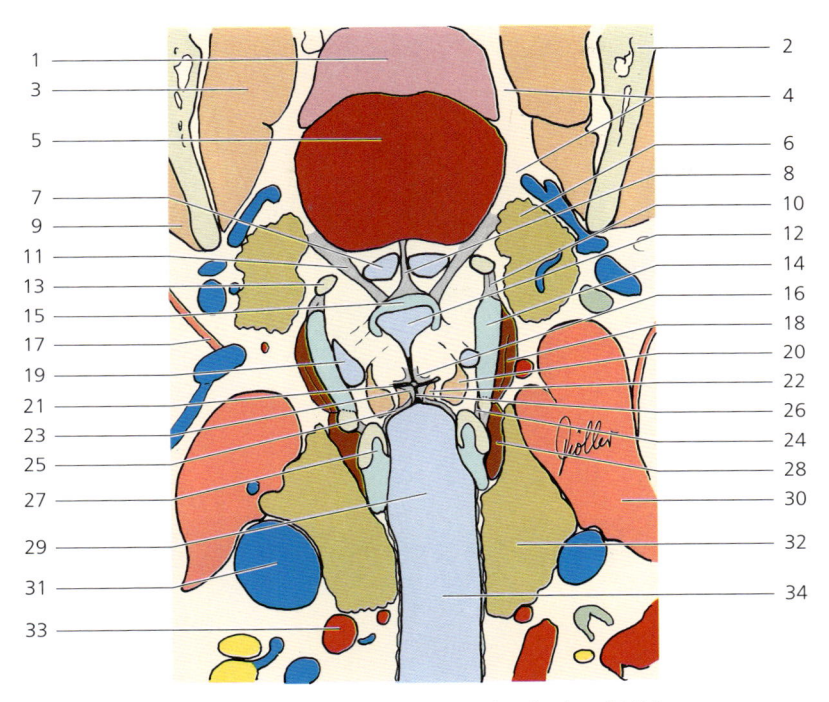

1 Palato mole
2 Mandíbula
3 Músculo pterigóideo medial
4 Espaço parafaríngeo
5 Língua
6 Glândula submandibular
7 Valécula epiglótica
8 Prega glossoepiglótica mediana
9 Músculo masseter
10 Ligamento tíreo-hióideo lateral
11 Prega glossoepiglótica lateral
12 Laringe (espaço supraglótico)
13 Osso hioide
14 Cartilagem tireóidea
15 Epiglote
16 Prega vestibular ("falsa prega vocal")
17 Platisma
18 Músculo tíreo-hióideo
19 Seio piriforme
20 Músculo tireoaritenóideo
21 Ventrículo laríngeo
22 Músculo vocal
23 Prega vocal (corda vocal)
24 Ligamento cricotireóideo
25 Cone elástico
26 Rima da glote
27 Cartilagem cricóidea
28 Músculo cricotireóideo
29 Laringe (espaço subglótico)
30 Músculo esternoclidomastóideo
31 Veia jugular interna
32 Glândula tireoide
33 Artéria carótida comum
34 Traqueia

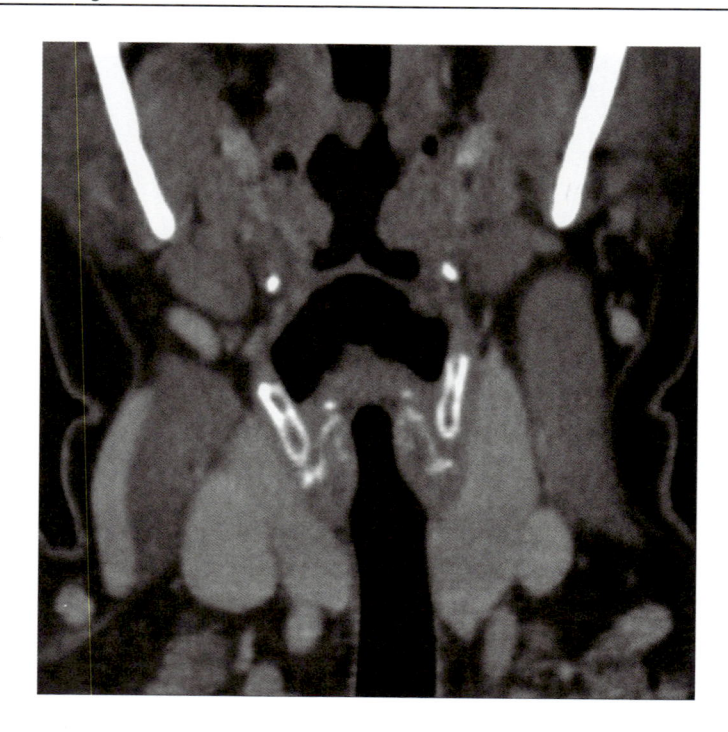

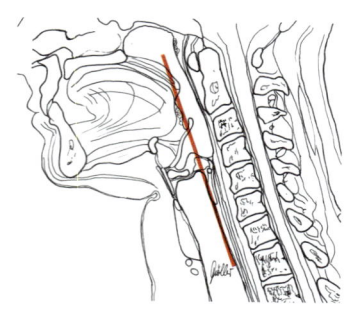

Laringe

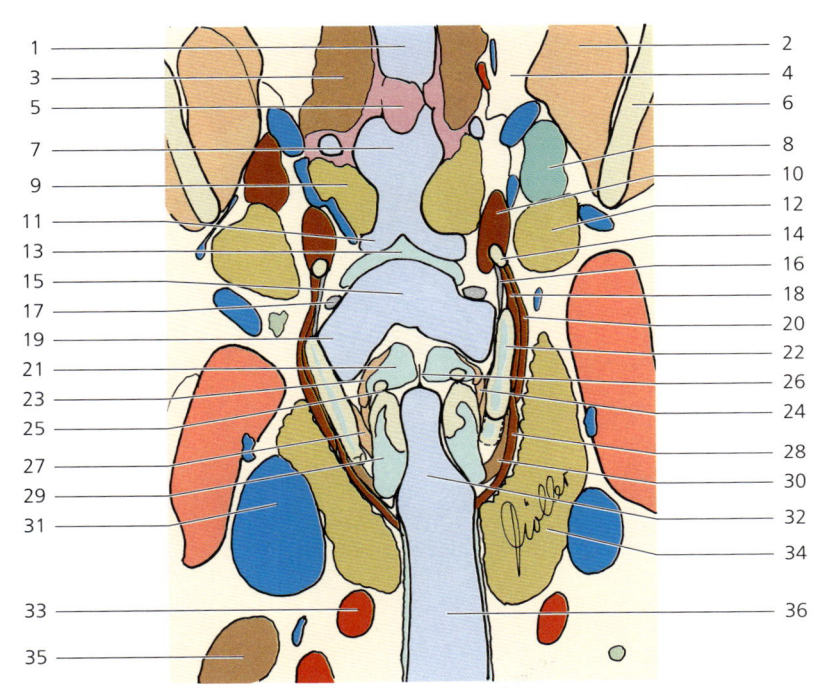

1 Nasofaringe
2 Músculo pterigóideo medial
3 Músculo palatofaríngeo
4 Espaço parafaríngeo
5 Palato mole e úvula
6 Mandíbula
7 Orofaringe
8 Músculo estiloglosso
9 Tonsila palatina
10 Músculo digástrico
11 Valécula epiglótica
12 Glândula submandibular
13 Epiglote
14 Osso hioide
15 Laringe (supraglótica)
16 Membrana tíreo-hióidea
17 Prega ariepiglótica
18 Músculo tíreo-hióideo
19 Seio piriforme
20 Músculo omo-hióideo
21 Cartilagem aritenóidea
22 Cartilagem tireóidea
23 Músculo tireoaritenóideo
24 Músculo cricoaritenóideo (lateral)
25 Articulação cricoaritenóidea
26 Prega intercartilaginosa
27 Músculo cricotireóideo
28 Músculo esternotireóideo
29 Cartilagem cricóidea
30 Músculo constritor inferior da faringe
31 Veia jugular interna
32 Laringe (subglótica)
33 Artéria carótida comum
34 Glândula tireoide
35 Músculo escaleno anterior
36 Traqueia

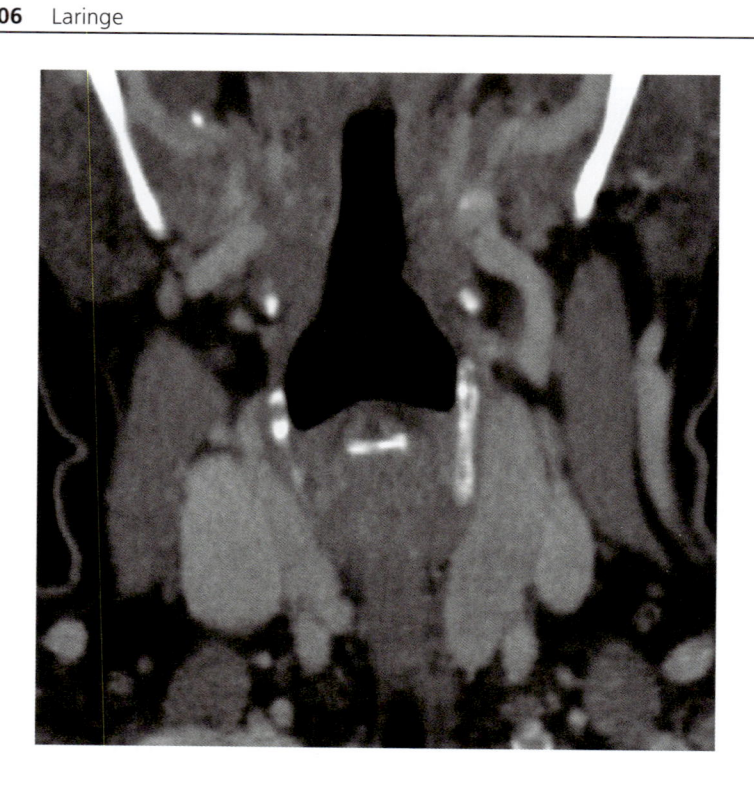

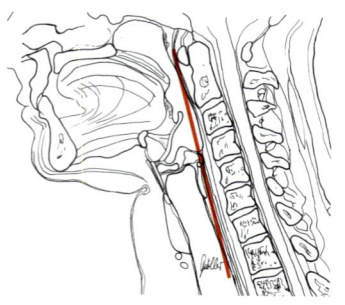

Laringe

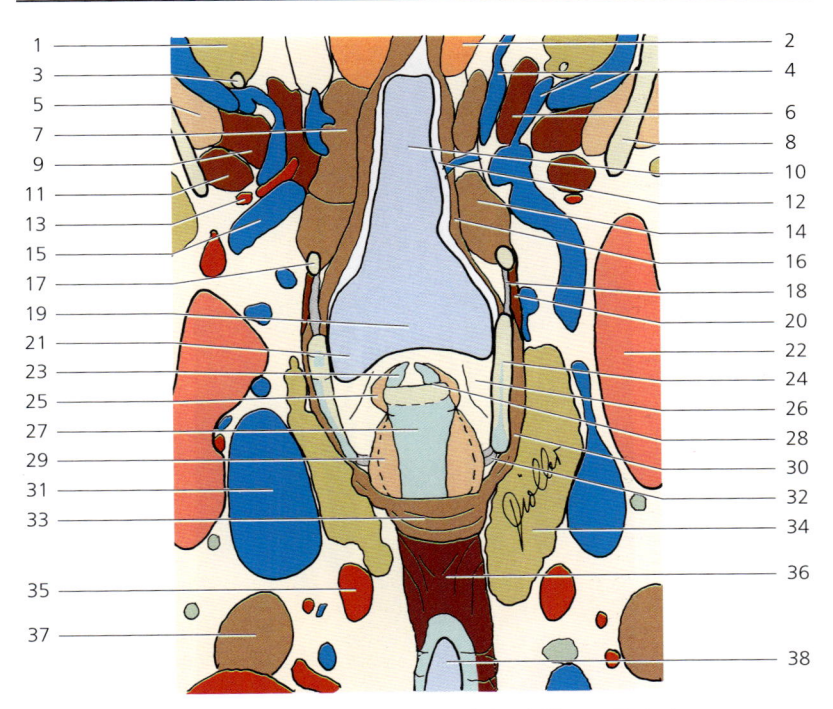

1. Glândula parótida
2. Músculo longo do pescoço
3. Processo estiloide
4. Plexo venoso faríngeo
5. Músculo pterigóideo medial
6. Músculo estilo-hióideo
7. Músculo palatofaríngeo
8. Nervo maxilar (V$_2$)
9. Músculo estiloglosso
10. Orofaringe
11. Músculo digástrico
12. Mucosa da faringe
13. Artéria facial
14. Músculo estilofaríngeo
15. Veia facial
16. Músculo constritor médio da faringe
17. Osso hioide
18. Membrana tíreo-hióidea
19. Hipofaringe
20. Músculo tíreo-hióideo
21. Seio piriforme (ápice)
22. Músculo esternoclidomastóideo
23. Cartilagem aritenóidea (processo muscular)
24. Cartilagem tireóidea
25. Músculo tireoaritenóideo
26. Espaço cricotireóideo
27. Cartilagem cricóidea (lâmina)
28. Articulação cricoaritenóidea
29. Músculo cricoaritenóideo (posterior)
30. Músculo constritor inferior da faringe, parte tireofaríngea
31. Veia jugular interna
32. Articulação cricotireóidea
33. Músculo constritor inferior da faringe, parte cricofaríngea
34. Glândula tireoide
35. Artéria carótida comum
36. Esôfago
37. Músculo escaleno anterior
38. Traqueia

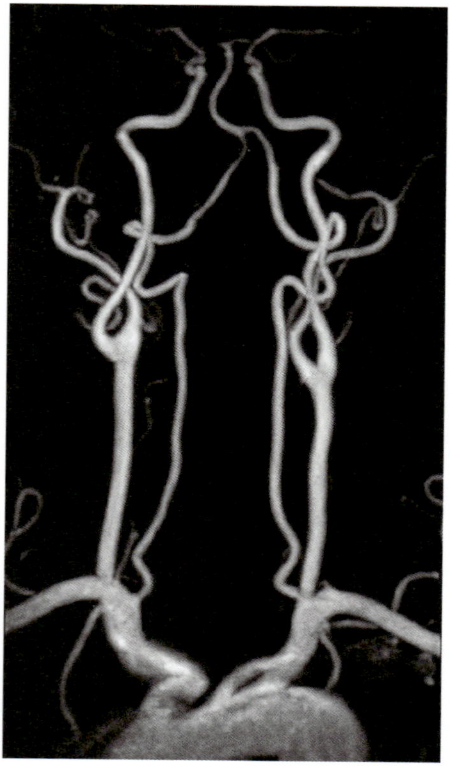

Vista Frontal

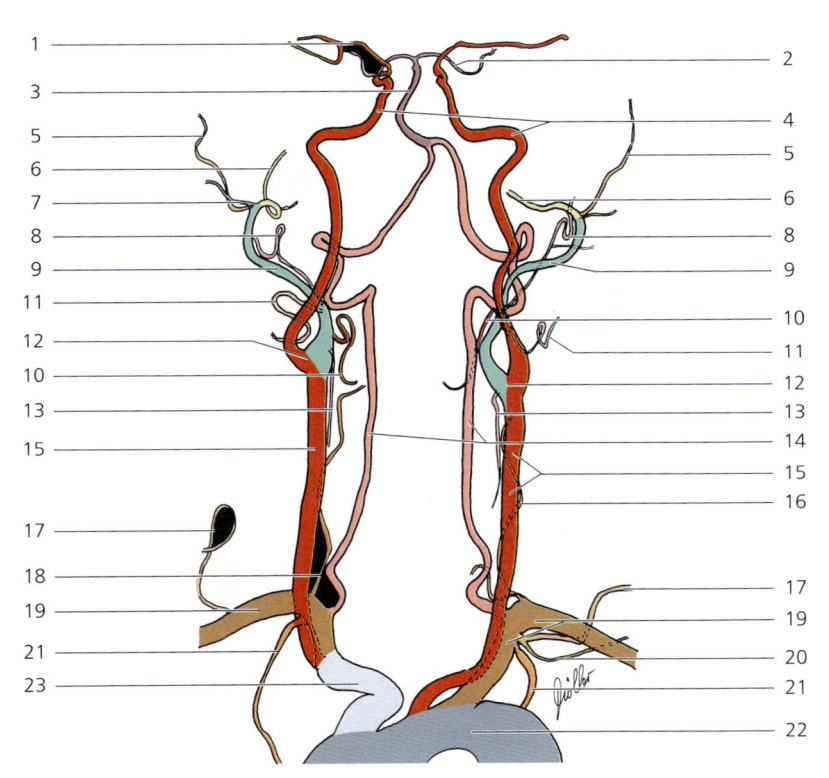

1 Artéria cerebral média
2 Artéria cerebral posterior
3 Artéria basilar
4 Artéria carótida interna
5 Artéria temporal superficial
6 Artéria maxilar
7 Artéria auricular posterior
8 Artéria occipital
9 Artéria carótida externa
10 Artéria lingual
11 Artéria facial
12 Bifurcação da carótida
13 Artéria tireóidea superior
14 Artéria vertebral
15 Artéria carótida comum
16 Artéria tireóidea inferior
17 Artéria cervical ascendente
18 Tronco tireocervical
19 Artéria subclávia
20 Artéria intercostal suprema
21 Artéria torácica interna
22 Arco aórtico
23 Tronco braquiocefálico

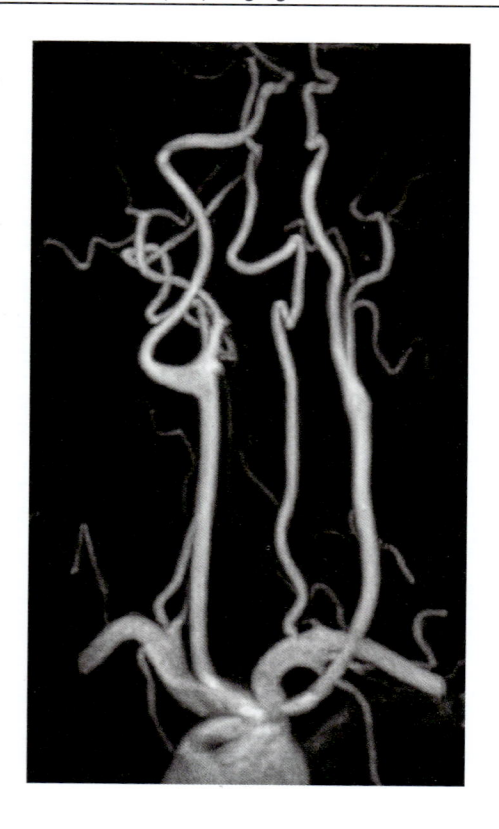

310 Ressonância Magnética (MR) Angiografia Cervical

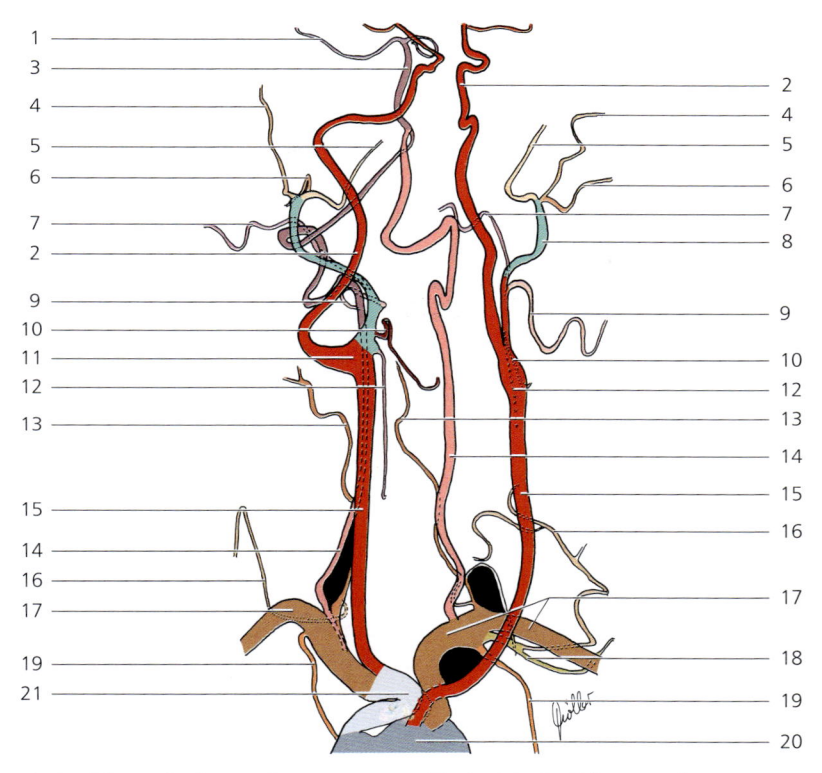

1 Artéria cerebral posterior
2 Artéria carótida interna
3 Artéria basilar
4 Artéria temporal superficial
5 Artéria maxilar
6 Artéria auricular posterior
7 Artéria occipital
8 Artéria carótida externa
9 Artéria facial
10 Artéria lingual
11 Bifurcação da carótida
12 Artéria tireóidea superior
13 Artéria tireóidea inferior
14 Artéria vertebral
15 Artéria carótida comum
16 Artéria cervical ascendente
17 Artéria subclávia
18 Artéria intercostal suprema
19 Artéria torácica interna
20 Arco da aorta
21 Tronco braquiocefálico

Bibliografia

Basset LW, Gold RU, Seeger LL. MRI Atlas of the Musculoskeletal System. Köln:Deutscher Arzte-Verlag; 1989

Beyer-Enke SA, Tiedemann K, Görich J et al. Dünnschichtcomputertomographie der Schädelbasis. Radiologe 1987;27:438-488

Braun H, Kenn W, Schneider S et al. Direkte MR-Arthrographie des Handgelenkes. Röfo 2003; 175:1515-1524

Bulling A, Castrop F, Agneskirchner J et al. Body Explorer 2.0. Heidelberg: Springer Electronic Media; 2001

Burgener FA, Aeyers SP, Tan RK. Differential Diagnosis in MRI. Stuttgart: Thieme; 2002

Cahill DR, Orland MJ, Reading CC. Atlas of Human Cross-Sectional Anatomy. New York: Wiley-Liss; 1995

Chacko AK, Katzberg RW, MacKay A. MRI Atlas of Normal Anatomy. New York: McGraw-Hill; 1991

Clavero JA, Alomar X, Monill JM et al. MR imaging of ligament and tendon injuries of the fingers. Radiographics 2002;22:237-256

Clavero JA, Goiano P, Farinas 0, Alomar X, Monill JM, Espligas M. Extensor mechanism of the fingers: MR imaging—anatomic correlation. Radiographics 2003; 23:593-611

Connell DA, Koulouris G, Thorn DA, Potter HG. Contrast-enhanced MR angiography of the hand. Radiographics 2002;22:583-599

Dauber W. Pocket Atlas of Human Anatomy. 5th ed. Stuttgart: Thieme; 2007

Delfaut EM et al. Imaging of foot and ankle entrapment syndromes. Radiographics 2003;23:613-623

El-Khoury GY, Bergman RA, Montgomery EJ. Sectional Anatomy by MRI/CT. New York: Churchill-Livingstone; 1990

El-Khoury GY. Essentials in Musculoskel et al. Imaging. New York: Churchill Livingstone; 2003

Fishbein NJ, Dillon WP, Barkovich AJ. Teaching Atlas of Brain Imaging. Stuttgart: Thieme; 2000

Garcia-Valtuille R, Abascal F, Cerezal L et al. Anatomy and MR imaging appearances of synovial plicae of the knee. Radiographics 2002;22:775-784

Grumme T, Kluge W, Kretzmar K, Roesler A. Zerebrale and spinale CT. Berlin: Blackwell; 1998

Han, M-C, Kim C-W. Sectional Human Anatomy. Ilchokak: Seoul, Korea; 1989

Harnsberger R. Diagnostic Imaging. Head and Neck. Salt Lake City, Utah: Amirsys; 2006

Harnsberger R, Osborne A, Macdonald A, Ross J. Imaging Anatomy. Salt Lake City, Utah: Amirsys; 2006

Hosten N, Liebig T. CT of the Head and Spine. Stuttgart: Thieme; 2002

Huk WJ, Gademann G, Friedmann G. MRI of Central Nervous System Diseases. Berlin: Springer; 1990

Kahle W, Frotscher M. Color Atlas and Textbook of Human Anatomy. Vol. 3: Nervous System and Sensory Organs. 6th ed. Stuttgart: Thieme; 2010

Kang MS, Resnick D. MRI of the Extremities: An Anatomic Atlas. Philadelphia:-Saunders; 2002

Koritke JG, Sick H. Atlas of Sectional Human Anatomy. Urban & Schwarzenberg, Baltimore 1988

Kretschmann H-J, Weinrich W. Cranial Neuroimaging and Clinical Neuroanatomy. Stuttgart: Thieme; 2003

Leblanc A. Encephalo-peripheral Nervous System. Berlin: Springer; 2001

Leonhardt H, Tillmann B. Töndury G, Zilles K, eds. Bewegungsapparat. (Rauber/Kopsch Anatomie des Menschen. Lehrbuch and Atlas. Vol. I.) Stuttgart: Thieme; 1987

Lustrin ES, Karakas SP, Ortiz AO et al. Pediatric cervical spine: Normal anatomy, variants, and trauma. Radiographics 2003;23:539-560

Mayerhöfer ME, Breitenseher MJ. MR-Diagnostik der lateralen Sprunggelenksbänder. Röfo 2003;175:670-675

Mengiardi B, Zanetti M, Schöttle PB et al. Spring ligament complex: MR imaging—anatomic correlation and findings in asymptomatic subjects. Radiology 2005;237:242-249

Meschan I. Synopsis of Radiologic Anatomy. Philadelphia: Saunders; 1978

Mohana-Borges AV, Theumann NH, Pfirrmann CWA, Chung CB, Resnick DL, Trudell DJ. Lesser metatarsophalangeal joints. Radiology 2003;227:175-182

Moeller TB, Reif E. MR Atlas of the Musculoskeletal System. Boston: Blackwell Science; 1994

Moeller TB, Reif E. Neuroradiologische Schnittbilddiagnostik. Constance: Schnetztor; 2002

Moeller TB, Reif E. Pocket Atlas of Radiographic Anatomy. Stuttgart: Thieme; 2000

Morag Y, Jacobson JA, Shields G et al. MR Arthrography of rotator interval, long head of the biceps brachii, and biceps pulley of the shoulder. Radiology 2005;235:21-30

Munshi, M, Pretterklieber ML, Chung CB et al. Anterior bundle of ulnar collateral ligament: evaluation of anatomic relationship by using MR imaging, MR arthrography, and gross anatomic and histologic analysis. Radiology 2004;231:797-803

Netter FH. Atlas of Human Anatomy. 5th ed. Philadelphia: Saunders; 2011

Nowicki BH, Haughton VM. Neural foraminal ligament of the lumbar spine: appearance at CT and MR imaging. Radiology 1992;183:257-264

Oae K, Takao M, Naito K et al. Injury of the tibiofibular syndesmosis: value of MR imaging for diagnosis. Radiology 2003;227:155-161

Pech P, Daniels DL, Williams AL, Haughton VM. The cervical neural foramina: correlation of microtomy and CT anatomy. Radiology 1985;155:143-146

Platzer W. Color Atlas and Textbook of Human Anatomy. Vol.1: Locomotor System. 6th ed. Stuttgart: Thieme; 2008

Rauber A, Kopsch F. Anatomie des Menschen. Vol. III: Nervensystem, Sinnesorgane. Stuttgart: Thieme; 1987

Richter E, Feyerabend T. Normal Lymph Node Topography. Berlin: Springer; 1991

Robinson P, White LM. Soft-tissue and osseous impingement syndromes of the ankle. Radiographics 2002;22:1457-1471

Rummeny EJ, Reimer P, Heindel W. MR Imaging of the Body. Stuttgart: Thieme; 2008

Sartor K: Neuroradiologie. 2nd ed. Stuttgart: Thieme; 2001

Schäfer FKW *et al.* [Sport injuries of the extensor mechanism of the knee]. Radiologe 2002;42:799-810

Schmitt R, Lanz U. Diagnostic Imaging of the Hand. Stuttgart: Thieme; 2007

Schnitzlein HN, Reed Murtagh F. Imaging Atlas of the Head and Spine. Baltimore: Urban & Schwarzenberg; 1990

Schünke M, Schulte E, Schumacher U, Ross LM, Lamperti ED. THIEME Atlas of Anatomy Series. Stuttgart: Thieme; 2010

Schuenke M, Schulte E, Ross LM, Lamberti ED. Thieme Atlas of Anatomy. General Anatomy and Musculoskeletal System. Stuttgart: Thieme; 2006

Stark DD, Bradley WG. Magnetic Resonance Imaging. St. Louis: Mosby; 1999

Strobel K, Hodler J. MRT des Kniegelenkes. Radiologie up2date. Stuttgart: Thieme; 2003

Stoller DW. MRI, Arthroscopy, and Surgical Anatomy of the Joints. Philadelphia: Lippincott Williams & Wilkins; 1999

Stoller DW, Tirman B. Diagnostic Imaging: Orthopaedics. Salt Lake City, Utah: Amirsys; 2004

Theumann NH, *et al.* MR Imaging of the metacarpophalangeal joints of the fingers. Radiology 2002;222:437-445

Theumann NH *et al.* Extrinsic carpal ligaments: Normal MR arthrographic appearance in cadavers. Radiology 2003;226:171-179

Tiedemann K. Anatomy of the Head and Neck. Weinheim: VCH; 1993

Uhlenbrock D. MR Imaging of the Spine and Spinal Cord. Stuttgart: Thieme; 2004

Vahlensieck M, Linneborn G, Schild HH, Schmidt HM. MRT der Bursae des Kniegelenk. Röfo 2001;173:195-199

Vahlensieck M. Anatomie der Schulterregion. Radiologe 2004;44:556-561

Vahlensieck M, Reiser M. MRT des Bewegungsapparates. Stuttgart: Thieme; 2001

Von Hagens G, Romreil LJ, Ross MH, Tiedemann K. The Visible Human Body. Philadelphia: Lea & Febinger; 1991

Wegener OH. Ganzkörper-Computertomographie. 2nd ed. Blackwell: Berlin; 1992

Índice Remissivo

A
Abertura acústica
 superior, 33
Abertura externa
 do aqueduto vestibular, 67, 69
Abertura faríngea
 da tuba auditiva, 265
Aderência
 intertalâmica, 97, 120, 123
Anel
 timpânico, 51, 53, 55, 57
 parte anterior, 49
Antro mastóideo, 19, 21, 33, 35, 59, 61, 273
 ádito ao, 35
 átrio ao, 33
Aorta, 265
Ápice petroso, 31, 33, 47
Aponeurose
 lingual, 297
Aqueduto, 15, 120
 coclear, 37, 39
 do mesencéfalo, 99,
 vestibular, 71
  abertura externa, 35, 67, 69
  com ducto endolinfático, 31
Arco
 anterior
  do atlas, 245
 aórtico, 267, 309
 posterior
  da vértebra, 225, 229, 273
 zigomático, 25, 77, 155, 158
Artéria(s)
 alveolar, 159
 auricular
  posterior, 309, 311
 basilar, 17, 19, 21, 23, 105, 109, 171, 172, 195, 309
 braquiocefálica, 245
 calosomarginal, 83, 85, 87, 153, 158, 161, 195
 carótida
  comum, 237, 309
  interna, 17, 19, 21, 23, 25, 43, 71, 171, 199, 309
  parte petrosa, 43, 45, 47, 49, 51, 53
 cerebelar, 120
  inferior anterior, 23
  superior, 195
 cerebral
  anterior, 15, 17, 94, 96, 189
  média, 17, 189, 199, 309
  posterior, 172, 195, 309
 cervical
  ascendente, 309
 comunicante
  anterior, 17, 195, 199
  posterior, 17, 195
 costotransversária, 273
 estriada, 195
 faciais, 155, 207, 261, 301, 309
 frontal, 153, 155
 frontobasal, 153
  medial, 197
 insulares, 11, 15, 95, 99, 137, 163, 165, 195
  na cisterna da fossa cerebral lateral, 11
 intercostal suprema, 311
 lingual, 301, 309
 maxilar, 159, 311
 occipital, 309
 oftálmica, 105, 149, 153
 parietal, 197
 parietoccipital, 89, 95, 199
 pericalosa, 7, 87, 89, 90, 92, 120, 123, 159, 161, 195
 polais
  temporais, 161
 polar
  frontal, 197
  temporal, 195
 subclávia, 265, 311
 supratroclear, 81, 83, 85

temporal
  anterior, 195
  posterior, 197
  superficial, 159
  tireóidea, 309
  torácica
   interna, 309
  vertebrais, 25, 113, 221, 225, 311
Articulação
  atlantoaxial, 271
  atlantoccipital, 269
  costotransversária, 279
  cricoaritenóidea, 295
  temporomandibular, 41, 45, 47, 49, 63, 65
   e cabeça da mandíbula, 23
   soquete da, 267
  zigapofisária, 233, 271
Atlas, 141, 171, 179, 180, 275
  arco anterior, 120, 207, 245
  arco posterior, 125
  ligamento transverso do, 209
  processo transverso, 209
  zigapofisária, 219
Áxis, 171
  do dente, 120, 175, 209

B
Bainha
  do nervo óptico, 153
  nervosa dural, 155
Basioccipital, 43
Bigorna, 35, 39, 53, 57, 61, 65
  corpo, 37, 51
  processo lenticular, 39
  processo menor, 35
  ramo curto, 55
  ramo longo, 39, 55
Bulbo, 25, 37, 111, 115
  olfatório, 21, 151

C
Cabeça
  da mandíbula, 25, 43, 45, 47, 65, 67
  do hipoglosso, 43
  do núcleo caudado, 89, 90, 92, 95, 96, 163

esplênio da, 25
músculo semiespinal da, 19
Camada
  subependimária, 165
Canal
  carotídeo, 37, 39, 41
  do hipoglosso, 45, 59
  do nervo facial, 33, 35, 37, 39, 43, 65, 69
   parte mastóidea, 39
   parte timpânica, 35
  do nervo petroso maior, 35
  incisivo, 244
  óptico, 75
  pterigóideo, 75, 163
  semicircular
   lateral, 35, 55, 57, 59, 61, 65, 67
   posterior, 33, 35, 37, 39, 61, 65, 67, 69
   superior, 31, 33, 55, 57, 59, 65, 67, 69, 177
Cápsula
  externa,13, 91, 93, 95, 139, 169
  extrema, 91, 93, 95, 169
  interna, 11, 13, 91, 93, 95, 96, 131, 139, 163, 177
Carótida
  bifurcação da, 309
Cartilagem
  aritenóidea, 225
  cricóidea, 225, 261, 289
  infraglótica, 261
  tireoide, 223, 245, 303
Cauda
  do núcleo caudado, 91, 93
Cavidade
  do septo pelúcido, 91, 93, 95
  eptimpânica, 35
  infraglótica, 259
  nasal, 73, 75, 113, 151
  oral, 163, 299
  timpânica, 23, 269
Cavo
  trigeminal, 169
Células
  etmoidais, 23, 25, 75, 108, 151
   anteriores, 73

médias, 73
mastóideas, 21, 23, 31, 33, 35, 37, 39, 41, 43, 63, 65, 111
Centro
  semioval, 174
Cerebelo, 120, 125, 139
  foice do, 111
  lobo anterior do, 103
  lóbulo caudal do, 109
  tentório do, 12, 15, 17, 95, 103
  teto do, 13
    lâmina, 13
  tonsila do, 111
  verme do, 11, 13, 15, 17, 19, 21, 103, 111
Cérebro
  foice do, 3, 5, 7, 9, 11, 13, 15, 17, 81, 83, 85, 92, 94, 96, 150, 153, 158
  pilar do, 179
Cíngulo, 23
  giro do, 9, 11, 13, 15, 90, 92, 150, 155
  sulco do, 7, 83, 89, 90, 92
Cisterna(s)
  ambiente, 13, 15, 172
  basais, 17
    pentágono das, 17
  cerebelar, 109
    superior, 95
  da fossa lateral, 13
  insular, 13, 15, 95
  interpeduncular, 15, 101, 175
  magna cerebelobulbar, 25, 205, 277
  pontina, 19, 21
  pontocerebelar, 21, 111, 135, 180
  pré-pontina, 175
  quadrigêmea, 13, 15, 97, 183
  quiasmática, 169
Claustro, 9, 11, 13, 91, 93, 95, 139, 167
Clavícula, 249
Clivo, 23, 45, 109, 113, 125, 169, 269
Cóclea, 35, 37, 111
  canal espiral da, 55, 57
  espira basal da, 35, 37, 39
  primeira espira, 49, 51, 53, 71
  segunda espira, 49, 51, 53
Colículo, 13
  inferior, 97, 99
  superior, 183

Comissura
  anterior, 97, 120, 139
  posterior, 97, 120, 181
Concha nasal, 113
  inferior, 73, 75, 151, 159
  média, 73, 75, 159, 161, 259
  superior, 73, 75, 114
Côndilo
  occipital, 129, 271
Cone
  elástico, 301, 303
Corda
  do tímpano, 63
Córnea, 108
Coroa
  radiada, 7, 9, 87, 89
Corno
  anterior, 11, 13
  frontal, 90, 92
  inferior, 289
  superior, 285
  temporal, 15, 17, 19
Corpo(s)
  amigdaloide, 17, 172
  caloso, 7, 9, 11, 13, 89, 90, 92, 93, 95, 120, 123, 124, 159, 163
    tronco, 174
  geniculado, 13, 180
    lateral, 97
    medial, 97
  mamilar, 99, 172, 173
Córtex
  estriado, 9, 11
  subcaloso, 99
Costela
  primeira, 235
Crista
  etmoidal, 73, 153, 155
  falciforme, 33
Cristalino, 137
Cúneo, 7, 9, 89, 91, 93, 95, 120, 129, 186
  pré-, 3, 5, 7, 93
Cunha, 137

D

Dente(s)
 canino, 210
 do áxis, 120, 175, 207
 incisivos, 210
 molares, 211
 pré-molares, 210
Diafragma
 da sela, 169
Disco
 articular, 113, 269
 intervertebral, 120, 285, 289
Dorso
 da sela, 17, 19, 123
Ducto
 nasolacrimal, 113, 115
 parotídeo, 155
 submandibular, 149, 151

E

Eminência arqueada, 55, 57, 59
Eminência piramidal, 37, 39, 59
Epiglote, 217, 265, 285, 295
 margem livre, 295
Epitímpano, 35, 49, 53, 55, 57, 65
Escudo, 39, 49, 51, 55, 57
Esfenoide, 21, 23, 41, 45, 67, 69, 77, 161, 165, 259
 asa maior, 71, 75
 teto do seio esfenoidal, 75
Esôfago, 227, 235, 295
Espaço cricotireóideo, 293
Espaço de Prussak, 35
Espaço intervertebral, 229
Espaço parafaríngeo, 305
Espaço paraglótico, 285
Espaço perifaríngeo
Espaço pré-epiglótico, 283
Espaço sublingual, 149
Espaço supraesternal, 261
Espira basal
 promontório da, 35, 39
Esplênio, 9
Estapédio, 39
Estriado, 15
Estribo, 37, 39, 55
Etmoide, 73, 105
 septo nasal, 75

F

Faringe, 209
 músculo constritor da, 133, 167
Fissura
 cerebral
  longitudinal, 5, 81, 83, 85, 87, 89
  de Rolando, 83
  de Sílvio, 179
  horizontal, 189
  inter-hemisférica, 150, 154, 169, 172
  mediana
   ventral, 113
  orbital
   inferior, 75, 155
   superior, 21, 75, 260
  petroccipital, 25
  superior, 189
Flóculo, 23, 25, 111
Foice
 do cérebro, 3, 5, 7, 9, 11, 13, 15, 17, 81, 83, 85, 87, 89, 90, 92, 94, 96, 98, 111, 153, 158, 161, 189
Forame
 de Monro, 11, 93
 espinhoso, 43, 45, 71
 estilomastóideo, 45, 61, 63, 273
 interventricular, 11, 91, 93, 177
 jugular, 41, 43, 45, 61
  com veia jugular, 71
  parte neural, 41
  parte vascular, 41
 lacerado, 25, 43, 113
 magno, 244
 oval, 43, 45
  com nervo mandibular, 25
 redondo
  do esfenoide, 75
Fórceps
 occipital, 89, 91, 93
Fórnix, 9, 11, 89, 91, 93, 95, 97, 123, 135, 172
 pré-comissural, 169
Fossa
 cerebral, 11
 lateral, 13

craniana, 11
infratemporal, 135
mandibular, 43, 63, 65, 67
média
   do crânio, 31, 33, 35, 37, 39, 41,
      47, 49, 53, 55, 57, 59, 61, 63, 65,
      67, 69, 139
posterior, 65
   do crânio, 31, 33, 35, 37, 39, 41,
      43, 63, 67, 69, 71
pterigóidea, 77
pterigopalatina, 25, 75, 155, 161
Fóvia
   etmoidal, 153

G

Galeno
   veia de, 9
Gânglio(s)
   basais, 136
   espinal, 179
   geniculado, 47, 49, 67
Giro(s)
   angular, 7, 83, 85, 87, 89
   do cíngulo, 9, 11, 13, 15, 83, 85, 87,
      89, 92, 94, 96, 120, 124, 150, 161
   frontal médio, 5, 7, 9, 11, 13, 15, 81,
      83, 85, 87, 89, 90, 92, 93, 96, 142,
      148, 150, 153
   frontal superior, 3, 5, 7, 9, 11, 13, 15,
      81, 83, 85, 87, 89, 90, 92, 94, 96,
      120, 124, 150
   frontobasal, 161
   fronto-orbital, 153
   inferior, 9, 11, 13, 15, 83, 85, 87, 89,
      90, 92, 95, 96
   insulares, 142
   lingual, 120, 131
   occipitais, 7, 9, 11, 13, 15, 85, 87, 89,
      95
   occipitotemporal
      lateral, 15
   orbitais, 17, 19, 100, 135, 141
   para-hipocampal, 13, 15, 17, 19, 185
   paraterminal, 123
   pós-central, 3, 5, 7, 9, 11, 83, 85, 87,
      89, 142

pré-central, 3, 5, 7, 9, 11, 81, 83, 85,
   87, 89, 120, 124, 142
reto, 17, 19, 21, 100, 148, 161
supramarginal, 5, 7, 83, 85, 87, 89,
   145
temporal, 9
   inferior, 15, 17, 19, 21, 105
   médio, 11, 13, 15, 17, 19, 95, 175
   superior, 9, 13, 15, 17, 19, 95
   transverso, 11, 141, 145, 175
Glândula
   lacrimal, 23, 103, 105, 149
   parótida, 145, 159, 175, 207, 215,
      267, 307
   pineal, 11, 13, 95, 120, 123, 180, 182,
      185
   sublingual, 125, 149, 247
   submandibular, 137, 141, 151, 215,
      285, 301
   tireoide, 225, 227, 235, 239, 305
Globo
   ocular, 21, 23, 25, 103, 105, 108, 111,
      133
   câmara anterior do, 107, 108
   e lente, 141
   músculo reto lateral do, 23
   pálido, 11, 13, 97, 131, 135, 181
Glote, 227, 259
Gordura
   periorbital, 149
   retrobulbar, 111
   retro-orbital, 155

H

Hemisfério
   cerebelar, 17, 19, 21, 23, 25, 207
Hiato
   do canal do nervo petroso maior, 35
   maxilar, 73
Hióideo, 261
Hipocampo, 11, 13, 15, 17, 101, 177,
   183
   cauda do, 185
   subículo do, 135, 139
Hipofaringe, 217, 219, 225, 283, 285
Hipófise, 19, 105, 120, 169
   infundíbulo da, 123

lobo anterior da, 123
lobo posterior da, 123
pedúnculo da, 17
Hipotálamo, 13, 15, 101
Hipotímpano, 47, 49, 51, 53, 55, 57, 67, 69

I
Incisura
  etmoidal, 73
  interaritenóidea, 265
  prima, 187
  supraorbital, 73
Infundíbulo, 169
  da hipófise, 123
  da órbita, 75
Ínsula, 9, 11, 15, 91, 93, 95, 97, 165
Istmo
  das fauces, 77

J
Janela
  oval, 55, 57
  redonda, 37, 39
Joelho, 11, 13, 89

L
Lábio
  superior, 210
Lâmina
  cribriforme, 73
  do labirinto etmoidal, 73, 155
  do teto do mesencéfalo, 13
  orbital, 73
  quadrigêmea, 15, 120, 123
  terminal, 123
Laringe, 225, 229, 261, 297
  espaço epiglótico, 303
Lemnisco
  lateral, 127
Lente, 107, 108
Ligamento amarelo, 217, 229, 245
Ligamento cricotireóideo, 303
Ligamento interespinhoso, 237, 279
Ligamento longitudinal
  anterior, 244

Ligamento nucal, 120, 211, 217, 233, 245, 279
Ligamento tireoepiglótico, 287, 297
Ligamento tíreo-hióideo, 287
Ligamento transverso, 273
  do atlas, 211
Ligamento vestibular, 245
Ligamento vocal, 245
Ligamentos alares, 271
Liliequist
  membrana de, 123
Linfonodos, 255, 269
Língua, 120, 125, 129, 163, 247, 303
  com músculos intrínsecos, 149
  raiz da, 217
Lobo
  anterior
    do cerebelo, 103, 137, 179
  caudal, 180
  paracentral, 178
  posterior
    do cerebelo, 107, 133
  temporal, 23, 107, 159
Lóbulo
  cerebelar
    anterior, 99
    paracentral, 3, 5, 81
  parietal
    inferior, 5
    superior, 3, 81

M
Mandíbula, 137, 167, 247
  cabeça da, 23, 43, 45, 47, 63, 65, 67
  corpo e ramo, 75, 151, 159, 207
Martelo
  cabeça do, 35, 61
  manúbrio, 37, 39, 41, 51, 53
Maxila
  processo alveolar da, 73, 75, 151
Meato
  acústico, 21
    externo, 23, 25, 37, 39, 41, 43, 49, 51, 53, 55, 57, 59, 63, 65, 67, 111
    interno, 21, 31, 35, 55, 57, 71
    fundo do, 57

nasal
  inferior, 73, 75
  médio, 73
Medula
  espinal, 213, 217
  oblonga, 23, 25, 111, 115
Membrana
  atlantoccipital, 244
  anterior, 269
  de Liliequist, 123
  tectória, 244
  timpânica, 41, 49, 51, 53, 55, 57, 61, 65, 67
  tíreo-hióidea, 307
Mesencéfalo, 15
  aqueduto do, 99
  tegme do, 99
  teto do
    lâmina do, 13
Mesotímpano, 41, 47, 49, 51, 53, 55, 57, 59, 65
Mucosa
  bucal, 149
Músculo
  bucinador, 149, 155, 209, 251
  constritor inferior, 231
  constritor médio
    da faringe, 129, 167, 299
  cricotireóideo, 299, 307
  digástrico, 25, 133, 248, 307
  digestório, 248
  escaleno, 221
    anterior, 235, 237
    médio, 235
    posterior, 237
  espinal
    do pescoço, 217, 221
  esplênio da cabeça, 23, 25, 129, 133, 183, 215, 221, 235, 251, 299
  esplênio do pescoço, 279
  estapédio, 39
  esternocleidomastóideo, 145, 183, 235, 237, 279
  esternotireóideo, 235
  estilogrosso, 137, 217, 307
  estilo-hióideo, 217, 235
  genioglosso, 149, 155
  hioglosso, 299
  iliocostal, 235
    do pescoço, 237
  interespinais, 251
  levantador
    da escápula, 215, 237, 279
    da pálpebra, 155
    do lábio superior, 114
  longo
    da cabeça, 215, 217, 299
    do pescoço, 235, 289
  longuíssimo
    da cabeça, 215
    do pescoço, 215
  masseter, 25, 77, 111, 115, 155, 205
  mentual, 217
  milo-hióideo, 137
  multífido, 251, 279
  oblíquo
    inferior, 129, 183, 299
    superior, 21, 23, 209
  omo-hióideo, 263
  orbicular
    da boca, 105, 253
  palatofaríngeo, 215, 265
  pterigóideo
    lateral, 25, 77
    medial, 77, 137, 248
  reto
    inferior, 25
    lateral, 25, 107, 108
      do globo ocular, 23
    medial, 23, 25, 107
    posterior, 279, 299
      maior da cabeça, 25
      menor da cabeça, 23, 25
    superior, 21, 23
  romboide
    menor, 237
  semiespinal da cabeça, 19, 21, 115, 137, 183, 215, 235, 281
  semiespinal do pescoço, 251, 281
  serrátil
    posterior, 235
    superior, 281
  subclávio, 253
  temporal, 19, 21, 23, 25, 77, 107, 111, 155, 183

temporoparietal, 107
tensor
   do tímpano, 37, 39, 47, 49, 51, 67, 69
   do véu palatino, 209, 299
tíreo-hióideo, 231, 299
trapézio, 25, 137, 225, 233, 235, 237, 279
vocal, 259
zigomático, 205

N

Nasofaringe, 77, 120, 163, 205, 244
Nervo(s)
   abducente, 23, 103, 155, 177
   acessório, 215
   espinal, 219, 233
      raiz do, 129, 137
   facial, 21, 67, 175, 177
      canal do, 33, 35, 39, 41, 57, 63
      joelho posterior, 55
      segmento labiríntico, 53, 55
      segmento mastoide, 61
      segmento timpânico
         anterior, 53, 65
   frênico, 231, 235
   frontal, 155
   glossofaríngeo, 23, 113
   hipoglosso, 115, 135, 175
   infraorbital, 155
   intermediário, 109
   lacrimais, 153
   lingual, 151, 267
   mandibular, 25, 109, 248
   maxilar, 109, 155, 307
   nasociliar, 153, 155
   óptico, 260
   oculomotor, 101, 155
   oftálmico, 159
   óptico, 19, 21, 23, 105, 107, 108, 133, 151, 155, 163
      bainha do, 153
   petroso maior
      canal do, 35
   recesso do, 39
   supraorbital, 153
   timpânico, 41

trigêmeo, 19, 127, 177
   gânglio, 21
troclear, 19, 155, 161, 163, 177, 260
vago, 23, 205, 217, 231, 267
vestibulococlear, 21, 109, 139, 177
Núcleo(s)
   amigdaloide, 139
   basais, 133
   caudado, 9, 11, 13, 128, 174
      cabeça do, 90, 92, 93, 96, 163
   denteado, 17, 19, 107, 127
   subtalâmico, 177
   vermelho, 99, 127, 177
Nucleus accumbens, 167

O

Opérculo
   frontal, 140, 163, 169
   temporal, 9, 167
Órbita, 149, 155
   infundíbulo da, 75
   teto da, 19, 73, 133, 148
Orofaringe, 77, 120, 125, 129, 211, 213, 301
Osso
   frontal, 3,5, 7, 9, 11, 13, 15, 17, 19, 21, 73, 75, 81, 83, 85, 87, 89, 90, 92, 94, 96, 100, 120, 124, 140, 144, 158
   hioide, 133, 285, 301
      corno maior, 219
   nasal, 25, 108, 125
   occipital, 5, 7, 9, 11, 13, 15, 17, 19, 21, 23, 25, 31, 33, 35, 37, 39, 41, 43, 67, 69, 71, 85, 87, 89, 95, 107, 125, 145, 175, 279
      côndilo do, 45
   palatino, 75
   parietal, 3, 5, 7, 9, 11, 13, 15, 75, 77, 81, 83, 85, 87, 89, 95, 120, 124, 140, 144
   temporal, 13, 17, 19, 23, 25, 31, 45, 47, 49, 51, 55, 57, 59, 61, 63, 65, 67, 75, 95, 175
      com tubérculo articular, 43, 77
      parte escamosa, 31, 33, 35, 37, 39, 41, 75, 77

parte petrosa, 31, 63, 65, 67, 69, 71
parte timpânica, 63
zigomático, 23, 25, 75, 107, 108, 145, 151, 255, 261

P

Palato
  duro, 73, 120, 125, 207, 297
  mole, 77, 159, 163, 207, 245, 297
Pálido, 95
Pedúnculo
  cerebelar, 17, 19, 99, 125, 129, 131
  médio e inferior, 21
  cerebral, 15
  da hipófise, 17
Pentágono
  das cisternas basais, 17
Pescoço
  músculos do, 233
Pilar
  do cérebro, 179
Pirâmide
  petrosa, 135
  ápice da, 25
Placa cribriforme, 73
Platisma, 143, 217, 219, 233, 239, 247, 283
Plexo
  braquial, 275
  cervical, 239
  corióideo, 7, 89, 91, 95, 131, 172, 185
  com trígono, 11, 91, 93
  venoso
    faríngeo, 307
    suboccipital, 275
Polo
  frontal, 120
  occipital, 11, 97
  temporal, 109, 141
Ponte, 17, 19, 21, 23, 103, 109, 120, 125, 175
Pré-cúneo, 81, 83, 85, 87, 89, 91, 93
Prega
  ariepiglótica, 223, 287
  glossoepiglótica, 283
  vestibular, 259, 295
  vocal, 295

Processo alveolar
  da maxila, 73
Processo articular
  da vértebra, 223
  inferior, 273
  superior, 247
Processo clinoide
  anterior, 77, 165
Processo costal, 269, 275
Processo espinhoso, 245, 275, 277
  da vértebra, 231
  do áxis, 187
Processo estiloide, 55, 57, 59, 63, 65, 67, 69, 171, 269, 307
Processo mastoide, 25, 45, 61, 273, 277
  cocleariforme, 39, 53
  com células mastóideas, 21, 23
Processo pterigoide, 77, 115, 159, 261, 299
  lâmina
    lateral, 77
    medial, 77
Processo transverso, 273, 277
  de vértebra, 235, 239
Processo uncinado, 73
Processo zigomático, 43, 45, 73
Proeminência
  laríngea, 289
Promontório
  através do canal espiral da cóclea, 55, 57
  da espira basal
  da cóclea, 35, 39
Protuberância
  occipital interna, 107
Prussak
  espaço de, 35
Pulmão
  direito, 265
  esquerdo, 247
Putâmen, 11, 13, 91, 93, 95, 97, 131, 163

Q

Quiasma óptico, 17, 100, 167

R

Radiação
  óptica, 99, 183, 187
Raízes
  de nervos, 125, 225
  espinais, 225, 273
Ramo(s)
  anterior, 13
  anteromedial, 153
  da mandíbula, 159, 207, 265
  paracentrais, 83
  posterior, 13
Recesso
  facial, 37, 39
  faríngeo, 115
  epitimpânico, 33, 35, 61
  infundibular, 101
  piriforme, 219, 299
Rolando
  fissura de, 83

S

Seio(s)
  cavernoso, 21
  confluência dos, 17, 103
  do tímpano, 37, 39
  esfenoidal, 21, 23, 25, 41, 43, 45, 75, 77, 109, 111, 161, 165
  com septo, 75
  esfenoparietal, 201
  etmoidal, 125
  frontal, 11, 13, 15, 19, 21, 73, 97, 100, 125
  maxilar, 73, 75, 111, 143, 205
  nasal, 111
  occipital, 19, 21, 23, 189
  piriforme, 283, 289
  reto, 9, 11, 15, 95, 203
  sagital
    superior, 3, 5, 7, 9, 11, 13, 15, 81, 83, 85, 87, 89, 90, 92, 94, 101, 120, 125, 158, 182, 189
  sigmóideo, 17, 19, 21, 23, 25, 31, 33, 35, 37, 39, 41, 43, 65, 67, 109, 201
  transverso, 17, 142, 189, 203
Sela
  assoalho da, 165
  diafragma da, 165
  dorso da, 17, 19, 103, 105, 123
  turca, 77
Septo
  esfenoidal, 165
  lingual, 261
  nasal, 25, 73, 75, 109, 155, 161, 259
  pelúcido, 165, 176
    cavidade do, 95
  pré-comissural, 13
Sílvio
  fissura de, 179
Soquete
  da articulação, 267
Subículo
  do hipocampo, 135
Substância branca
  cerebral, 5, 81, 136, 183
  centro semioval, 81, 83
Substância negra, 101, 177
Sulco
  basal, 17
  calcarino, 125, 189
  central, 3, 5, 7, 9, 11, 81, 85, 87, 89, 91, 93, 124, 128, 142
  fissura de Rolando, 83
  circular
    da ínsula, 98
  colateral, 101, 177
  do cíngulo, 7, 83, 89, 90, 92, 161
  frontal
    superior, 81
  hipocampal, 177
  lateral, 11, 15, 91, 93, 95, 96, 98
  occipitotemporal, 177
  olfatório, 100, 161
  palatino
    maior, 299
  parietoccipital, 5, 7, 9, 11, 15, 83, 85, 87, 89, 91, 93
  pré-central, 3, 5, 81, 83, 85, 87
  pós-central, 7, 83, 85, 87
Sutura
  coronal, 3, 5, 7, 81, 83, 85, 87, 89, 91, 93, 94, 120, 136
  escamosa, 75, 77, 183
  esfenoescamosa, 45, 75, 77

frontozigomática, 73
lambdóidea, 31, 33, 35, 37, 41, 85, 89, 91, 93, 95, 101, 109
occipitomastóidea, 43, 45, 67
sagital, 3, 83, 189

T

Tálamo, 9, 11, 13, 93, 95, 125, 129, 131, 132, 171, 177, 179
Tecido
  adiposo
    retro-orbital, 21, 105
Tegme
  do mesencéfalo, 99
  mastóideo, 61
  timpânico, 49, 51, 55, 57, 63, 65
Tentório
  do cerebelo, 13, 15, 17, 19, 95, 125, 129, 133, 179
Teto
  da órbita, 19, 73, 100
Tímpano, 23
  corda do, 63
  músculo tensor do, 37, 39, 49, 69
  seio do, 37, 39
Tonsila, 171, 175
  cerebelar, 25, 111, 115, 183
  faríngea, 77, 264, 297
  lingual, 295
  palatina, 244
Toro
  tubário, 265
Traqueia, 233, 303, 305
Trato
  olfatório, 155, 159
  óptico, 15, 135, 155, 177
Trígono, 13
  colateral, 9
  com plexo corióideo, 11
Tronco
  braquiocefálico, 265, 309
  tireocervical, 309
Tuba
  auditiva, 25, 43, 113, 115, 167, 248, 251, 267
  de Eustáquio, 41
Tubérculo
  articular, 63, 255

U

Unco
  do giro para-hipocampal, 95, 97
Utrículo, 55
Úvula, 120, 125, 163, 211, 305
  do verme, 107, 109

V

Valécula
  epiglótica, 219, 245, 283, 297, 305
Veia(s)
  basal, 123, 185, 199, 203
  cerebelares, 123
  cerebral
    interna, 11, 91, 93, 123, 176
    magna, 9, 91, 93
    maior, 123
    posteriores, 201
    superior, 85, 87
  cervicais
    profundas, 219, 221
    faciais, 155, 251
    frontais, 201, 203
    jugular, 25, 37, 39
      anterior, 235
      externa, 229, 235
      interna, 69, 113, 135, 201, 221, 235, 307
    oftálmica, 103
      inferior, 153
      superior, 155
    parietais, 201
    retromandibular, 145
    subclávia, 249
    talamoestriada
      superior, 165
    vertebral, 267
Ventrículo
  laríngeo, 259, 297
  lateral, 7, 9, 11, 13, 15, 17, 19, 89, 92, 94, 125, 133, 165
    corno frontal, 166
  oftálmico, 21
  quarto, 17, 19, 21, 183
    abertura lateral do, 111
  terceiro, 11, 13, 15, 91, 93, 95, 171

Verme
   do cerebelo, 11, 13, 15, 17, 19, 21, 97, 103, 109, 185
   inferior, 187
   superior, 187
   úvula do, 107, 109
Vértebra
   arco da, 279
   cervical, 221, 223, 277
Vestíbulo, 35, 57, 59, 65, 67, 69, 111
   laríngeo, 221, 297
   lateral, 87
Véu palatino
   músculo levantador do, 167
   músculo tensor do, 115, 209
Vômer, 73, 114, 163, 244